Dr. med. Melanie Hümmelgen | Dr. med. Helge Riepenhof
Dr. med. Christian Sturm

Die Bewegungs Docs

Bewegung als Medizin

Schritt für Schritt gesund und fit werden

Mit Texten von Franziska Pfeiffer

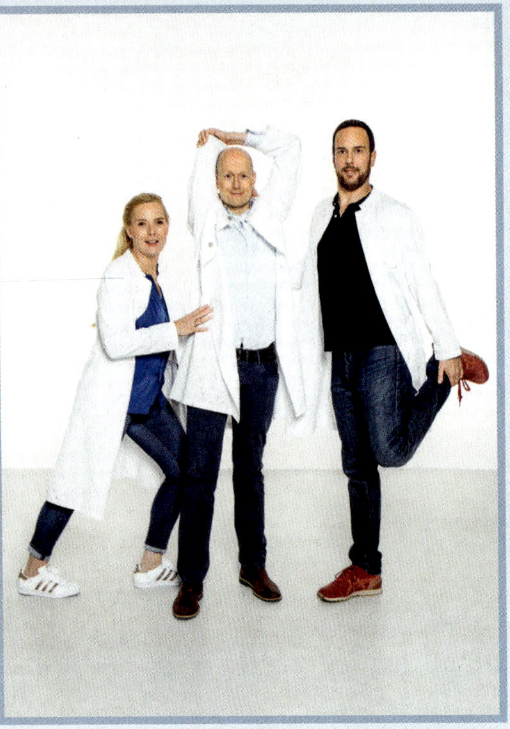

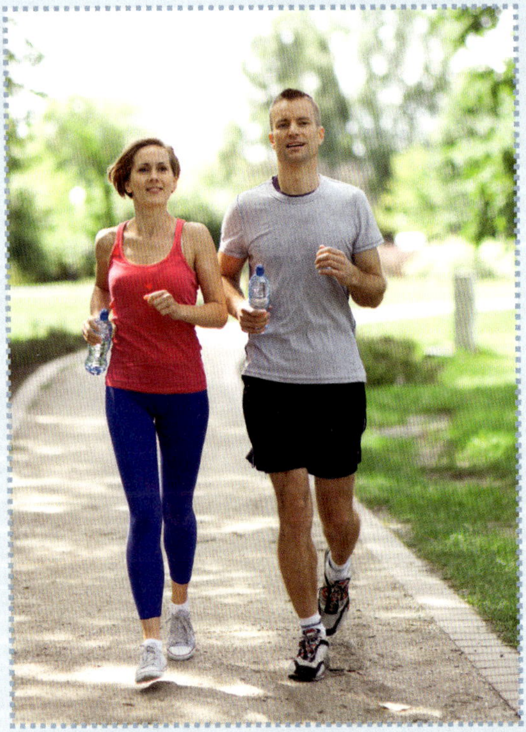

Inhalt

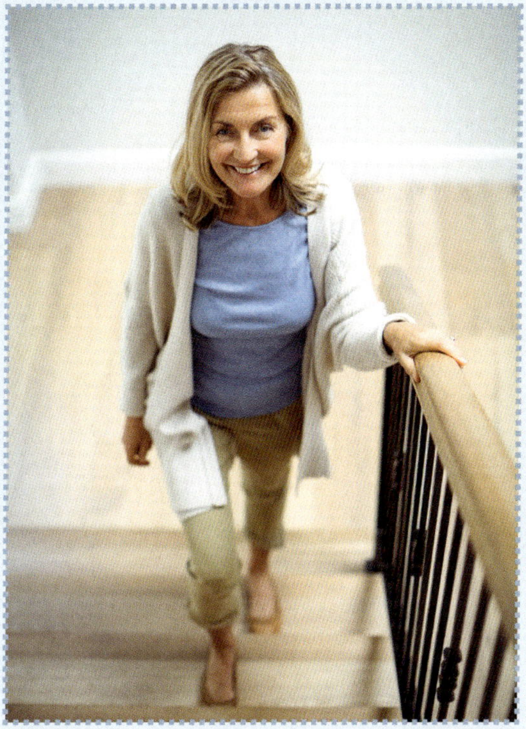

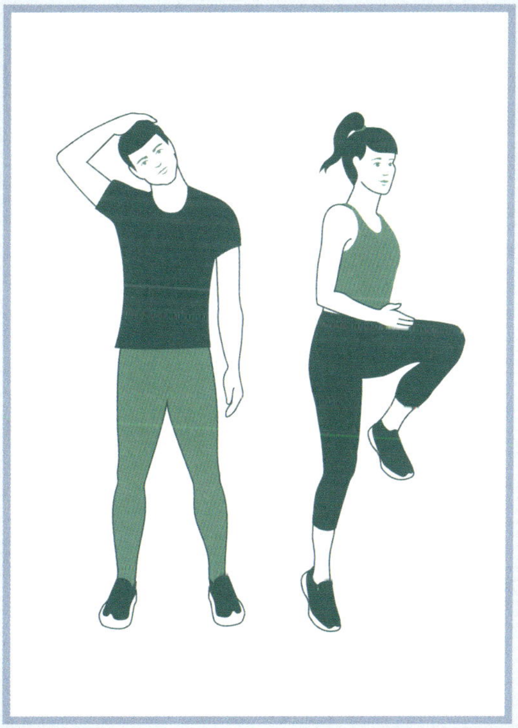

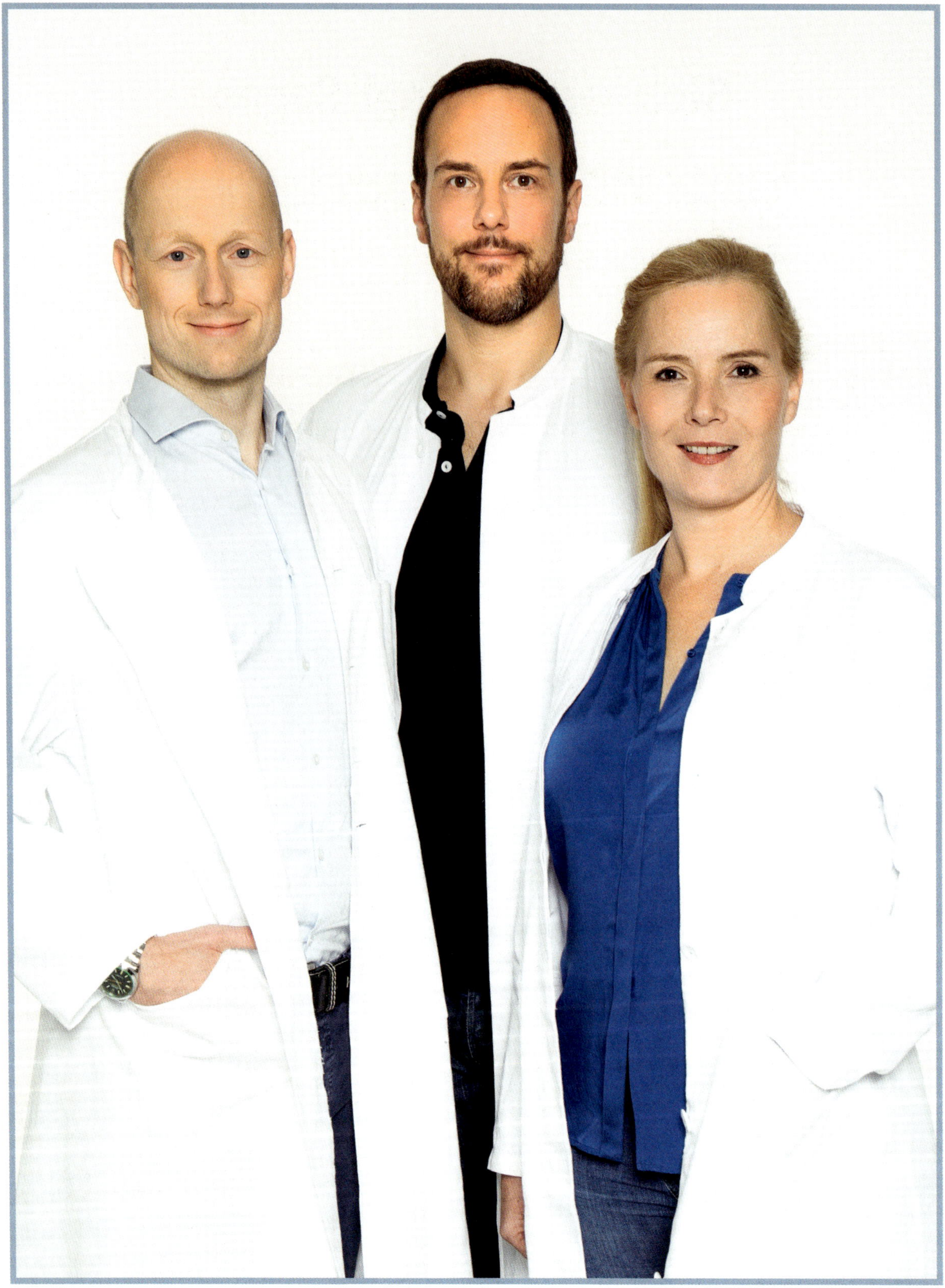

Sich regen bringt Segen

Diesen Spruch kennt wohl jeder. Dennoch bewegen wir uns viel zu wenig. Ob Bluthochdruck, Herzschwäche, Diabetes, Osteoporose, Bandscheibenvorfall, Gelenkbeschwerden, Kopfschmerz, Stress, Depression – körperliche Inaktivität macht krank. Mit der richtigen Bewegungstherapie hingegen werden Sie Schritt für Schritt fit und gesund.

Wir benutzen Rolltreppen und Fahrstühle, starren stundenlang wie angewurzelt auf Computerbildschirme und Mobiltelefone, wir bestellen Pizza oder Pulli per Mausklick. Unsere Muskulatur verkümmert dabei. Es entstehen sogar neue Krankheitsbilder wie der „Handy-Nacken" – klingt lustig, ist aber äußerst schmerzhaft und kann schlimme Folgen haben. Die neue digitale Welt lässt uns mehr sitzen als je zuvor. Sitzen gilt schon als „das neue Rauchen". Mangelnde Bewegung verursacht oder verstärkt eine Vielzahl orthopädischer Probleme: „Chef, ich hab' Rücken!", heißt es dann in der Firma. Rund 60 Millionen Fehltage pro Jahr haben die Krankenkassen in Deutschland allein für solche Erkrankungen errechnet. Mit Bewegung, das ist durch neueste Studien belegt, könnten fast all diese Übel gezielt behandelt werden, und zwar oft wirksamer und schonender als mit teuren Medikamenten.

Wir haben bei diesem Buch an alle gedacht: Wer krank ist, bekommt Seite für Seite eine Riesenchance, sich eine maßgeschneiderte Bewegungstherapie zusammenzustellen. Auch wer glücklicherweise gesund ist, profitiert von jedem einzelnen Kapitel – denn in Bewegung bleibt der Mensch mit einer ungleich höheren Wahrscheinlichkeit gesund. Und selbst die sportlichsten Leser gehen nicht leer aus: Sie erhalten Tipps zur richtigen Trainingsintensität und dazu, wie man Verletzungen vermeidet. Dabei räumen wir auch gleich noch mit Bewegungsmythen auf – „Viel hilft viel" ist nicht unser Therapievorschlag.

Die meisten Menschen werden irgendwann im Leben durch Alltag und Beruf ausgebremst, entspannen dann eher auf dem Sofa als beim Sport. Wer aber einmal gespürt hat, wie viel Wohlbefinden und Vitalität Bewegung freisetzt, kann daran mit Leichtigkeit wieder anknüpfen. Die gute Nachricht für alle anderen: Es ist wirklich nie zu spät! Auch im höheren Alter oder nach sehr langen Pausen kann man, medizinisch begleitet, noch starten. Viele motivierende Beispiel-Therapien aus unserer Sendung „Die Bewegungs-Docs" im NDR-Fernsehen dokumentieren das.

In diesem Buch lesen Sie alles über die heilende Kraft der Bewegung, finden eine Sportart, die zu Ihnen passt, und entdecken überraschend einfache Übungen für zwischendurch – ob am Schreibtisch oder in der Schlange vor der Supermarktkasse. Sie erfahren auch, wie Sie ganz locker Ihren inneren Schweinehund austricksen können. Am Schluss des Buches bieten wir ein komplettes Übungsprogramm für Muskelaufbau, Ausdauer, Beweglichkeit und Koordination.

Wir sind uns sicher, dass dieses Buch Sie bewegt und in Bewegung bringt!

Herzlich

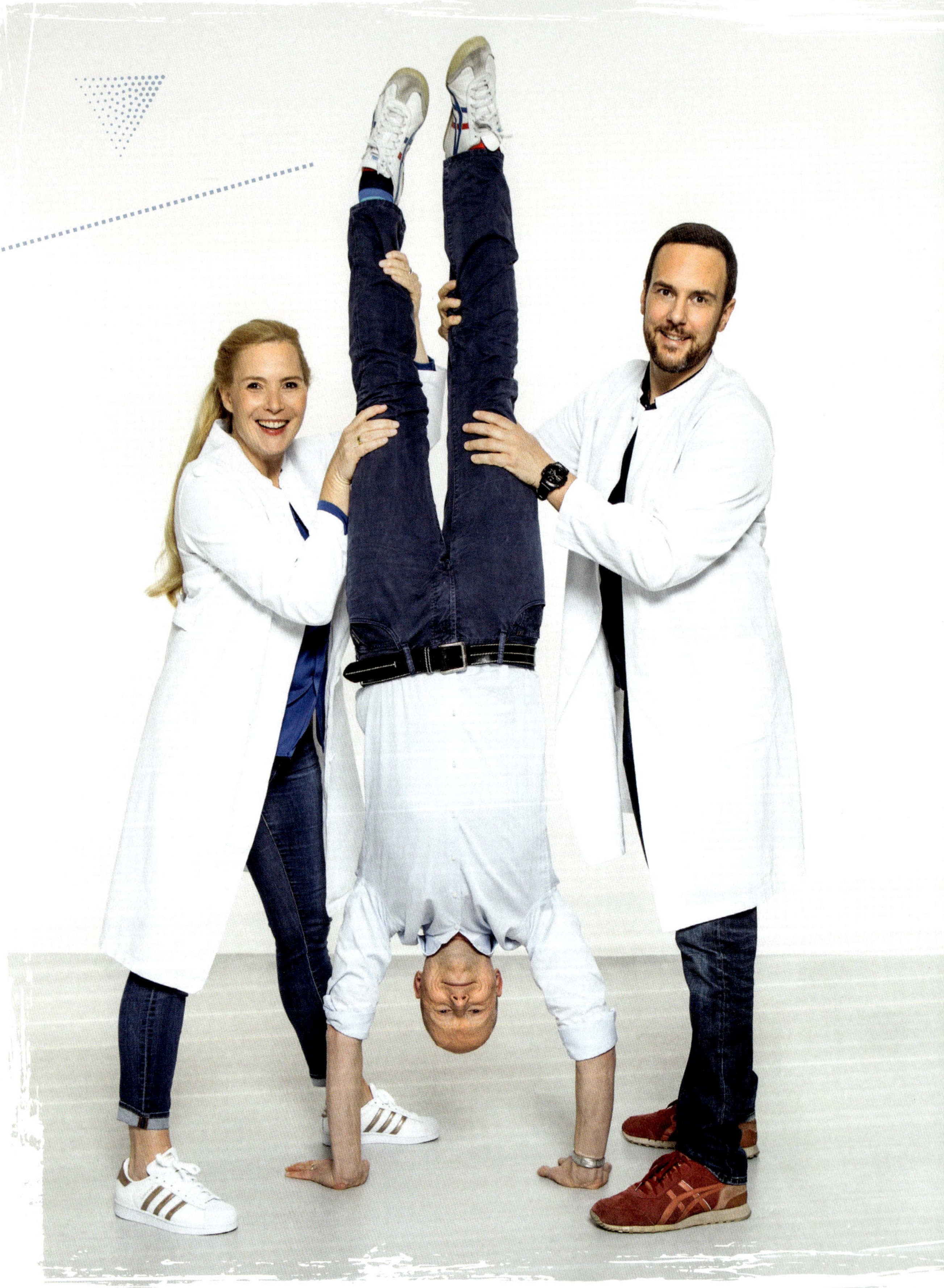

Wunderwaffe Bewegung

Sport statt Spritzen: Körperlich aktiv zu sein, ist wirksamer Schutz vor zahlreichen Zivilisationskrankheiten – und macht auch noch Spaß. Lassen Sie sich überraschen, was Bewegung alles kann.

Finden Sie im ersten Teil dieses Buches heraus, wie fit Sie sind. Lesen Sie, welcher Sport Sie in welchem Alter optimal in Schwung bringt und wie Sie auch nach langer Pause wieder einsteigen, um gesund zu bleiben oder wieder zu werden. Außerdem räumen wir mit so manchem Mythos auf, verraten Ihnen, was die Wissenschaft inzwischen alles über die enorme Heilkraft der Bewegung weiß – und was Sie davon haben.

Die Heilkraft der Bewegung

Regelmäßiger Sport ist das beste Mittel, um lange gesund zu bleiben. Bewegung heilt, stärkt das Herz, verhindert Zivilisationskrankheiten, lindert Rücken- ebenso wie Kopfschmerzen, mildert Beschwerden und ersetzt so manches Medikament. Das umfassende Wundermittel ist in vielen Fällen erfolgreicher als die Pillen- und Hightech-Medizin.

Theoretisch wissen wir alle ganz gut Bescheid. Bewegung hält gesund, fit, schlank und schön – und macht sogar Spaß. Der Mensch ist schließlich zum Bewegen gemacht. Und: Wer rastet, der rostet. Also nichts wie los? Leider nicht. Denn praktisch sieht es ganz anders aus. Obwohl die Aufklärungsmöglichkeiten durchs Internet immer besser werden, bleiben wir länger denn je lieber auf dem Sofa sitzen, als uns aufzuraffen.

Gesundheitsforscher schlagen Alarm

Nur neun Prozent der deutschen Bevölkerung erreichen in Sachen Bewegung, Ernährung und Umgang mit Stress das, was heute als gesunder Lebensstil definiert wird. Das brachte eine Studie der Krankenversicherung DKV an den Tag. Vor allem Bewegungsmangel trägt dazu bei, dass Gesundheitsforscher Alarm schlagen. Nur 43 Prozent der Deutschen bringen es der Studie zufolge auf das empfohlene Mindestmaß an körperlicher Aktivität.

Die Mehrzahl sind Bewegungsmuffel

Beim Mindestmaß orientieren Wissenschaftler sich an den Empfehlungen der Weltgesundheitsorganisation (WHO): 150 Minuten moderate Bewegung (also zum Beispiel laufen oder Rad fahren) oder 75 Minuten intensiveres Training wie Muskelaufbau oder Fitnessgymnastik pro Woche. Mehr muss aus gesundheitlicher Sicht gar nicht sein. Und trotzdem bekommen wir den Allerwertesten kaum hoch. Die notwendigen Schritte zwischen Bett, Bad, Esstisch, Auto, Büro und Sofa kriegen wir gerade noch hin. Doch was darüber hinaus geht, ist offenbar für mehr als die Hälfte der Bevölkerung zu viel verlangt. Da die Menschen bekanntlich bei Umfragen zum Beschönigen neigen, dürfte die Dunkelziffer der Bewegungsmuffel noch höher sein.

Alltag im Sitzen vorm Computer

Wie ist es dazu gekommen? Entscheidend für diese Entwicklung dürfte die Arbeit am Computer sein. Und natürlich die Tatsache, dass ein Alltag mit kaum Bewegung überhaupt möglich ist. Ob zur Arbeit, zur Schule oder zum Supermarkt – wo man mit dem Auto hinfahren kann, wird es auch gemacht. Jüngere Erwachsene verbringen berufsbedingt noch mehr Zeit im Sitzen mit Blick auf den Monitor als Ältere. Dabei gilt: Je höher der Bildungsabschluss, desto länger wird gesessen. Im Durchschnitt sind es 7,5 Stunden am Tag. Wer seinen Alltag einmal in Gedanken durchgeht, merkt schnell: Bei mir könnten es noch deutlich mehr sein. Und wenn wir unsere Kinder betrachten, fällt ebenfalls sofort auf: Wenn Erwachsene nicht gegensteuern, verkümmert das Kind am Smartphone oder beim „Gamen" am PC, weil Bewegung nicht mehr selbstverständlich ist. Draußen spielen? Auf Bäume klettern? Seilchenspringen, um die Wette laufen? Was in früheren Generationen noch selbstverständlicher Freizeitspaß war, muss heute schon verordnet werden. Die motorischen Fähigkeiten der Kinder von heute sind Untersuchungen zufolge im Vergleich zu Gleichaltrigen vor 40 Jahren um etwa zehn Prozent schlechter geworden.

Es fehlt die Bewegung im Alltag

Obwohl immer mehr Kinder in Sportvereinen angemeldet sind und Schulen ihre Angebote zunehmend verstärken, bewegen sich 80 Prozent der Kinder in den hoch entwickelten Ländern zu wenig. Bewegungsmangel ist laut der Weltgesundheitsorganisation die Epidemie des 21. Jahrhunderts. Eine gemeinsame Studie des Karlsruher Instituts für Technologie, der Pädagogischen Hochschule Karlsruhe und des Robert Koch-Instituts zeigte, dass Kinder zwischen 4 und 17 Jahren sich heute um 37 Prozent weniger bewegen als vor zwölf Jahren. Die fehlende Bewegung im Alltag ist offenbar nur schwer auszugleichen – mit weitreichenden Folgen auch im späteren Leben, wenn die Aktivitäten weiter ausbleiben. Die Weltgesundheitsorganisation schlägt Alarm: Fast jeder dritte Todesfall ist die Folge von Inaktivität.

Der Mensch ist für Bewegung geboren

In der Naturheilkunde gehört Bewegung schon lange zur Therapie. Wir sind zum Gehen und Laufen geboren. Würden wir ein Leben lang nichts tun, hätten wir keine Überlebenschance. Die Muskulatur, das Skelett und die inneren Organe würden nicht mehr ausreichend mit Sauerstoff und Nährstoffen versorgt und degenerieren. Offenbar sind wir bereits auf dem Weg dahin, wenn man bedenkt, dass wir uns heute um zwei Drittel weniger bewegen als die Menschen vor hundert Jahren. Da Gehen und Laufen als gesunde Form der Fortbewegung heute nicht mehr überlebenswichtig ist und ein Leben überwiegend im Sitzen nicht zum Hungertod führt, müssen wir uns zu jedem Schritt selbst motivieren, um unser evolutionäres Erbe nicht zu verspielen. Das ist nicht leicht – aber machbar.

Frei von unerwünschten Nebenwirkungen

Das Zaubermittel dafür sind körperliche Aktivitäten. Sport gilt heute als ideales Allheilmittel, das kostengünstig und frei von unerwünschten Nebenwirkungen ist und umfassend wirkt. Denn Bewegung ist nicht nur Therapie, sondern auch Prophylaxe und Jungbrunnen zugleich. Sport steigert die Lebensqualität und kann sich der Gesundheit zuliebe ganz neu entdecken lassen. Dafür muss niemand zum Leistungssportler werden. Wer regelmäßig und auf gesunde, richtig dosierte Weise aktiv wird, reduziert das Risiko für eine Vielzahl von Leiden, Beschwerden und handfesten Krankheiten in einem Abwasch.

OPERATIONEN VERMEIDEN

Es wird immer noch zu viel operiert, obwohl in einem Großteil der Fälle mehr Bewegung wirksamer und weniger riskant wäre. Das zeigt sich vor allem am Beispiel der Volkskrankheit „Rücken". Kommt es zu Rückenschmerzen, wird in Deutschland viel häufiger operiert als in anderen Ländern. Deutsche Chirurgen greifen zwei- bis dreimal mehr zum Skalpell als ihre Kollegen in Frankreich oder England, wenn es um Beschwerden an der

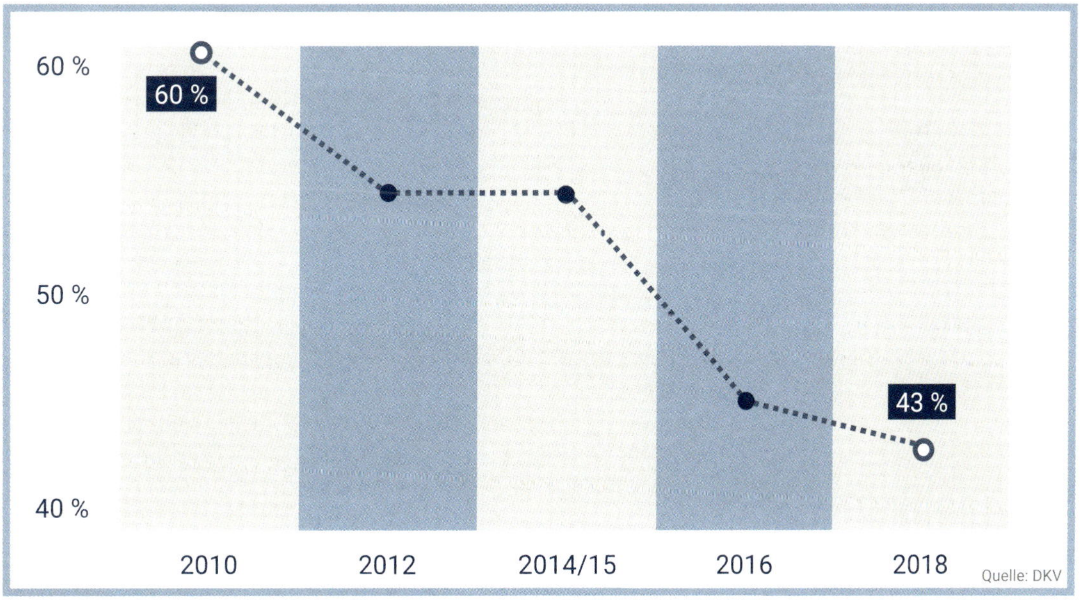

Der Anteil der Deutschen (befragte Bundesbürger ab 18 Jahren), die sich ausreichend bewegen, nimmt kontinuierlich ab, wie der DKV-Gesundheitsreport 2018 aufdeckt. 150 Minuten moderate oder 75 Minuten intensive Bewegung pro Woche gelten laut WHO dabei als ausreichend.

Wirbelsäule geht. Nach Angaben der Techniker Krankenkasse sind acht von zehn Eingriffen bei Rückenschmerzen aber überflüssig, denn einen Großteil der Beschwerden kann der Körper innerhalb von Wochen oder Monaten selbstständig wieder ausgleichen. Man muss ihm nur die Zeit dafür lassen.

Krank auch ohne Symptome
Selbst wenn Rücken-Patienten sich auf die Risiken einer Operation einlassen, ist ihnen nicht unbedingt geholfen. Die meisten Menschen über 50 haben Probleme an der Wirbelsäule, die der Arzt mit bildgebenden Verfahren erkennen kann. Doch das heißt noch lange nicht, dass diese Schäden für Schmerzen verantwortlich sind. Denn Veränderungen an der Wirbelsäule können sehr lange symptomfrei bleiben. So zeigte zum Beispiel eine Untersuchung der Harvard University an Patienten mit einem Durchschnittsalter von 70 Jahren, dass 92 Prozent einen Bandscheibenvorfall hatten, der bei der Bildgebung zu erkennen war – doch keiner der Probanden hatte Beschwerden.

Heute gilt: Wer „Rücken" hat – und wenn dabei keine Lähmungen oder Ausfallerscheinungen auftreten –, sollte sich erst recht (anfangs vorsichtig) bewegen. Sind die Schmerzen dafür zu stark, kann der Arzt oder eine sogenannte multimodale Schmerztherapie (siehe Kasten) helfen.

Die Bewegungs-Docs

Multimodale Schmerztherapie
Sie haben Schmerzen, die Sie vom Sport abhalten? Wenn andere Behandlungen nicht helfen, wird Patienten häufig eine sogenannte multimodale Schmerztherapie empfohlen, die spezielle Schmerzkliniken, Krankenhäuser oder orthopädische Rehakliniken anbieten. Dort arbeiten Ärzte und Therapeuten aus verschiedenen Fachbereichen zusammen. Sie kommen zum Beispiel aus der Orthopädie, der Schmerzmedizin, der Physio- und Ergotherapie.
Bei der Behandlung stehen Bewegung, Entspannungstraining und Medikamente im Mittelpunkt. Häufig gehört auch eine psychologische Betreuung zum Programm. Man kann multimodale Schmerztherapien ambulant, teilstationär oder im Rahmen eines Klinikaufenthaltes (stationär) machen. Sie dauern zwischen einer und vier Wochen. Das Ziel besteht darin, den Patienten Hilfe zur Selbsthilfe zu geben.

KRANKHEITEN HEILEN

Wer krank ist, muss sich schonen – dieses Motto gehört mittlerweile ins letzte Jahrtausend. Seit immer mehr wissenschaftliche Studien die Heilkraft der Bewegung zeigen, gilt heute das Gegenteil: raus aus dem Bett, rauf aufs Laufband! Bettruhe ist fast nur noch bei Krankheiten mit Fieber, Gliederschmerzen oder großer Schwäche angesagt, sowie nach akuten Verletzungen. Ob Arthrose, Kopfschmerzen, Herz-Kreislauf-Erkrankungen, Diabetes, Depressionen oder Krebs – Sport hat heilsame Wirkung auf den ganzen Körper und lindert oder verhindert zahlreiche Krankheiten. Doch jede Beschwerde, die durch Bewegungsmangel entsteht, hat andere Ursachen. Deshalb sollten die Betroffenen ihr Krankheitsbild möglichst genau kennen. Zu wenig körperliche Aktivitäten können ebenso schaden wie zu viel.

Arthrose: Fordern und schonen
Das zeigt sich zum Beispiel bei Arthrose, der häufigsten Gelenkerkrankung überhaupt. Vor allem ältere Menschen leiden daran, deren Gelenke im Laufe des Lebens naturgemäß so verschleißen, dass die Knochen irgendwann ungeschützt aufeinandertreffen. Doch auch bei Spitzen- und Hobbysportlern kann sich die schützende Knorpelschicht zwischen den Knochen vorzeitig abbauen, wenn die Gelenke über einen langen Zeitraum zu stark belastet werden. Angeborene Fehlstellungen, Schonhaltungen, Knochenbrüche, an denen Gelenke beteiligt sind, Unfälle und Übergewicht können die schmerzhafte Erkrankung ebenfalls

begünstigen. Um stark zu bleiben, brauchen die Knorpel gute „Ernährung" – und die gibt's durch Bewegung, denn dabei wird der Knorpel mit Nährstoffen versorgt. Muskeln dienen zusätzlich als Gelenkschutz. Das Ziel einer Bewegungstherapie bei Arthrose lautet deshalb: Sport treiben und dabei die Gelenke schonen.

> **»Wenn wir jedem Individuum das richtige Maß an Nahrung und Bewegung zukommen lassen könnten, hätten wir den sichersten Weg zur Gesundung gefunden.«**
>
> Hippokrates, griechischer Arzt (ca. 460 bis 370 v. Chr.)

Gesundes Herz: Aufraffen lohnt sich

Anders wirkt Bewegung als Therapie und zur Vorbeugung bei Krankheiten des Herz-Kreislauf-Systems. Ob Bluthochdruck oder Herzschwäche – sobald Menschen anfangen, sich regelmäßig körperlich fit zu halten, passt sich das System an und arbeitet wie eine körpereigene Medizin. Sportliche Aktivität weitet die Gefäße, senkt den Blutdruck ebenso wie Blutfett- und Blutzuckerwerte. Wer sich bewegt, kann mehr Sauerstoff aufnehmen. Das Volumen des Herzens vergrößert sich. Ein Sportlerherz pumpt mehr Blut pro Herzschlag in den Körper. Das bedeutet, dass der gesamte Organismus besser mit Sauerstoff und Nährstoffen versorgt wird. Ohne Training nimmt die Sauerstoffversorgung mit dem Alter von alleine ab. Dagegen kann jeder etwas tun – solange er noch gesund ist. Aber auch danach ist es keineswegs zu spät. Selbst Menschen mit Herzschwäche sollten Sport treiben, müssen das aber erst einmal unter ärztlicher Aufsicht tun. Gleichgültig in welchem Alter: Aufraffen kann lebensrettend sein. Studien zufolge können Menschen, die sich fast gar nicht bewegen, ihr Risiko, eine koronare Herzkrankheit zu entwickeln, mit einem täglichen Spaziergang von einer halben Stunde täglich um 20 Prozent reduzieren.

Krebs: Die Prognose verbessern

Noch wenig bekannt, aber inzwischen vielfach wissenschaftlich bestätigt, ist die Wirkung von Bewegung bei Krebs. Ob vorbeugend, während der Therapie oder in der Zeit danach – die Effekte von körperlichen Aktivitäten sind umfassend.
Bei einigen Krebsarten ist das Risiko, dass die tückische Krankheit überhaupt entsteht, bereits reduziert, wenn jemand Sport treibt. Der Krebsinformationsdienst weist darauf hin, dass körperlich aktive Menschen statistisch gesehen seltener als der Durchschnitt an Dickdarmkrebs erkranken. Auch bei Brustkrebs ist ein Zusammenhang naheliegend. Das heißt aber nicht, dass Bewegung automatisch vor Krebs schützt. Auch Menschen, die sehr gesund leben und regelmäßig Sport treiben, kann es treffen. Während der Therapie verkraften viele Patienten Medikamente besser, wenn sie aktiv sein können. Hinzu kommt: Indem sie sich bewegen, haben sie das gute Gefühl, selbst etwas tun zu können und der schweren Krankheit nicht hilflos ausgeliefert zu sein. Kommt es nach der Behandlung zur typischen Müdigkeit, hilft angemessene Bewegung auf dem Weg zurück ins normale Leben. Bei einigen Krebsarten verbessert sich auch die Prognose durch Sport.

Für die Seele: Bewegung hebt die Stimmung

Tabletten oder Sport? Auch auf unser seelisches Wohlergehen hat Bewegung einen großen Einfluss. Es ist mittlerweile belegt, dass leichte Depressionen mit einem angemessenen Trainingsprogramm genauso wirksam wie mit Antidepressiva oder einer Psychotherapie behandelt werden können. Denn Sport zeigt auch Effekte im Gehirn. Körperliche Aktivitäten regen die Bildung neuer Nervenzellen an. Bestimmte Botenstoffe, die beim Sport freigesetzt werden, lösen Ängste und Anspannungen und fördern erholsamen Schlaf. Körperliche Aktivitäten steigern die Lebensfreude und die Lebensqualität, die bei den meisten Krankheiten durch Schmerzen, Sorgen und Zukunftsängste stark eingeschränkt sind. Vor allem Ausdauertraining erhöht das Wohlbefinden.

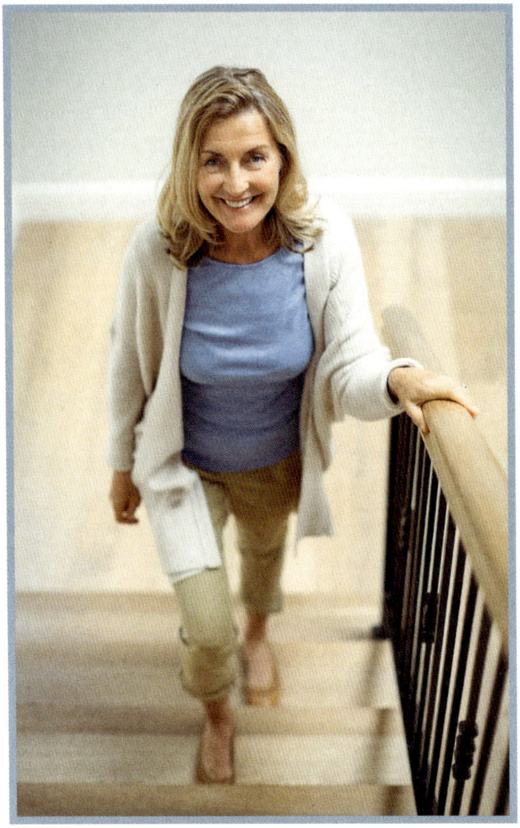

Treppensteigen als Training: Jeder Schritt hält fit.

Ergänzt durch Achtsamkeitstraining und Muskelaufbauprogramme kann sich die Häufigkeit von depressiven Verstimmungen durch moderate Bewegung fast halbieren.

Gegen Demenz: Mehr Sauerstoff fürs Gehirn

In den nächsten Jahrzehnten werden mehr Menschen an Demenz erkranken. Das liegt vor allem daran, dass die Bevölkerung immer älter wird. Auch hier kommt Sport als Prophylaxe ins Spiel. Um zu verhindern, dass die Denkfähigkeit nachlässt, ist es in vielen Fällen möglich, rechtzeitig die Weichen zu stellen – nämlich mit viel Bewegung. Körperliche Herausforderungen halten nicht nur den Körper, sondern auch den Kopf fit. Da das Gehirn viel Sauerstoff und Glukose braucht und beides nicht speichern kann, ist es ständig auf Nachschub angewiesen. Bereits bei moderatem Training wird die Denkzentrale besser durchblutet, die Gehirnzellen bekommen mehr Zucker und auch Sauerstoff, den sie dringend brauchen. Das kennen die meisten Menschen übrigens auch im gesunden Zustand. Sitzt man zu lange fast bewegungslos am Schreibtisch, lässt die Konzentration nach. Geistiges Arbeiten wird schwieriger. Ein bisschen Bewegung, am besten draußen, wirkt wie eine erfrischende Dusche. Danach geht's wieder besser. Intensives Laufen verbessert zum Beispiel den Lernerfolg um 20 Prozent.

LEBENSQUALITÄT VERBESSERN

Ob Diabetes, Krebs, Arthrose oder Herz-Kreislauf-Erkrankungen – bei vielen Krankheiten kann es sinnvoll sein, sich eine Gruppe zu suchen, in der man mit Gleichgesinnten – anfangs eventuell unter ärztlicher Aufsicht – Sport treibt. Das fördert nicht nur die körperliche Fitness, sondern verbessert auch das Lebensgefühl, denn man merkt, dass man nicht allein ist mit seinen Problemen. Gemeinsam geht's besser. Viele Patienten fühlen sich in Gruppen gut aufgehoben, lernen dort neue Leute kennen und sind schon deshalb motiviert wiederzukommen. In der Gemeinschaft gibt man nicht so leicht auf und erlebt das Glück, zu einem Team zu gehören. Zusätzlich geben feste Termine dem Leben einen heilsamen Rhythmus und verhindern, dass Kranke sich zu Hause zurückziehen.

Jedes Aufstehen ist gesundheitsfördernd

Während Bewegung bei unterschiedlichen Krankheiten auf verschiedene Weise heilt, gibt es auch Effekte, die bei fast jeder Erkrankung wirken, indem sie vorbeugen, den Genesungsprozess unterstützen und das Rückfallrisiko reduzieren. Außerdem mindert Sport die Gefahr, dass sich aus einer Krankheit weitere Folgeerkrankungen entwickeln. Regelmäßige moderate Aktivitäten stärken zum Beispiel das Immunsystem und lassen die Zahl der entzündungshemmenden Immunzellen ansteigen. Im Umkehrschluss gilt: Wer sich zu wenig bewegt, wird schneller krank. Dabei sind die Anforderungen sehr gering. Wer seinen Alltag berufsbedingt am Schreibtisch verbringen muss, sollte der Gesundheit zuliebe zum Beispiel damit anfangen, gelegentlich aufzustehen oder eine kurze Strecke ins Nachbarbüro zu Fuß zurückzulegen. Selbst solche Mini-Anstrengungen sind bereits gesundheitsfördernd.

Sport zur Entspannung bei Stress

Unsere Lebensbedingungen haben sich in den letzten hundert Jahren radikal verändert. Der menschliche Körper kann sich den neuen Bedingungen nicht anpassen, ohne aktiv zu sein. Die Folge von Untätigkeit: Die Zahl der Zivilisationskrankheiten, die auf falscher Ernährung, Bewegungsmangel und zunehmendem Stress beruhen, nimmt ständig zu. Auch hier kann Sport gezielt als Heilmittel eingesetzt werden. Entspannung findet nicht auf der Couch statt, sondern auf der Laufbahn. Als Stressventil gleicht Bewegung die Überflutung mit Stresshormonen aus, indem sie den Körper dazu anregt, Hormone auszuschütten, die akuten Druck abbauen. Man fühlt sich danach gestärkt und entspannt zugleich.

Abwechslung für starke Knochen

Auch Knochen mögen Bewegung. Dazu muss man wissen: Die Knochensubstanz wird ständig auf- und abgebaut. Alle zehn Jahre erneuert sich das gesamte menschliche Skelett. Zuerst noch recht schnell, mit dem Alter wird es dann zunehmend schwieriger, weil die Regenerationsfähigkeit nachlässt. Wer vor allem in der Mitte des Lebens nichts für die Knochenpflege tut, büßt auf die Dauer erheblich an Knochensubstanz ein. Sport kann den drohenden Verfall effektiv bremsen. Die Knochen brauchen dabei vor allem Abwechslung und Druck durch leichtes Biegen und Stauchen, denn nur kleine Erschütterungen regen den Knochenstoffwechsel an. Laufen mit schnellen Richtungswechseln, Hüpfen über Kreuz, beim schnellen Gehen mal ein paar Schritte rückwärts und seitwärts machen, Treppensteigen und stoßartige Bewegungen (bei gesunden Gelenken), wie sie zum Beispiel beim Tennis gefordert werden – all das macht das Skelett stark.

Muskeln für ein langes Leben

Geht es um Bewegung als Prävention und Therapie, so rücken die Muskeln zunehmend in den Vordergrund. Nach aktuellen Erkenntnissen ist eine Kombination aus Kraft- und Ausdauertraining das optimale Programm für ein gesundes Leben. Muskeln haben einen großen Vorteil: Man verliert sie nicht durchs Älterwerden, sondern durchs Nichtstun. Wer sie trainiert, kann ein Leben lang davon profitieren. Allerdings wird das mit zunehmendem Alter schwerer, doch es lohnt sich: Eine starke Muskulatur schützt vor Entzündungsprozessen, hält jung, hat einen positiven Einfluss auf den Stoffwechsel, verringert das Risiko für Herzerkrankungen, schützt Knochen und Gelenke und fördert die Fettverbrennung. Werden die „Muckis" ausreichend beansprucht, schütten sie Botenstoffe und Hormone aus, die den ganzen Körper gesund halten.

Auf geht's: Wer rastet, der rostet

Kann all das Sie überzeugen, endlich loszulegen und Sport zu treiben? Dann nehmen Sie dieses Buch als Anregung. Wir verraten Ihnen, was Sie bei welchen Beschwerden tun sollten. Wir erzählen von Patienten, die mit Bewegung gesund geworden sind und neuen Lebensmut gefunden haben. Außerdem zeigen wir Ihnen Übungen gegen die am weitesten verbreiteten Übel und gezielte Workouts für jedermann. Mit unserem großen Test auf Seite 16 ff. finden Sie heraus, was für Sie geeignet ist.

Und denken Sie immer daran: Es ist nie zu spät! Entwickeln Sie ein neues Bewusstsein für Ihren Körper. Vertrauen Sie nicht auf die moderne Hightech-Medizin und warten Sie nicht auf Wundermittel in Form von Tabletten und Spritzen, die vielleicht mehr schaden als nützen. Wer rastet, der rostet. Auf geht's!

»Wer nicht jeden Tag etwas Zeit für seine Gesundheit aufbringt, muss eines Tages sehr viel Zeit für die Krankheit opfern.«

Sebastian Kneipp, Erfinder der Kneippkuren (1821 bis 1897)

Was Bewegung im Körper bewirkt

Bewegung ist ein umfassendes Wundermittel gegen zahlreiche Zivilisationskrankheiten. Sehen Sie hier, welchen Einfluss Sport auf den ganzen Organismus hat – vom Kopf bis zu den Füßen.

Geringeres Risiko für Herz-Kreislauf-Erkrankungen, Schlaganfall, Infarkt

Mehr Sauerstoff, weniger Atemnot, mehr Ausdauer

Senkt den Bluthochdruck, verhindert Arteriosklerose

Bessere Blutfettwerte, geringeres Diabetesrisiko, schützt vor Übergewicht und gefährlichem Bauchfett

Mehr Muskelkraft

ALLGEMEIN

- ➔ gestärktes Immunsystem
- ➔ länger jung bleiben
- ➔ mehr Beweglichkeit
- ➔ verbesserte Blutzirkulation
- ➔ ausgeprägteres Selbstbewusstsein
- ➔ besserer Schlaf

Knochen: höhere Dichte, weniger Osteoporoserisiko

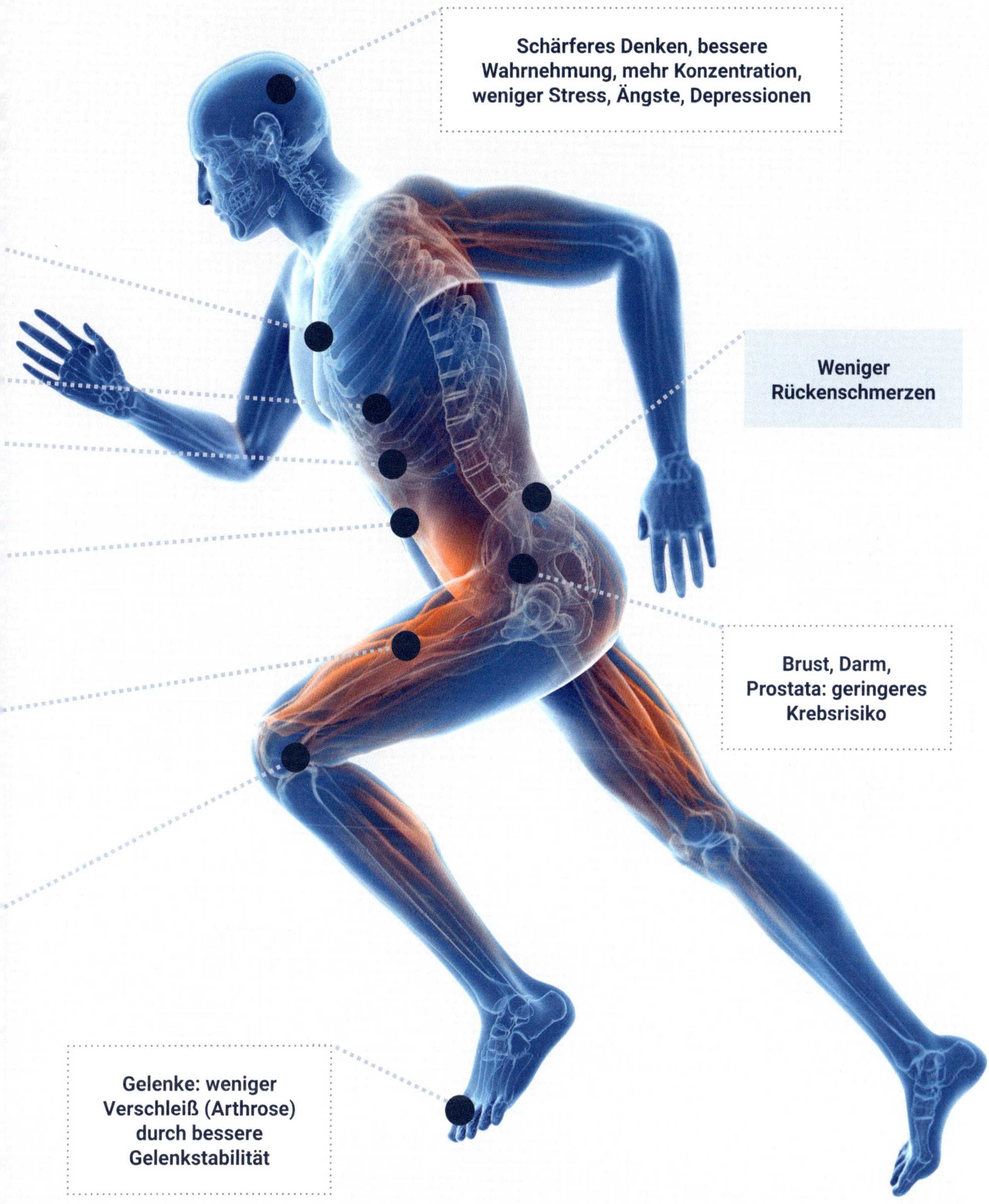
Schärferes Denken, bessere Wahrnehmung, mehr Konzentration, weniger Stress, Ängste, Depressionen
Weniger Rückenschmerzen
Brust, Darm, Prostata: geringeres Krebsrisiko
Gelenke: weniger Verschleiß (Arthrose) durch bessere Gelenkstabilität

Selbsttest: Wie fit sind Sie?

Fitness ist das Zusammenspiel von Kraft, Ausdauer, Koordination und Beweglichkeit. Finden Sie mit unserem Test heraus, wo Sie stehen. Wenn Ihnen Ihr Ergebnis nicht gefällt, können Sie sich mit den Anregungen und Übungen aus diesem Buch schnell verbessern.

BITTE BEACHTEN

Wenn Sie eine genaue Analyse haben wollen, sollten Sie einen Test bei einem professionellen Anbieter oder beim Arzt machen. Bei diesem Test geht es nur darum, herauszufinden, wo Sie stehen.

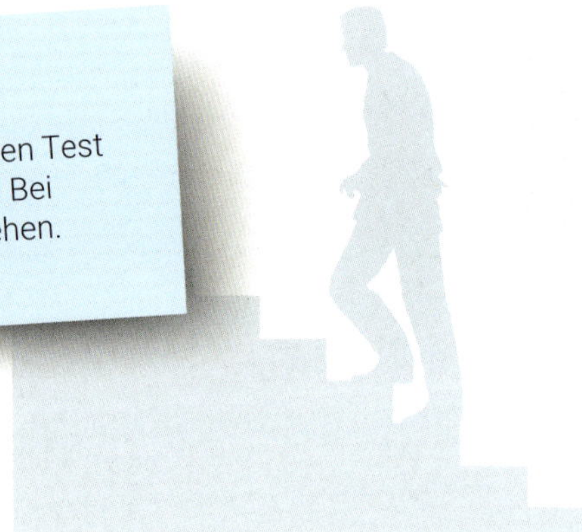

AUSDAUER

Wie geht es Ihnen, nachdem Sie drei Stockwerke über die Treppen hochgegangen sind?

○	Gut, ich könnte noch weitergehen.	3
○	Ich schnaufe ganz schön und muss danach erst mal stehen bleiben.	2
○	Das schaffe ich nur mit Pausen.	1

Aus welcher Entfernung können Sie eine Kerze auspusten? Nehmen Sie eine App, einen Zollstock oder ein Zentimetermaß zu Hilfe.

○	Ein Meter	3
○	Zwischen 50 und 100 Zentimeter	2
○	Weniger als 50 Zentimeter	1

Wie anstrengend ist für Sie ein einstündiger Spaziergang?

- ◯ Schaffe ich locker. 3
- ◯ Danach muss ich mich erst mal ausruhen. 2
- ◯ Ich schaffe keine ganze Stunde. 1

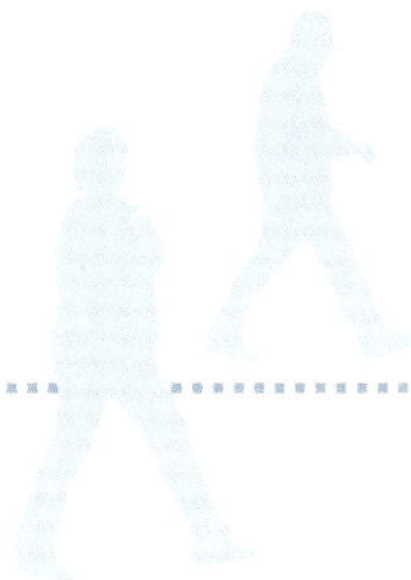

Sie wollen einen Kilometer joggen. Schaffen Sie das?

- ◯ Locker, ich laufe regelmäßig mindestens drei. 3
- ◯ Wenn ich sehr langsam laufe, kriege ich das hin. Danach reicht es mir aber auch. 2
- ◯ Nein, ich bin schon lange vorher aus der Puste. 1

Wie fit sind Sie beim Radfahren mit einem normalen 3-Gang-Rad?

- ◯ Ich fahre oft länger als eine Stunde und schaffe dabei auch leichte Steigungen. 3
- ◯ Auf ebenen längeren Strecken habe ich keine Probleme. Sobald es ein bisschen bergauf geht, steige ich ab. 2
- ◯ Radfahren strengt mich zu sehr an. Ich lasse es lieber. 1

KRAFT

Setzen Sie sich auf den Boden und versuchen Sie, freihändig und ohne, dass ein Knie den Boden berührt, aufzustehen. Schaffen Sie das?

- ◯ Ja. 3
- ◯ Schwierig, aber mit einer Drehung übers Knie komme ich ohne Hände in den Stand. 2
- ◯ Nein. 1

Wenn Sie eine volle Getränkekiste in den Keller tragen müssen, wie gehen Sie vor?

- ◯ Das schaffe ich an einem Stück. 3
- ◯ Ich setze zwischendurch mal ab. 2
- ◯ Ich muss mehrmals mit mehreren einzelnen Flaschen gehen. 1

Setzen Sie sich auf einen Stuhl und versuchen Sie, ohne Hände aufzustehen. Wie bewältigen Sie das?

- ◯ Locker, ich kann das sogar auf einem Bein. 3
- ◯ Mit beiden Beinen gelingt es mir freihändig. 2
- ◯ Ich schaffe das nur mit Abstützen der Hände. 1

Legen Sie sich auf den Rücken und heben Sie die Beine im Kniegelenk gebeugt in die Luft. Nun heben Sie den Oberkörper wie bei einem Sit-up an und senken ihn wieder ab. Wie oft schaffen Sie das?

- ◯ Fünfmal und mehr 3
- ◯ Bis fünfmal 2
- ◯ Gar nicht 1

Sie müssen Ihr Handgepäck (um 10 Kilo) im Flugzeug oder in der Bahn über Ihren Kopf in die Gepäckablage heben. Wie gehen Sie vor?

- ◯ Das schaffe ich und biete gleich auch noch anderen Reisenden meine Hilfe an. 3
- ◯ Wenn ich mich sehr anstrenge, klappt es einigermaßen. 2
- ◯ Unmöglich, ich bitte immer jemand anderes um Hilfe. 1

BEWEGLICHKEIT

Stellen Sie sich gerade hin. Die Beine sind gestreckt. Nun beugen Sie sich nach vorne (Beine gestreckt lassen) und versuchen, mit den Händen den Boden zu berühren. Wie weit kommen Sie?

- ◯ Ich kann den Boden berühren. 3
- ◯ Ich komme an meine Fußgelenke. 2
- ◯ Ich erreiche gerade mal meine Knie. 1

Können Sie die Fingerspitzen hinter dem Rücken zusammenführen, wenn eine Hand von oben über die Schulter und die andere von unten über die Hüfte greift?

- ◯ Meine Finger lassen sich verschränken. 3
- ◯ Meine Fingerspitzen berühren sich, wenn ich mich sehr anstrenge. 2
- ◯ Meine Finger berühren sich nicht. 1

Legen Sie sich auf den Rücken und heben Sie ein Bein gestreckt nach oben. Schaffen Sie einen Winkel von 90 Grad? Probieren Sie es mit beiden Beinen.

- ◯ Ja, ich komme auch noch weiter. 3
- ◯ Das schaffe ich ziemlich genau. 2
- ◯ Nein, ich komme mit keinem meiner Beine auf 90 Grad. 1

Legen Sie sich auf den Bauch und versuchen Sie, mit beiden Fersen Ihr Gesäß zu berühren. Schaffen Sie das?

- ◯ Ja. 3
- ◯ Nur wenn ich mit der Hand nachhelfe. 2
- ◯ Nein. 1

Stellen Sie sich im leichten Grätschstand auf. Versuchen Sie, ohne Anheben der Fersen soweit in die Hocke zu gehen, dass das Gesäß tiefer liegt als die Knie. Gelingt Ihnen das?

◯	Ja.	3
◯	Ich komme mit dem Gesäß nur tiefer als meine Knie, wenn ich die Fersen anhebe.	2
◯	Ich schaffe das nicht.	1

KOORDINATION

Stellen Sie sich auf ein Bein. Schließen Sie die Augen und zählen Sie langsam (eine Zahl pro Sekunde). Wie lange können Sie so stehen?

◯	30 Sekunden und mehr	3
◯	10 bis 29 Sekunden	2
◯	Weniger als 10 Sekunden, dann gerate ich aus dem Gleichgewicht.	1

Können Sie – auf einem Bein stehend – einen Schuh anziehen?

◯	Ja.	3
◯	Nur wenn ich mich dabei anlehne.	2
◯	Nein, ich muss mich dafür herunterbeugen oder hinsetzen.	1

Stellen Sie sich auf ein Bein und „malen" Sie mit dem anderen Bein fünfmal eine Acht in die Luft. Schaffen Sie das, ohne den Fuß abzusetzen?

◯	Ja, ohne aus dem Gleichgewicht zu kommen.	3
◯	Ich gerate ins Wackeln, kann mich aber fangen.	2
◯	Nein.	1

Versuchen Sie, einmal um die eigene Achse (also um 360 Grad) zu springen. Gelingt es Ihnen?

- ◯ Ja. — 3
- ◯ Ich schaffe 180 Grad. — 2
- ◯ Nein, davon wird mir sofort schwindelig. — 1

Führen Sie abwechselnd das linke Knie zum rechten Ellenbogen und das rechte Knie zum linken Ellenbogen. Bleiben Sie dabei aufrecht stehen. Heben Sie das Knie bis über die Hüfte. Wie oft schaffen Sie das, ohne zu wackeln?

- ◯ Zehnmal und mehr — 3
- ◯ Ich gerate nach den ersten Wechseln aus dem Gleichgewicht. — 2
- ◯ Ich schaffe das gar nicht. — 1

Auswertung

Zählen Sie Ihre Punkte zusammen. Auf wie viele kommen Sie?

50 bis 60 Punkte: Großartig! Sie sind wirklich fit – vor allem, wenn Sie schon etwas älter sein sollten. Bleiben Sie dran. Trainieren Sie regelmäßig weiter wie bisher. In unserem schweren Workout (ab Seite 156) finden Sie vielleicht noch neue Anregungen.

36 bis 49 Punkte: Sehr gut. Ihre Fitness kann sich sehen lassen. Je älter Sie sind, desto höher ist Ihre Leistung zu bewerten. Sie haben aber noch ein bisschen Luft nach oben. Fangen Sie mit unserem mittelschweren Workout (ab Seite 154) an. Später können Sie sich steigern.

20 bis 35 Punkte: Prima, dass Sie diesen Test gemacht haben. Auch wenn Ihre Punktzahl (noch) nicht so gut war, ist der erste Schritt getan. Nehmen Sie das Ergebnis als Ansporn, um sich ab jetzt mehr zu bewegen. Legen Sie mit unserem leichten Workout (ab Seite 152) los.

Unabhängig vom Ergebnis raten wir Ihnen, auch nachzusehen, in welchem Bereich (Ausdauer, Kraft, Beweglichkeit oder Koordination) Sie besonders gut (dafür dürfen Sie sich auf die Schulter klopfen) und besonders schlecht abgeschnitten haben – dort sollten Sie dann gezielt trainieren. Übungen zu den verschiedenen Bereichen finden Sie ab Seite 122.

»Bitte nur kleine Päckchen packen«

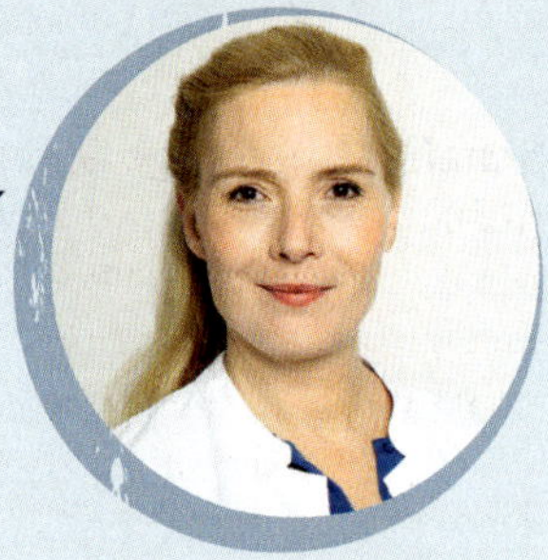

Für die Gesundheit endlich wieder in Schwung kommen? Das ist gar nicht so einfach. Hier verrät Bewegungs-Doc Melanie Hümmelgen, unter welchen Voraussetzungen und in welchem Umfang es am besten gelingt.

Was erwarten Patienten, wenn Sie zu Ihnen als Bewegungs-Doc in die Praxis kommen?
Die wenigsten kommen freiwillig, weil sie sich mehr bewegen wollen und dabei ärztliche Begleitung brauchen. In der Regel haben sie ein Schockerlebnis hinter sich, das sie zum Umdenken bewegt.

Was ist schlimmstenfalls passiert?
Das Schlimmste ist ein Herzinfarkt. Der ist wie ein böses Erwachen. Aber auch hohe Blutdruckwerte, starkes Übergewicht und der Wunsch, ohne oder zumindest mit weniger Medikamenten zu leben, spielen eine Rolle. Manchmal kommt alles zusammen. Herzprobleme, Bluthochdruck und Übergewicht sind dann gemeinsam ausschlaggebend dafür, dass es heißt: Jetzt muss etwas passieren!

Wie geht die Behandlung mit Bewegung los?
Der Patient oder die Patientin und ich entwickeln als Erstes ein Ziel, das unbedingt realistisch sein muss. Was wollen wir erreichen? Gewicht reduzieren? Blutdruck senken? Mit dem Rauchen aufhören? Weniger Pillen nehmen? Jeder Patient muss wissen, was für ihn möglich ist, und dass leider nicht alles auf einmal geht. An dieser Stelle muss ich meine Patienten meistens erst einmal bremsen. Denn viele haben falsche Vorstellungen davon, wie sie durch Bewegung wieder gesund werden können.

Inwiefern?
Sie würden am liebsten sofort raus auf die Rennbahn und loslaufen – nach dem Motto: „Je mehr ich mache, desto schneller bin ich wieder gesund". Das ist nicht nur gefährlich, sondern auch unrealistisch. Denn selbst wenn man es gesundheitlich überstehen würde, ist es auf die Dauer nicht durchzuhalten. Es geht ja nicht darum, eine Woche lang Sport zu treiben und dann in den alten Lebensstil zurückzufallen. Die Patienten brauchen etwas fürs ganze Leben – und müssen deshalb ehrlich zu sich selbst sein.

Was hat sich in Ihrer Praxis als realistisch erwiesen?
Am Anfang sollte man nur kleine Päckchen packen. Meistens beginnen wir mit dem Schrittezählen. Da zeigt sich bereits, wo jemand steht. Wir empfehlen 10 000 Schritte täglich. Ein Briefträger macht 18 000; der Durchschnitt liegt in Europa bei 4 900. Manche Patienten schaffen aber nur 2 500.

Wie reagieren die Patienten darauf?
Meistens sind sie erschrocken und schuldbewusst. Sie versprechen sich selbst und mir als Ärztin dann viel zu viel – vor allem die Männer. „Ich höre morgen mit dem Rauchen auf. Ich werde heute noch Vegetarier und ab nächster Woche jogge ich jeden Tag zwei Stunden." Das ist verständlich, aber übertrieben. Niemand schafft alles auf einmal. Natürlich gehören zu einem gesunden Lebensstil auch Veränderungen bei schlechten Ernährungs- und anderen Gewohnheiten. Doch alles muss in kleinen Etappen nacheinander geschehen.

Was ist zum Start sinnvoll?
Wir fangen mit der Bewegung an und erhöhen langsam die Schrittzahl. Danach wird aus einem Spaziergang vielleicht eine Walkingrunde und aus dem Walken irgendwann Joggen. Wer jahre- oder jahrzehntelang kaum etwas gemacht hat, merkt schon beim Erhöhen der Schrittzahl, dass der eigene Körper ganz schön gefordert ist. Gelenke und Sehnen tun weh. Man gerät aus der Puste. Jetzt ist es wichtig, trotzdem dranzubleiben.

Schaffen ehemalige Sportler das besser?
Nicht unbedingt. Denn sie haben noch im Kopf, was sie mit 20 konnten, und wollen da sofort wieder hin. Dass das nicht mehr geht, frustriert sie natürlich. Aber trotzdem haben ehemalige Sportler einen großen Vorteil. Sie wissen, dass Sport nicht nur Quälerei ist, sondern Spaß machen kann. Ich empfehle deshalb allen Eltern, ihre Kinder in den Sportverein zu schicken. Dort werden oft wichtige Grundlagen fürs Leben bis ins hohe Alter gelegt.

Aber die Kindheit ist lange her, wenn altersbedingte Beschwerden auftreten.
Das spielt keine Rolle. Ich setze an diesem Punkt meist sehr erfolgreich an. Denn wenn ich jemanden frage, welchen Sport er früher mal gemacht hat, sehe ich häufig ein Lächeln im Gesicht. Dann weiß ich, dass die Umstellung auf mehr Bewegung mit hoher Wahrscheinlichkeit gelingt. Wir müssen nur herausfinden, wie jemand sein altes Programm heute schonender machen kann. Ein Tennisspieler wird vielleicht wieder im Doppel und nicht mehr im Einzel auf dem Platz stehen. Ein ehemaliger Leichtathlet kann walken statt joggen. Frühere Turner machen Fitnessübungen. Hauptsache, man ist mit Freude dabei.

Was motiviert Patienten, die nie Sport getrieben haben?
Das Tolle ist, dass man auch bei kleinen Schritten schnell Erfolge sieht. Das Treppensteigen fällt leichter. Man kommt nicht mehr so schnell außer Atem und fühlt sich wieder jünger. Beim Blutdruck und bei der Herzfrequenz lässt sich das messen. Solche „echten" Belege mit Zahlen sind für die Motivation ungeheuer wichtig. Sportliche Erfolge – und seien sie noch so klein – verstärken ein positives Körpergefühl, das sonst nur Sportler kennen. Diese Gefühle sind auf die Dauer stärker als allein die Vernunft, die jemanden nach draußen zum Laufen treibt.

Was spielt sonst noch eine Rolle?
Ganz entscheidend ist das Umfeld, also die Familie oder die Partnerschaft, in der man lebt. Ich habe die Erfahrung gemacht, dass es am besten gelingt, den gesamten Lebensstil zu verändern, wenn die Familie, die Partner oder auch Freunde mitspielen. Ein Paar, das zusammen kocht, isst und gemeinsam Sport treibt, kann sich gegenseitig motivieren – und kontrollieren.

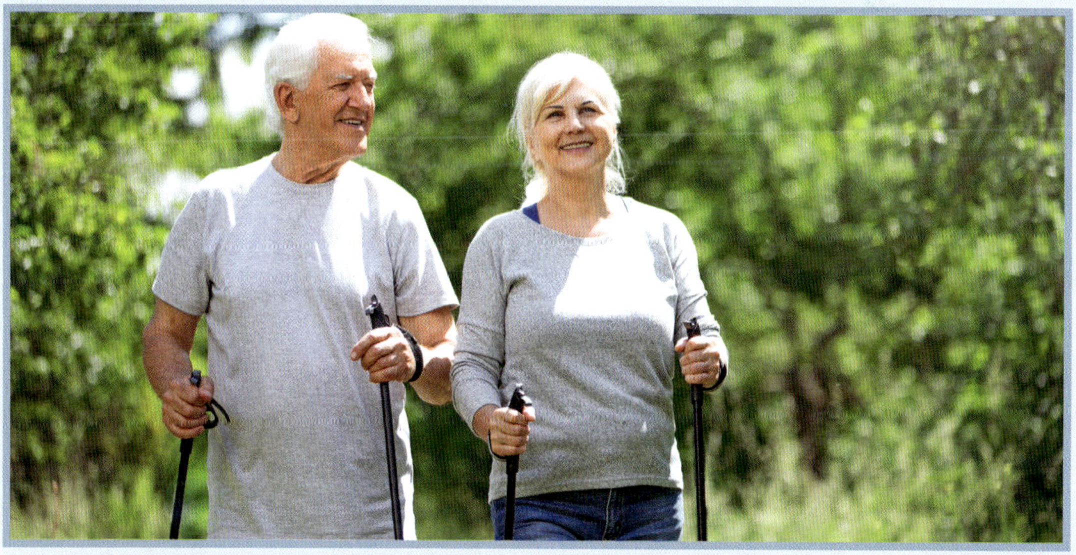

Optimistisch in die Zukunft – auch im höheren Alter kann man prima Sport treiben.

Welcher Sport in welchem Alter?

Springen, tanzen, laufen, Ball spielen – für jede Lebensphase gibt es besonders geeignete Sportarten. Finden Sie hier heraus, was zu Ihnen passt, und achten Sie auch darauf, was Ihnen Spaß macht, damit es langfristig zur Leidenschaft wird und nicht nur Pflichterfüllung bleibt.

KINDHEIT UND JUGEND

Von Natur aus sind Kinder dazu angelegt, dass sie sich gerne bewegen. Rennen, hüpfen, Fangen spielen – das muss man Kindern nicht beibringen. Sie haben von alleine Spaß daran. Leider fehlt heute häufig die Möglichkeit dafür. Mädchen und Jungen spielen selten mit Gleichaltrigen draußen, sondern verbringen schon früh zu viel Zeit im Sitzen – in der Schule und zu Hause vorm Bildschirm. Deshalb sollten Eltern Sport im Verein organisieren. Ob Fußball, Reiten, Leichtathletik oder Judo – Kinder und Jugendliche dürfen ruhig viel probieren. Nur bei einseitigem Leistungssport ist Vorsicht geboten. Ein Sport muss die kindliche Entwicklung berücksichtigen und darf nicht verlangen, was der junge Körper noch nicht leisten kann. Mehr als drei bis vier Einheiten pro Woche sollten es nicht sein. Hat das Kind keine Lust, kann das ein Zeichen für Überforderung sein. Dann sollten Eltern das Programm reduzieren. Im Sportverein lernen Kinder noch mehr: soziale Kompetenz und den Umgang mit Erfolgen und Misserfolgen. In der Kindheit und Jugend werden oft die Grundlagen für später gelegt. Wer zum Beispiel in der zweiten Hälfte des Lebens aus gesundheitlichen Gründen Sport treiben muss, tut sich sehr viel leichter damit, wenn er auf Erfahrungen aus der Kindheit zurückgreifen kann. Er muss die Freude an der Bewegung dann nicht neu, sondern nur wiederentdecken und kann auch von lange zurückliegendem Wissen profitieren.

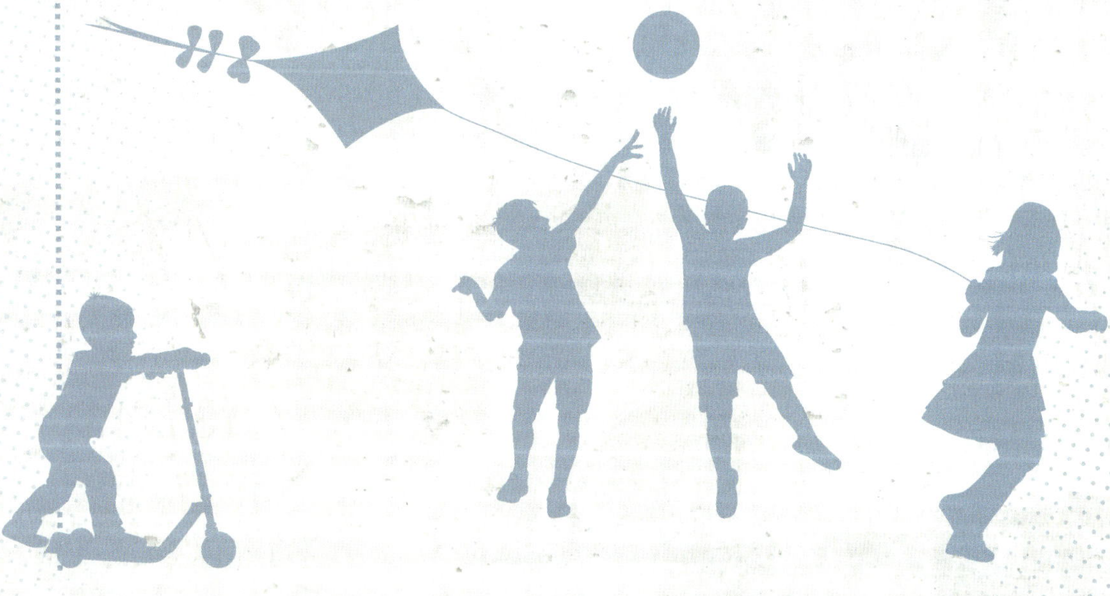

IN DEN ZWANZIGERN

In diesem Alter sind Erwachsene auf dem Höhepunkt ihrer Leistungsfähigkeit. Der Körper kann jetzt am effektivsten Sauerstoff verwerten, um Sprints oder intensives Intervalltraining durchzuhalten. Hormone sorgen dafür, dass Muskeln sich schnell aufbauen. Und selbst wenn man mal eine Zeit lang nichts tut, ist die Muskulatur nicht sofort weg. Das Herz-Kreislauf-System reagiert auf Anreize und lässt sich ohne allzu großen Aufwand trainieren. Koordination, Kraft, Beweglichkeit, Ausdauer – auch hohe Anforderungen können junge Erwachsene nicht abschrecken. Ob sie Snowboarden oder Hockey spielen, Akrobatik, Krafttraining oder Breakdance betreiben – wer will, der kann das auch.

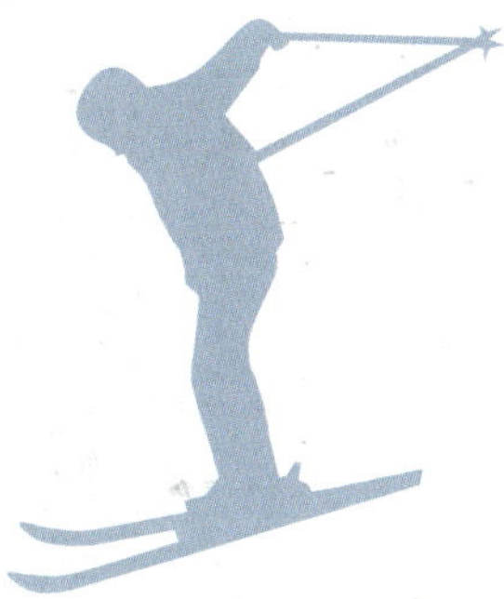

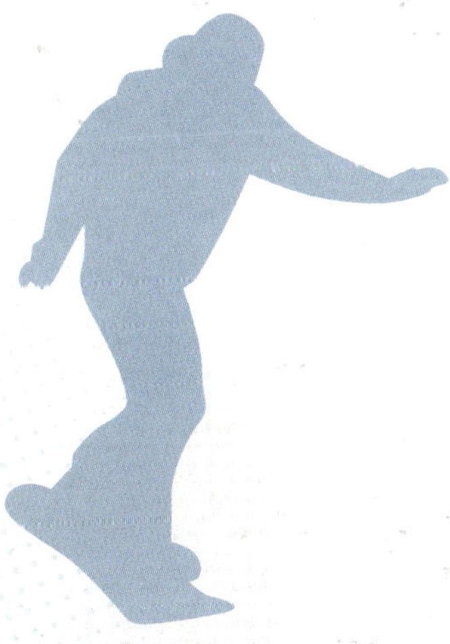

IN DEN DREISSIGERN

„Mit 30 geht's bergab." Solche Sprüche sollten einen nicht entmutigen. Es stimmt zwar, dass die Sauerstoffverwertung des Körpers sich nach dem 30. Lebensjahr verschlechtert, doch das darf niemanden vom Sport abhalten. Im Gegenteil: Bewegung verlangsamt diesen Prozess. Profis profitieren zwischen 30 und 40 von ihrer Erfahrung und mentalen Stärke, wenn sie jetzt noch Höchstleistungen bringen. Auch Hobbysportler haben noch genug Kraft für Bewegung. Meist fehlt es in diesem Alter eher an Zeit, denn um 35 befindet man sich in der Rushhour des Lebens. Beruf, Familie, Kinder, Hausbau – die Tage enden eher auf der Couch als im Fitnessstudio und negative Stressgefühle schränken die Lebensqualität ein. Deshalb sollte Bewegung jetzt mit Entspannung einhergehen. Walken, langsames Joggen oder Radfahren trainieren die Ausdauer, ohne zu stressen. Wer wenig Zeit hat, sollte zumindest im Alltag auf Bewegung nebenbei achten.

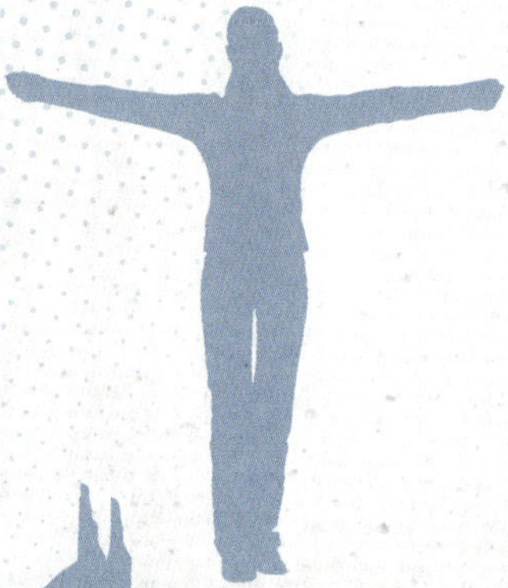

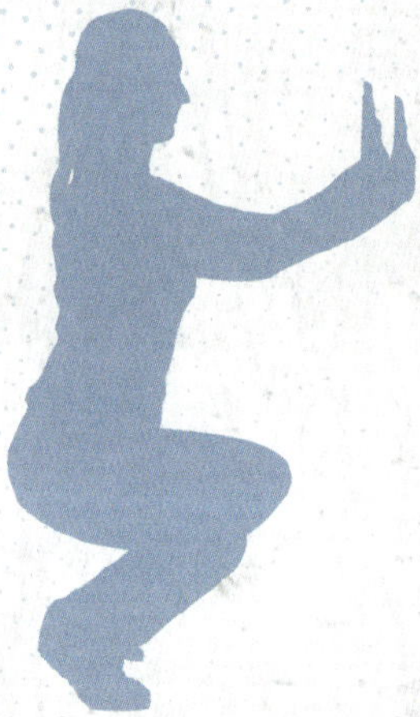

IN DEN VIERZIGERN

Ohne Training wird es mit zunehmendem Alter immer schwieriger, in Form zu bleiben. Der Stoffwechsel wird langsamer. Der Grundumsatz verringert sich. Der Anteil des Fettgewebes steigt. Schwächen in der Muskulatur und bei der Kondition sind altersbedingt. Einfach weiterleben wie bisher – das würde nicht ohne Folgen bleiben. Dazu kommen Schmerzen als Folge von Bewegungsmangel. „Ich habe Rücken" gehört zu den Sätzen, die in den Vierzigern häufig fallen. In diesem Alter ist es vor allem sinnvoll, die Muskeln zu stärken und sich auch beim Laufen, Radfahren, Schwimmen oder bei der Fitnessgymnastik regelmäßig anzustrengen. Wer Yoga macht, bleibt beweglich und sorgt gleichzeitig für Entspannung. Insbesondere im Ausdauerbereich kann man in den Vierzigern noch beachtliche Leistung erbringen. Beim Ironman-Triathlon lag der Altersdurchschnitt lange bei 42 Jahren.

IN DEN FÜNFZIGERN

Spätestens in diesem Alter machen sich meist körperliche Beschwerden bemerkbar. Die Knochen nutzen sich zunehmend ab, ihre Masse geht zurück. Auch die Muskulatur wird schwächer. Die Gelenke tun weh. Hormonumstellungen machen Frauen ab etwa 50 Jahren und Männern etwas später zusätzlich zu schaffen. Um Osteoporose vorzubeugen, ist regelmäßiges Training jetzt besonders wichtig. Der Stoffwechsel in den Knochen braucht Bewegung, damit sie fest bleiben und es nicht zu einer Abnahme der Knochendichte kommt. Gelenkprobleme sollten niemanden vom Sport abhalten. Man muss aber darauf achten, die Gelenke nicht unnötig zu belasten. Schwimmen und Aquagymnastik sind dafür gut geeignet. Beim Springen auf dem Trampolin kann man die Knochen stärken, ohne die Gelenke zu stark zu belasten. Wer noch fit genug ist, kann auch walken oder laufen. Fitnessgymnastik und Yoga sind ebenfalls gute Ü50-Sportarten. Zwischen intensiven Sporteinheiten sollte man ruhig einen oder zwei Tage Trainingspause machen, denn der Körper braucht jetzt länger, um zu regenerieren.

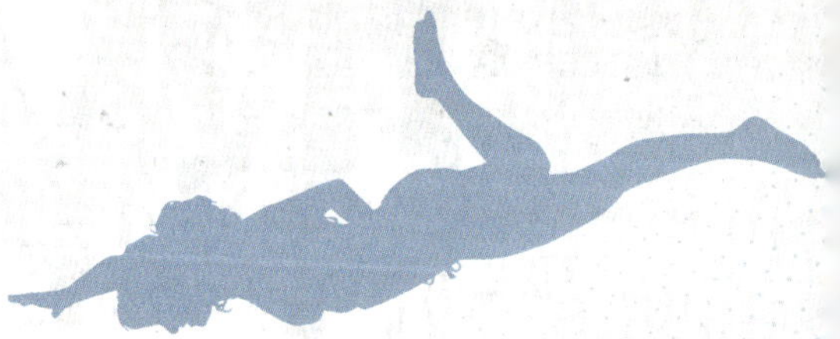

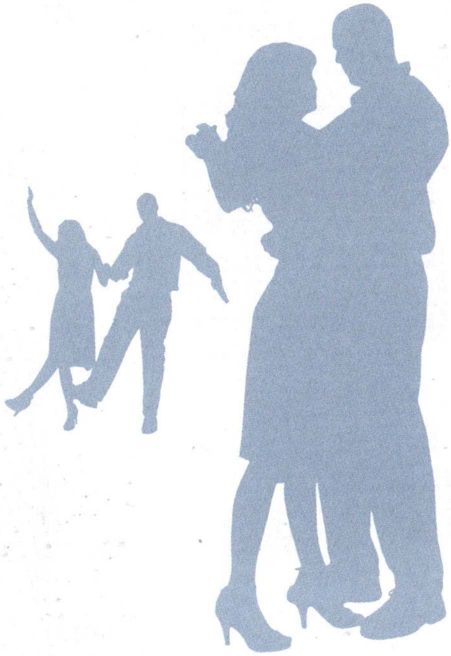

IN DEN SECHZIGERN

Noch immer ist vieles möglich: Wer schon sein Leben lang regelmäßig Sport getrieben hat, darf sich von der Zahl 60 nicht abschrecken lassen. Selbst völlig Untrainierte können jetzt noch einen Neustart wagen. Studien haben gezeigt, dass bereits wenige Monate mit regelmäßigem Sport einen 60-Jährigen auf den Level eines untrainierten 40-Jährigen bringen können. Bei der Bewegung ist es jetzt ähnlich wie bei Medikamenten: Es kommt auf die richtige Dosierung an, mit der in erster Linie Ausdauer und Kraft trainiert werden. Anfänger kommen auch in dieser Altersstufe am besten zurecht, wenn sie langsam starten (spazieren gehen, wandern, walken) und sich dann allmählich steigern. Wer nicht unter Gelenkproblemen leidet und schon immer eine Sportart wie Joggen oder Tennis betrieben hat, darf diese auch weiterhin moderat machen (eventuell die Gelenke mechanisch schützen). Nur zu viel Ehrgeiz oder zu hohe Ziele schaden. Einsteiger sollten auf jeden Fall für einen Gesundheits-Check zum Arzt gehen und sich beraten lassen.

IN DEN SIEBZIGERN UND DARÜBER

Im Rentenalter wird der Alltag ruhiger. Endlich bleibt mehr Zeit, die man der Gesundheit zuliebe gut in Bewegung investieren kann. Dabei ist Vielseitigkeit gefragt. Beweglichkeit, Koordinationsfähigkeit, Kraft, Kondition – Sport ist jetzt auch Sturz- und Unfallprophylaxe, hilft gegen Schmerzen und trägt dazu bei, dass man den Ruhestand geistig und körperlich fit noch lange genießen kann. Natürlich lässt man es mit über 70 etwas ruhiger angehen. Sportarten mit abrupten Bewegungen sind wenig geeignet, aber selbst für Muskelausdauertraining ist es keineswegs zu spät. Denn die Muskulatur wird nicht schwächer, weil man älter wird, sondern weil man sie nicht bewegt. Optimal sind gelenkschonende Sportarten, die auf sanfte Weise die Ausdauer trainieren – wie zum Beispiel Wandern, Walken, Schwimmen, Radfahren (ruhig mit E-Unterstützung), Bewegung im Alltag, Yoga oder Fitnesstraining speziell für Senioren. Auch Ü70 gilt: Wer lange nichts gemacht hat, sollte sich vorher vom Hausarzt durchchecken lassen.

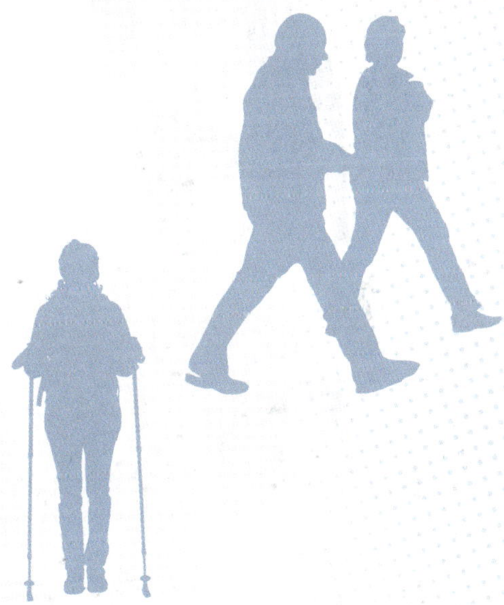

Anatomie für Anfänger

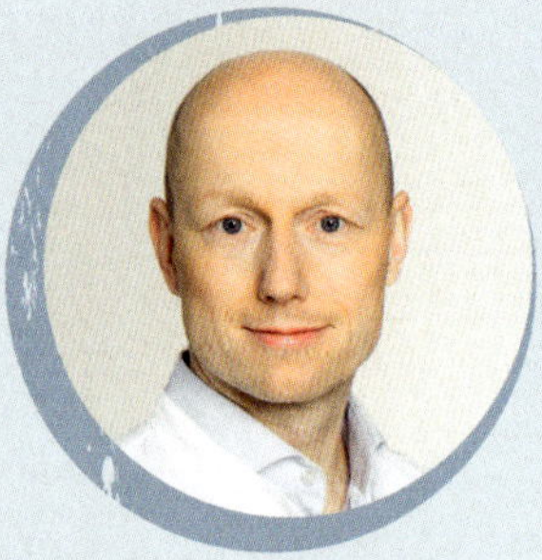

Wer von der Heilkraft der Bewegung profitieren will, muss kein Medizinstudium absolvieren. Es kann aber nicht schaden, ein paar wichtige Grundlagen zu kennen. Hier erklärt Bewegungs-Doc Helge Riepenhof, was Hobbysportler wissen sollten.

Anatomiewissen – das klingt nach Lehrbuch. Müssen Laien die Namen von Knochen und Muskeln lernen?

Bloß nicht. Es sei denn, sie sind Medizinstudenten. Stellen Sie sich vor: Ein Professor bittet seine Studenten, das Telefonbuch auswendig zu lernen. Was ist dann der Unterschied zwischen einem künftigen Arzt und einem angehenden Juristen? Der Jurastudent fragt: Warum? Der Medizinstudent: Bis wann? Zum Glück nur ein Witz. Aber im Ernst: Sich mit der Anatomie des Menschen zu beschäftigen, heißt nicht, dass man die Fachausdrücke für Knochen, Muskeln und Gefäße aufsagen kann, sondern dass man Zusammenhänge versteht.

Welche Bereiche betrifft das?

Sehr viele. Oder anders gesagt: Mehr, als die meisten denken. Es gibt zum Beispiel einen Zusammenhang zwischen dem Erfolg eines Sportlers und dem Zustand seines Darms. Die Atmung spielt eine große Rolle. Die Nieren können bei sehr anstrengender Bewegung regelrecht gestresst werden, wenn man sie nicht gut versorgt. Und die Hormone steuern unter anderem den Muskelaufbau. Ohne sie würde die Muskulatur nicht wachsen.

Wie wirken Darm und Bewegung im Zusammenspiel?

Im Darm finden viele Prozesse des Immunsystems statt. Ein Sportler kann daher nur dann richtig erfolgreich sein, wenn er einen gesunden Darm hat. Der Hintergrund: Bei Anstrengung produziert der Körper Laktat, von dem sich bestimmte leistungsfördernde Mikroben im Darm hauptsächlich ernähren. Bei Leistungssportlern konnte man feststellen, dass sie besonders viele dieser Mikroben im Darm haben und dadurch mehr schaffen. Wer wenig oder gar keinen Sport treibt, hat deutlich weniger leistungsfördernde Mikroben, kann die Situation aber durch mehr Bewegung verbessern. Insofern beeinflusst nicht nur die Ernährung die Darmgesundheit und die Leistungsfähigkeit, sondern auch körperliche Aktivität.

Welche Rolle spielt die Atmung?

Gerade für Sportler ist die Atmung etwas ganz Entscheidendes. Nur wenn Muskeln, Organe und Gewebe sehr gut mit Sauerstoff versorgt werden, können Sportler optimale Leistungen vollbringen. An dieser Stelle werden fast alle sportlichen Leistungen limitiert, denn gute Leistungsfähigkeit korreliert gerade im Ausdauersport immer mit der Fähigkeit, Sauerstoff ins Blut zu bringen und durch das Blut der Muskulatur zur Verfügung zu stellen. Dass Untrainierte schneller nach Luft schnappen, hängt teilweise mit ihrer Atmung zusammen. Sie atmen meist zu flach ein und nehmen dabei zu wenig Sauerstoff auf. Ein perfekter Luftaustausch kommt aber nur zustande, wenn man länger ausatmet, um beim nächsten Einatmen mehr Sauerstoff aufnehmen zu können.

Was passiert dabei im Körper?

Die Luft wird über die Luftröhre in die Bronchien transportiert. Die teilen sich zunächst in eine Bronchie für den rechten Lungenflügel und eine für den linken. Dann werden sie wie bei einem Baum in immer kleinere Äste unterteilt. In den kleinsten Bronchien findet sich am Ende eine Art Bläschen, die sogenannten Alveolen oder Lungenbläschen. Davon besitzen wir 300 bis 500 Millionen, die jeweils eine Größe von etwa 0,1 bis 0,3 Millimeter haben. Um die Lungenbläschen herum sind netzförmig Blutkapillaren angeordnet. Die Blutkapillaren und die Lungenbläschen können hier Stoffe miteinander austauschen. Die roten Blutkörperchen nehmen dabei Sauerstoff auf und geben Stickstoff ab. Das Blut erhält an dieser Stelle den wichtigen Sauerstoff, um den gesamten Körper zu versorgen.

Wie arbeitet die Niere bei körperlicher Anstrengung?
Auch die Niere unterstützt sportliche Aktivitäten auf geniale Weise. Sie ist ein Filter des Blutes, durch den das Blut 300-mal täglich hindurchfließt. Zunächst filtert die Niere dabei extrem viel Flüssigkeit aus dem Blut heraus (etwa 100 Liter), gewinnt diese aber später zum Teil zurück. Wenn beim Sport viel Muskelgewebe kaputtgeht (zum Beispiel bei Stürzen, Unfällen oder bei maximalen Anstrengungen wie einem Marathonlauf), gelangen Abfallprodukte des Muskels zur Niere. Diese scheidet sie mit viel sogenanntem Primärharn (also noch unkonzentriertem Harn) wieder aus und schützt sich dadurch selbst vorm Verstopfen. In einem späteren Teil der Niere wird dann die Flüssigkeit zurückgewonnen, sodass wir letztlich etwa ein bis drei Liter hoch konzentrierten Urin ausschütten, der in der Blase zwischengespeichert wurde. Um die Niere zu schützen, sollten Sportler viel trinken.

Warum kommt es gerade bei Marathonläufern immer wieder zu Nierenversagen?
Das liegt daran, dass starke sportliche Belastungen wie ein Marathon die Nieren regelrecht stressen. Es passiert vor allem dann, wenn man mit bestimmten Schmerzmedikamenten (wie Ibuprofen und Diclofenac) viel Sport treibt und dabei wenig Flüssigkeit aufnimmt. Kommt dann auch noch heißes Wetter dazu, kann das selbst bei gesunden Menschen zu Nierenversagen führen. Hier sollten Leistungs- und Hobbysportler besonders vorsichtig sein.

Und was hat es mit den Hormonen auf sich?
Beispiele für wichtige Hormone bei der Bewegung sind das männliche Sexualhormon Testosteron (übrigens auch bei Frauen vorhanden) und das „Stresshormon" Kortisol. Beide steuern insbesondere den Muskelaufbau. Ohne Testosteron könnten Muskeln nicht wachsen. Übertreibt man es allerdings mit dem Sport, fällt das Testosteron deutlich ab und man spricht von Übertraining. Das ist dann der Fall, wenn die Muskulatur trotz intensiven Trainings nicht mehr wächst und man nur sehr schlecht von seinen Belastungen regenerieren kann. Der Körper spürt den Stress, der durch Übertraining entsteht, und schickt den Gegenspieler des Testosterons, das Kortisol, ins Spiel. Dieses Hormon hat die Aufgabe, die Energieversorgung auch bei Engpässen sicherzustellen, und zieht den dafür nötigen Brennstoff aus den Muskeln. Dieser Zusammenhang sollte aber niemanden davon abhalten, intensiv zu trainieren. Meiden Sie lieber chronischen Stress. Denn im richtigen Maß baut Bewegung Stresshormone ab und nicht auf.

Verblüffende Fähigkeiten

Manchmal kann man nur staunen, was der Körper alles kann. Wussten Sie zum Beispiel, dass ...

... die Speiseröhre Muskeln besitzt, die sogar im Kopfstand das Essen in den Magen schieben?

... ein Lächeln 43 Muskeln in Gang setzt und nette Nebenwirkungen hat? Der Körper schüttet dabei Botenstoffe aus, die fröhlich stimmen.

... die Achillessehne superstark ist? Beim Laufen muss sie Kräften stand halten, die achtmal so groß sind wie das eigene Körpergewicht.

Erstaunliches aus der Wissenschaft

Hat Bewegung einen Einfluss auf die Gene? Warum sterben Busfahrer am Steuer früher als die Kollegen von der Fahrkartenkontrolle? Und was hat es mit dem legendären Runner's High auf sich? Lesen Sie hier, was Forscher über Bewegung herausgefunden haben.

IM DOPPELDECKER AUF DEN BEINEN

Wie segensreich Bewegung wirkt, fanden Londoner Forscher bereits 1953 im Rahmen der sogenannten Doppeldecker-Studie heraus, die seinerzeit in dem Fachblatt „Lancet" veröffentlicht wurde. Damals fiel auf, dass Busfahrer am Steuer der traditionsreichen Londoner Busse doppelt so oft an Herz-Kreislauf-Erkrankungen starben wie ihre Kollegen, die als Kontrolleure den ganzen Tag auf den Beinen waren. Leider beruhten die Erkenntnisse auf einem Fehler im wissenschaftlichen System. Denn man hatte vergessen zu berücksichtigen, dass die schweren Männer bei der Einstellung in der Regel auf den Fahrersitz und die leichten zur Kontrolle der Bustickets treppauf und treppab geschickt wurden. Also wiederholte man Studien mit Hunderttausenden von Teilnehmern, die nicht im Bus arbeiteten. Und dabei gingen die Wissenschaftler methodisch sauberer vor. Das Ergebnis war gleich: Wer sich im Beruf bewegen darf, lebt länger.

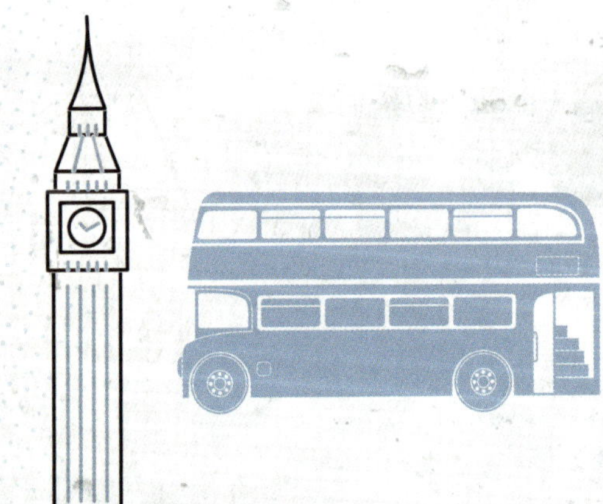

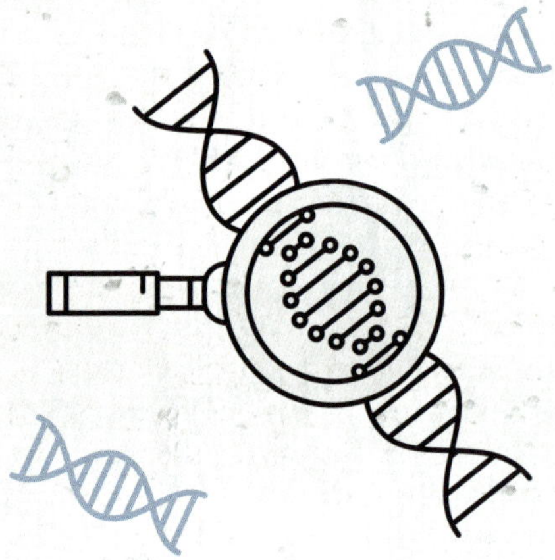

WIRKSAM BIS IN DIE GENE

Wie lässt sich die Wirkung von Bewegung auf die Gene erforschen, obwohl jeder Mensch anders ist und deshalb keine Probanden mit gleichen Genen zur Verfügung stehen? Diese Frage brachte schwedische Wissenschaftler vom Karolinska-Institut in Stockholm auf die Idee, für ihre Forschungen beide Beine eines Menschen im Vergleich zu betrachten. Auf einem speziell dafür entwickelten Ein-Bein-Ergometer trainierten Versuchspersonen drei Monate nur ein Bein, während das andere nichts tat. Das Ergebnis war beeindruckend: Die Muskeln des trainierten Beins veränderten sich nicht nur äußerlich, sondern auch im Zellstoffwechsel. Das heißt: Die benutzten Zellen verwandelten sich epigenetisch – und zwar an knapp 5 000 Positionen. Besonders häufig kam es an Stellen zu Veränderungen, die die Aktivität von Genen verstärken, die für die Leistungs- und Belastbarkeitsfähigkeit der Muskelzellen verantwortlich sind. Damit ist bewiesen, dass Aktivität – auch wenn sie nur in einem Bein stattfindet – das gesamte Genom positiv beeinflusst.

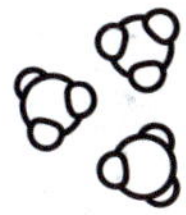

MIT FRISCHLUFT-FAKTOR

Ob im Beruf, beim Lernen für eine Prüfung oder bei der Vorbereitung fürs nächste Meeting – wenn besonders viel Konzentration gefragt ist, hilft Bewegung an der frischen Luft. Danach fällt das Lernen leichter, denn das Gehirn wird draußen besser mit Sauerstoff versorgt und kann anschließend mehr leisten. Das liegt nicht nur daran, dass Bewegung die Durchblutung anregt. Bei körperlichen Aktivitäten wird auch das Glückshormon Serotonin ausgeschüttet. Das macht gute Laune und reduziert Ängste. Die amerikanischen Wissenschaftlerinnen Dorothy Matthews und Susan Jenks fanden im Rahmen von Experimenten mit Mäusen heraus, woran das liegt: Luft enthält das Bakterium Mycobacterium vaccae, das den Serotoninspiegel im Blut ansteigen lässt und die Lernleistung verbessert. Frischluft-Training macht also nicht nur schlau, sondern auch zufrieden.

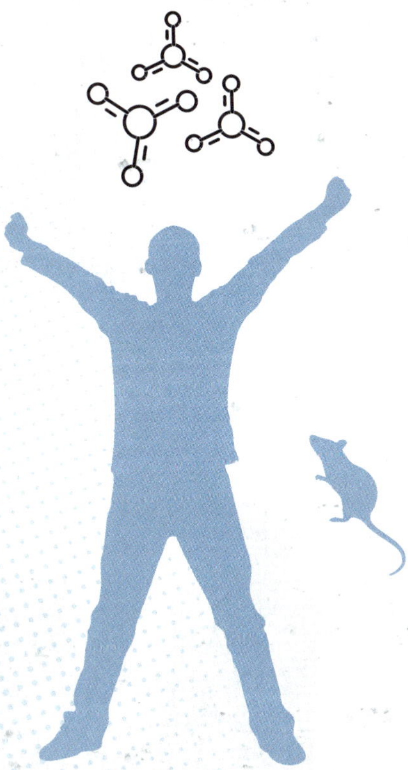

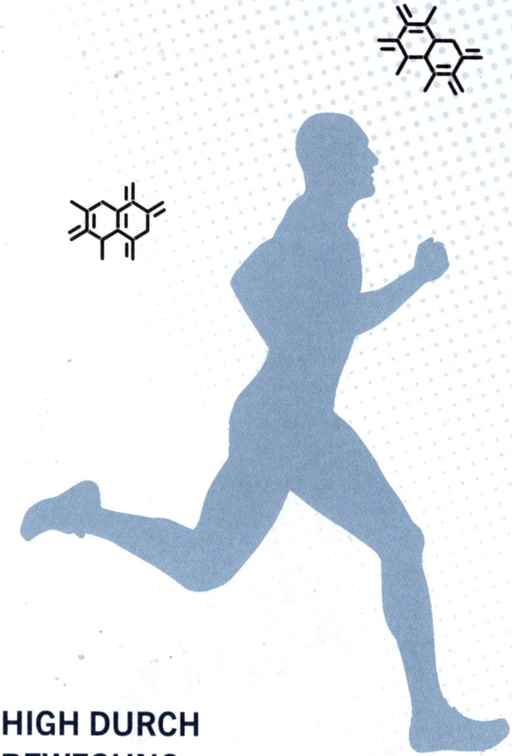

HIGH DURCH BEWEGUNG

Laufen, laufen, laufen – und die Welt dabei vergessen. Keine Schmerzen, keine Erschöpfung, kein Bedürfnis, endlich aufzuhören. Wer das sogenannte Runner's High kennt, schwört auf den Glückszustand, der Sportlern Lust auf mehr macht. Sie rennen sich regelrecht in einen Rausch, als könnte es ewig weitergehen. Was steckt dahinter? Eine These lautet: Bei hoher Belastung schüttet der Körper Endorphine aus, die Schmerzen betäuben und happy machen. Allerdings scheiden sich an dieser Theorie die Geister. Denn längst nicht jeder erlebt das ganz große Glück auf der Langstrecke. Die meisten Marathonläufer rennen ohne Hochgefühle. Deshalb steckt möglicherweise etwas anderes dahinter. Denn das Phänomen hat auch eine psychologische Komponente. Das gute Gefühl, den inneren Schweinehund besiegt zu haben, angenehme Wärme in den beanspruchten Muskeln und echtes Abschalten vom Alltag lösen ebenfalls Zufriedenheit aus.

Die Skelettmuskulatur: Spieler und Gegenspieler

Die Basis jeder Bewegung ist das Zusammenspiel von Muskeln und Sehnen. Wenn das nicht perfekt funktioniert, kann es zu Störungen, Verletzungen und Schmerzen kommen. Um die Zusammenhänge zu verstehen, sind ein paar Anatomiekenntnisse auch für Laien hilfreich.

Wussten Sie, dass unsere Muskeln bestimmten Mustern folgen? Es gibt glatte und quergestreifte Muskulatur. Die glatten „Muckis" können wir nicht steuern; sie befinden sich in den Organen, sind vergleichsweise schwach, aber dafür unermüdlich im Einsatz. Bei den quergestreiften Muskeln unterteilt man in Herz- und Skelettmuskulatur. In diesem Kapitel geht es nur um die quergestreiften Skelettmuskeln. Sie sind im Zusammenspiel mit den Sehnen die Basis jeder Bewegung. Jeder Mensch hat etwa 650 Muskeln im ganzen Körper, die verschiedene Aufgaben haben. Als komplexes Organsystem machen die Muskeln gemeinsam vieles möglich. Dank ihnen können wir zum Beispiel aufrecht gehen, laufen, springen, Dinge bewegen und Emotionen zeigen.

Knapp die Hälfte des Körpergewichts

Etwa 40 bis 50 Prozent des Körpergewichts bestehen bei normalgewichtigen Menschen aus Muskelgewebe. Muskeln können einen einzigen Ursprung (das heißt dann Muskelbauch und Ansatz) oder mehrere Ursprünge haben (wie zum Beispiel die Wadenmuskeln). Sowohl der Ursprung als auch der Ansatz hängen an Knochen. Dadurch werden Gelenkbewegungen möglich. Muskeln ziehen an gewissen Knochenteilen, und Gelenke können sich gegeneinander bewegen. Die Ansätze und Ursprünge der Muskeln bestehen in den meisten Fällen aus Sehnen, die Bestandteile fast aller Skelettmuskeln sind. Um den Muskel herum befinden sich Faszien.

Aufbau in einzelnen Bündeln

Der Muskel besteht aus verschiedenen Bündeln, die sich aus Muskelfasern zusammensetzen. Diese Fasern wiederum bauen sich aus sogenannten Myofibrillen (übersetzt Muskelfäserchen) auf, die aus den kleinsten Einheiten des Muskels, den Sarkomeren, bestehen. Das sind die Elemente, die eine Muskelkontraktion ermöglichen, was letztlich zur Bewegung führt. Betrachtet man den Muskel noch tiefer, stößt man auf Proteine in den Sarkomeren, die miteinander verbunden sind.
Bei der Kontraktion schieben sich die Proteine ineinander. Dieser Prozess verbraucht Energie. Kein Wunder, dass die Muskulatur der Hauptabnehmer der Energie des Menschen ist.

Wussten Sie, dass ...

- ➔ der stärkste Muskel nicht der Bizeps ist, sondern der Kaumuskel – in Relation zu seiner Größe?
- ➔ der größte nicht der Brustmuskel ist, wie viele Bodybuilder es gerne hätten, sondern der Gesäßmuskel?
- ➔ die aktivsten Muskeln nicht in den Beinen, sondern im Auge sitzen und uns blinzeln lassen?
- ➔ die Augenmuskeln auch die schnellsten im Körper sind?
- ➔ der längste Muskel der quer über den Oberschenkel verlaufende Sartorius (Schneidermuskel) ist?
- ➔ der kleinste Muskel im Innenohr sitzt und Stapedius heißt?
- ➔ der beweglichste Muskel die Zunge ist?

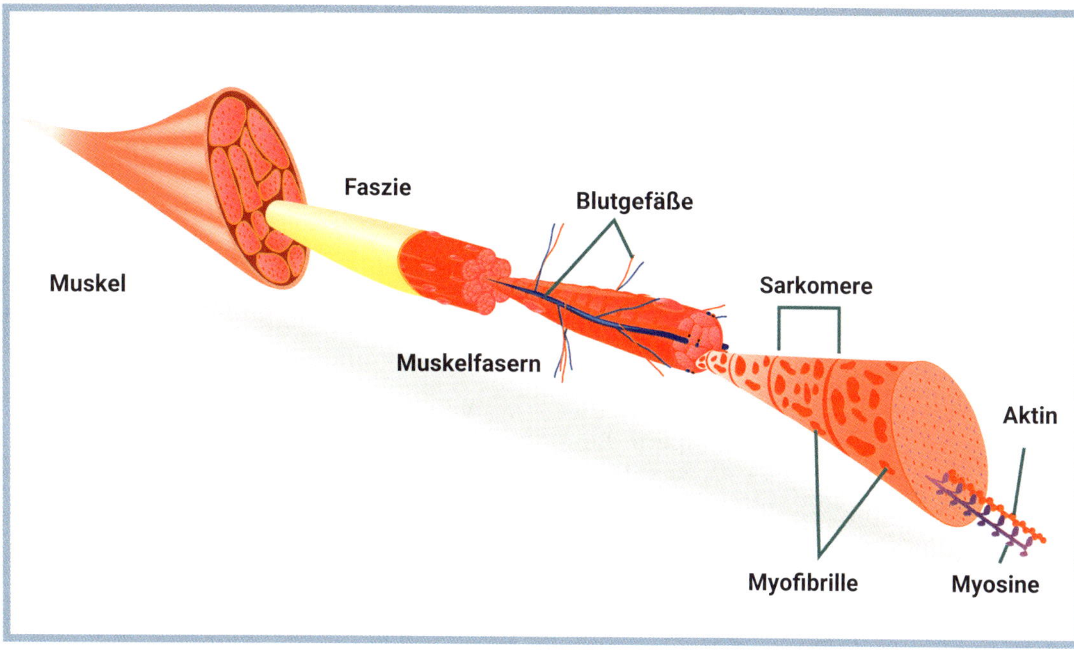

Muskeln sind sehr fein strukturiert. Sie bestehen aus verschiedenen Muskelbündeln, die sich aus einzelnen Muskelfasern zusammensetzen.

Perfekte Konstruktion

Der Mensch ist mit seiner Muskulatur perfekt konstruiert, denn jeder Muskel hat einen anderen Muskel als Gegenspieler. Dieses „Agonist- und Antagonist-Prinzip" ermöglicht auch komplexe Bewegungen; es ist ganz wesentlich fürs Training und für Bewegungstherapien. Wird beim Sport zum Beispiel nur der Agonist trainiert und der Antagonist vernachlässigt, so kann auch der Agonist nur in einem gewissen Rahmen wachsen. Jeder, der schon einmal versucht hat, sich die perfekte Strandfigur zu erarbeiten, kennt dieses Phänomen: Die „Muckis" an Bauch und Rücken sollen schön sichtbar werden, zeigen sich aber trotz eines intensiven Trainings nicht so richtig. Das kann frustrierend sein. Deshalb ist es wichtig, nicht nur die Muskeln zu trainieren, die sichtbar werden sollen, sondern auch deren Gegenspieler.

Verletzte Muskeln brauchen Schonung

Ob Spitzen- oder Hobbysportler: Jeder weiß, wie leicht Muskulatur sich verletzen kann. Dabei gibt es verschiedene Schweregrade. Das fängt beim Muskelkater an, bei dem einzelne Zellen kaputtgehen, ohne dass es zu einer Einblutung kommt. Dennoch ist es schmerzhaft und dauert ein paar Tage, bis der Muskel regeneriert ist. Die nächst schwerere Verletzung ist der Muskelfaserriss mit inneren Blutungen. Das heißt, dass man eine Sportpause einlegen sollte. Ansonsten gilt bei Muskelverletzungen: Sie können damit alles machen, was nicht schmerzhaft ist, um den verletzten Muskel nicht bei der Heilung zu stören.

Die Bewegungs-Docs

Stabile Bänder

Bänder sind Strukturen, die extrem stabil sein sollen, dabei aber mehr Elastizität haben als Knochen. Die bekanntesten Bänder sind die Kreuzbänder im Kniegelenk und die Bänder innen und außen am Sprunggelenk. Beide werden beim Sport häufig verletzt. Die Behandlung muss dann immer individuell unter Berücksichtigung aller Einflussfaktoren durchgeführt werden.

Triggerpunkte: Schmerzhafte kleine Krämpfe

Man kann sie nur ertasten: Sogenannte Triggerpunkte entstehen aus verkrampften Muskeln und tun sehr weh – allerdings nicht unbedingt da, wo die Verhärtungen sich befinden. Spezielle Physiotherapie lindert die Beschwerden. Bewegung und Dehnübungen beugen vor.

Triggerpunkte – das Wort klingt erst einmal harmlos, doch die Mini-Muskelverkrampfungen haben es in sich. Der Name leitet sich aus dem englischen „trigger" für „auslösen" ab. Das heißt: Eine Verspannung, die aus Muskelverhärtungen entsteht, löst Beschwerden aus – entweder direkt an Ort und Stelle oder weiter weg, wo man sie nicht vermutet. Das macht die Behandlung oft schwierig; die Ursache für ausstrahlende Schmerzen wird leicht übersehen oder es wird an der falschen Stelle danach gesucht.

Der Muskel ist fester und steifer

Triggerpunkte kann man nicht sehen, aber fühlen. Wenn Sie auf die Stelle drücken, an der es wehtut, merken Sie, dass der Muskel fester, steifer und trotz Anspannung eventuell schwächer ist. Vielleicht können Sie auch ein dickes Band spüren, das sich mit dem Finger verschieben lässt. Erfahrene Therapeuten schieben die Fingerkuppen dafür bis tief ins Gewebe. Wenn der Therapeut kräftig auf den Triggerpunkt drückt, spürt der Patient oft genau den Schmerz, der ihn plagt. Die Muskeln sind dabei Auslöser und Opfer zugleich. Kommt es in kleinen Arealen zu Verkrampfungen, entsteht eine schmerzhafte Entzündung.

Ständige Anspannung als Ursache

Wo liegen die Ursachen? Die Knoten im Muskel oder Verhärtungen in der Faszie (Muskelhaut) sind meistens erste Anzeichen einer Überforderung. Sie bilden sich, wenn ein Muskelstrang sich an bestimmten Stellen nicht mehr entspannt, weil er ständig unter Zug steht. Die Folgen machen sich dann vielleicht ganz woanders bemerkbar. Kommt es beispielsweise zu Schmerzen in der Wade, wird dort eventuell lange gesucht, aber nichts gefunden, weil die Verursacher im Gesäßmuskel sitzen. An dieser Stelle können Triggerpunkte auch Rückenschmerzen auslösen, die bis in die Beine strahlen und mit einem Bandscheibenvorfall verwechselt werden. Manche Patienten klagen über Hüftschmerzen, deren Ursache aber nicht in der Hüfte, sondern ebenfalls im Gesäßmuskel liegt. Aktivierte Triggerpunkte im Schulter-Nacken-Bereich führen häufig zu Kopfschmerzen.

Akute Triggerpunkte nach Unfällen

Häufig dauert es Jahre, bis aus Verspannungen in der Tiefe der Muskulatur schmerzhafte Triggerpunkte werden. Die Knoten kommen dann keineswegs aus dem Nichts, sondern machen sich unter einseitigen Belastungen – zum Beispiel bei ständig gleicher Sitzposition – bemerkbar. Unterforderung kann die Funktion der Muskeln ebenfalls stören. Sie entsteht vor allem durch dauerhaft krummes Sitzen (mit Buckel) am Arbeitsplatz. Dabei werden Muskelgruppen oft mehrere Stunden überdehnt und der Gegenpart, also die Brust- und Rumpfmuskulatur, bleibt verkürzt. Ein Arm gestreckt an der Maus, der andere angewinkelt an der Tastatur – und schon wird die Fehlhaltung noch deutlicher. Es gibt aber auch akute Entstehungsmechanismen, etwa nach Zerrungen, Unfällen, Prellungen oder bei einem „Schleudertrauma" durch einen Autounfall. Wenn jemand zu intensiv, zu einseitig oder ohne Erholungspausen trainiert, entstehen die Knubbel manchmal spontan. Solche akuten Triggerpunkte gehen oft von alleine wieder weg.

Verschiedene Behandlungsmethoden

Anders ist das bei Muskelverspannungen, die durch jahrelange Fehlbelastungen entstanden sind. Sie lösen sich leider nicht von allein auf. Für die Therapie stehen verschiedene Methoden zur

Auswahl. Bei der Triggerpunkttherapie behandelt der Physiotherapeut die Verhärtungen mit den Händen oder mit einem Massageholz. Das können Sie auch selbst machen (siehe Kasten). Beim sogenannten Dry-Needling kommt eine Akupunkturnadel zum Einsatz. Liegen die Punkte sehr tief oder verteilen sie sich über größere Flächen, kann eine Stoßwellentherapie mit präzise ausgerichteten Druckwellen helfen.

Vorbeugen mit Dehnübungen

All das trifft die Symptome, aber nicht die Ursachen. Wurde ein Triggerpunkt erfolgreich behandelt, heißt das keineswegs, dass er nicht wiederkommt. Deshalb sollten die Betroffenen rechtzeitig vorbeugen. Viel Bewegung, eine gute Fitness im ganzen Körper und ein gesunder Lebensstil sind die Grundlage dafür. Auch sollten Sie auf eine aufrechte Haltung achten und nicht zu lange am Stück sitzen. Regelmäßige Dehnübungen in den Bereichen Hüfte, Rücken, Schulter und Nacken wirken gezielt. Denn Dehnen bringt den Muskeln Entspannung. Gerade nach körperlicher Belastung ist Dehnung effektiv, wenn der Muskel warm gearbeitet ist. Lesen sie dazu Übungen in speziellen Dehnungsratgebern oder auf guten Seiten im Internet nach. Sie können sich auch von Orthopäden, Rehabilitationsmedizinern oder Physiotherapeuten passende Übungen für Ihre Beschwerden zeigen lassen. Eventuell müssen Sie auch Ihre Haltung am Arbeitsplatz oder Ihre Schlafposition verändern.

MASSAGEN SELBST DURCHFÜHREN

Wenn Sie durch eigenes Ertasten oder mithilfe Ihres Arztes oder Physiotherapeuten Ihre Triggerpunkte erkannt haben, können Sie zur Selbsthilfe greifen. Dafür gibt es verschiedene Möglichkeiten. Wichtig ist, dass Sie vorsichtig beginnen und sich im Zweifel vom Arzt oder Therapeuten genau zeigen lassen, wie man es selbst durchführen kann.

➔ Streichen Sie zum Beispiel den Triggerpunkt mit etwas Öl ein. Drücken oder massieren Sie mit dem Daumen, mit einem Finger oder mit einem harten Gegenstand 30 bis 90 Sekunden lang, vorsichtig steigernd bis zur Schmerzgrenze. Leichtes Reiben erleichtert oft die Verträglichkeit gegenüber statischem Druck. Häufig merken Sie dann schon, dass die Spannung nachlässt. Den Vorgang wiederholen Sie 3-mal.

Tipp: Liegt der Punkt an einer Stelle, die Sie mit der Hand nicht erreichen, nehmen Sie einen sogenannten Massagehaken zu Hilfe oder bitten jemand anderes um Unterstützung.

➔ Für die Massage mit einem Ball brauchen Sie einen Golf- oder Tennisball. Es gibt auch spezielle Faszienbälle in verschiedenen Größen. Legen Sie sich auf den Rücken. Die Füße berühren mit der ganzen Sohle den Boden. Platzieren Sie den Ball am Triggerpunkt unter Ihrem Rücken und drücken Sie mit Ihrem Körpergewicht darauf. Steigern Sie sich dabei wieder vorsichtig, nur bis der Schmerz leicht beginnt. Halten Sie die Position 20 bis 30 Sekunden. Sie können dabei ausprobieren, den Rücken anzuspannen und dann wieder zu entspannen, auch das kann helfen, die Punkte zu lösen. Wiederholen Sie das Ganze – bestenfalls lässt die Spannung und damit der Schmerz dann schon nach.

➔ Um die Durchblutung und den Stoffwechsel anzuregen, können Sie sich auf eine Akupressurmatte mit vielen kleinen Druckpunkten legen, auch dabei werden die Triggerpunkte bearbeitet. Solche Matten eignen sich vor allem für Punkte in Körperregionen, die Sie mit den eigenen Händen schwer erreichen, zum Beispiel am Rücken.

Aktiv bleiben trotz chronischer Schmerzen

Auch wenn etwas wehtut, ist Bewegung nicht nur erlaubt, sondern erwünscht, sofern keine schwere Verletzung vorliegt. Betroffene können den Teufelskreis aus Beschwerden und Angst davor durchbrechen, wenn sie merken, wie gut angemessene Aktivitäten auch bei chronischen Schmerzen tun.

Der Wunsch ist naheliegend: Wenn etwas wehtut, haben wir automatisch das Bedürfnis, uns zu schonen. Rät der Arzt dann auch noch dazu, ist das eine willkommene Gelegenheit, sich erst einmal aufs Sofa zu legen und abzuwarten. Es könnte ja von alleine besser werden. Leider passiert das selten. Im Gegenteil: Häufig verschärft zu langes Ausruhen die Beschwerden. Ob es im Rücken zieht, die Gelenke schmerzen, die Knie knacken oder der Nacken verspannt ist – die Zeiten, in denen Ärzte zum Nichtstun rieten und lieber Spritzen, Schmerztabletten und Operationen verordneten, sind zum Glück vorbei. Heute gilt: Bleiben Sie auch bei chronischen Schmerzen so aktiv wie möglich.

Schmerzen sind ein Warnsignal

Dafür muss man wissen: Zuerst einmal sind Beschwerden ein Warnzeichen. Akute Schmerzen signalisieren, dass etwas nicht stimmt, und verhindern sinnvollerweise, dass der Körper geschädigt wird. Ob Knochenbrüche, Bänderrisse, Verstauchungen, Prellungen, Entzündungen oder Verrenkungen – niemand würde auf die Idee kommen, mit solchen Schmerzen einfach weiterzutrainieren. Stattdessen gilt: Pause machen, die entsprechenden Stellen nicht mehr belasten, sie ruhig stellen, eventuell hochlegen, kühlen, Schmerzmittel nehmen und – je nach Art der Verletzung – so bald wie möglich zum Arzt gehen. Solche Schmerzen lassen mit zunehmender Heilung nach und dauern in der Regel nicht mehr als drei Monate.

Schonhaltungen und Schlafstörungen

Halten sie länger an, geht die Warnfunktion verloren. Dann spricht man von chronischen Schmerzen, mit denen viele Patienten jahre- oder jahrzehntelang zu kämpfen haben. Häufig gehen sie von Arzt zu Arzt, doch niemand kann ihnen helfen. Der Schmerz ist dann selbst eine Krankheit geworden; die Ursache tritt oft in den Hintergrund. Körperstrukturen, in denen Schmerzen verarbeitet werden, reagieren sensibler und sind leichter zu erregen. Der Schmerz wird zu einer Art sich selbst erfüllender Prophezeiung und bestimmt zunehmend den Alltag. Der sogenannte Schmerzkreislauf lässt sich nur noch schwer durchbrechen. Was meist mit Schmerzen in den Muskeln anfängt, setzt sich in mentalem Stress fort. Empfindungen verselbstständigen sich. Der Schmerz belastet nicht nur den Körper, sondern auch die Seele. Die Betroffenen sind erschöpft, leiden unter Schlafstörungen und ziehen sich zurück. Die Schmerzen führen zu einseitigen Schonhaltungen, die Muskulatur wird teils schwächer, teils verhärtet sie sich. Beides verschlimmert die Situation.

Das Schmerzgedächtnis umprogrammieren

Außerdem bildet sich in dieser Phase das sogenannte Schmerzgedächtnis. Das heißt, dass sich Gehirn und Körpergewebe lang anhaltende und starke Schmerzen quasi merken und für Schmerz immer empfänglicher werden. Man spricht von peripherer und zentraler Sensibilisierung. Die Schmerzschwelle sinkt, auch kleine Reize werden dann immer häufiger als schmerzhaft empfunden. Das trifft nicht jeden, ist aber weit verbreitet. Warum manche nach einer Krankheit chronische Schmerzen bekommen und andere nicht, ist noch nicht vollständig geklärt. Manchmal sind chronische Beschwerden die Folge falsch behandelter oder unbehandelter akuter Schmerzen. Vermutlich spielen aber auch die Gene, die Psyche und das soziale Umfeld eine Rolle. Fest steht: Je mehr jemand seinen Fokus auf die Schmerzen lenkt, desto stärker nimmt er sie auch wahr und desto größer ist die Wahrscheinlichkeit, dass ein Schmerzgedächtnis entsteht. Hier setzt Bewegung als Therapie an. Gelingt es, die Betroffenen wieder mobil zu machen, kann man das Schmerzgedächtnis umprogrammieren und den Schmerzkreislauf durchbrechen. Es gibt leider keine Therapie, um das Schmerzgedächtnis einfach komplett zu löschen.

Bewegung wirkt schmerzlindernd

Der Patient muss erst einmal wieder die Erfahrung machen, dass nicht jede Bewegung wehtut. Das kann man allein versuchen – zum Beispiel, indem man vorsichtig ausprobiert, was schmerzfrei möglich ist, um sich dann daraus selbst ein Programm zusammenzustellen. Hilfreich ist es, wenn die Bewegung einem Spaß macht. Bereits ein Spaziergang kann als Einstieg dienen und sollte bald fest zum Tagesablauf gehören. Schmerzpatienten müssen sich überschaubare Ziele setzen, die sie gut erreichen können. Der Lohn kommt von allein: Regelmäßige und gezielte Bewegung bringt den Körper dazu, Hormone auszuschütten, die schmerzstillend wirken und gute Laune machen. Pauschal lässt sich dafür keine Empfehlung geben, da jeder Patient anders ist und Schmerzen eine sehr individuelle Empfindung sind. Bewährt haben sich gezielte Übungen, Radfahren (bei Knieschmerzen), Wassergymnastik, Schwimmen, Walken oder Yoga.

Multimodale Schmerztherapien

Gelingt das nicht alleine, sollte man sich nicht scheuen, die Hilfe eines Arztes oder Physiotherapeuten in Anspruch zu nehmen. Am Anfang kann es sinnvoll sein, effektive Schmerzmittel zu nehmen, um überhaupt in Schwung zu kommen und um zu verhindern, dass akute Schmerzen chronisch werden. Kliniken bieten ambulante oder stationäre Schmerztherapien an – mit dem Ziel, Selbstheilungskräfte zu aktivieren und die Patienten vom Dauerschmerz zu befreien. Dabei werden meist verschiedene Maßnahmen miteinander kombiniert (multimodaler Ansatz). Dazu gehören Physiotherapie, Massagen, oft psychosomatische Therapien, Medikamente, andere physikalische Therapien oder alternative Verfahren wie Akupunktur. Entspannungstechniken können ebenfalls hilfreich sein. Schmerzmedikamente sollten auf die Art des Schmerzes angepasst sein, nur dann sind sie besonders wirksam. Gegen Nervenschmerz (neuropathischer Schmerz) helfen oft andere Mittel als gegen Gewebe- oder Gelenkschmerz (nozizeptiver Schmerz).

Auch ein Hobby kann hilfreich sein

Wer unter chronischen Schmerzen leidet, neigt dazu, diese Probleme in den Mittelpunkt des Lebens zu stellen. Das ist im Prinzip ein ganz normaler Vorgang, denn immer, wenn wir einen Großteil unserer Aufmerksamkeit einer Sache widmen, gewinnt diese an Bedeutung und die Welt besteht scheinbar aus nichts anderem mehr. Bei Schmerzpatienten kann das Überschreiben des Schmerzgedächtnisses deshalb nicht nur mit Bewegung, sondern auch mit anderen neuen Informationen gelingen. Suchen Sie sich Aufgaben, die Ihnen Spaß machen, oder ein Hobby, in dem Sie aufgehen. So wird der Schmerz leichter zur Nebensache. Wenn Ihre Schmerzen Sie genau daran hindern, kann der Arzt auch hier Medikamente verschreiben – vorübergehend!

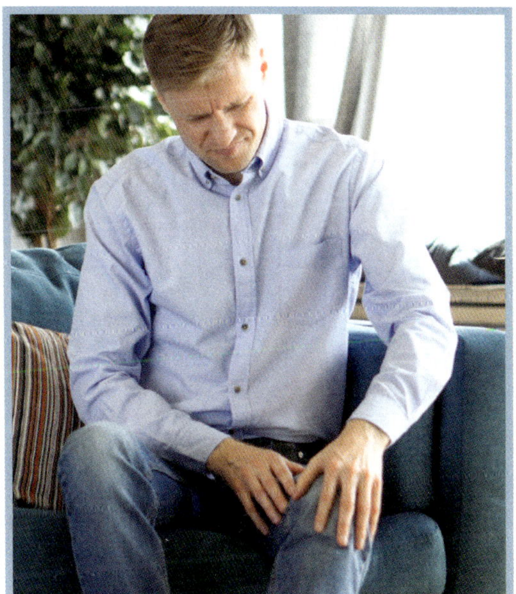

Akute Schmerzen dürfen nicht chronisch werden.

Gesundes Essen – gesunder Körper

Mehr bewegen und besser leben? Dazu gehört auch das Thema Ernährung. Denn sie ist eine optimale Ergänzung zum Sport. Gesundes Essen und ausreichend Training halten fit und jung, können viele Beschwerden lindern und Krankheiten verhindern. Sieben einfache Regeln helfen.

1.

VIEL GEMÜSE UND OBST

Das weiß fast jedes Kind: Obst und Gemüse sind gesund. Vor allem Gemüse macht dabei das Rennen, da viele Obstsorten reichlich Fruchtzucker enthalten, von dem man nicht zu viel zu sich nehmen sollte. Essen Sie überwiegend Gemüse – am besten aus der Region.

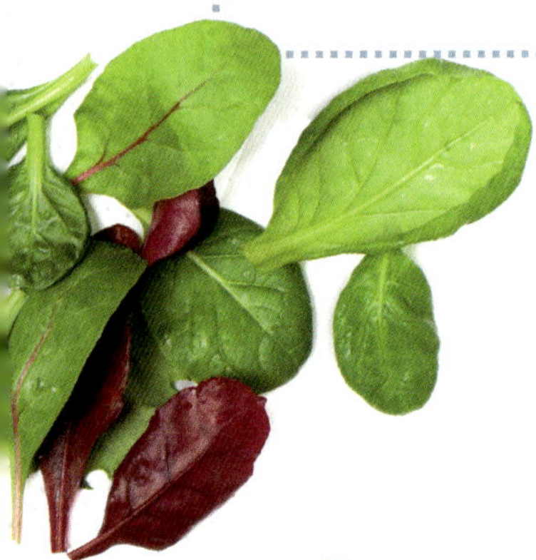

2.

FRISCH UND KURZ GEGART

Der Körper braucht Vitamine, Mineralstoffe und Ballaststoffe. Davon stecken am meisten in frischen und unverarbeiteten Produkten. Bereiten Sie Ihr Essen so oft wie möglich selber zu. Garen Sie Gemüse nur kurz bei niedrigen Temperaturen, damit wertvolle Nährstoffe erhalten bleiben. Wählen Sie bei Brot, Nudeln, Reis und Co. immer die Vollkornvariante.

3.

DAS RICHTIGE FETT

Wertvolle ungesättigte Fettsäuren, die wir über die Nahrung aufnehmen, finden sich in Nüssen, Gemüse und Oliven. Fettreiche Seefische (Lachs, Hering, Makrele) liefern hochwertige Omega-3-Fettsäuren. Wenn Sie Fleisch essen, bevorzugen Sie weißes Fleisch (Geflügel) und meiden Sie rotes Fleisch (Rind, Schwein) ebenso wie Wurst.

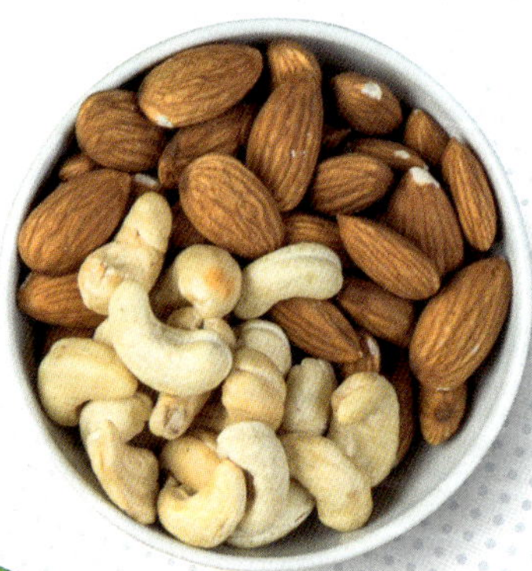

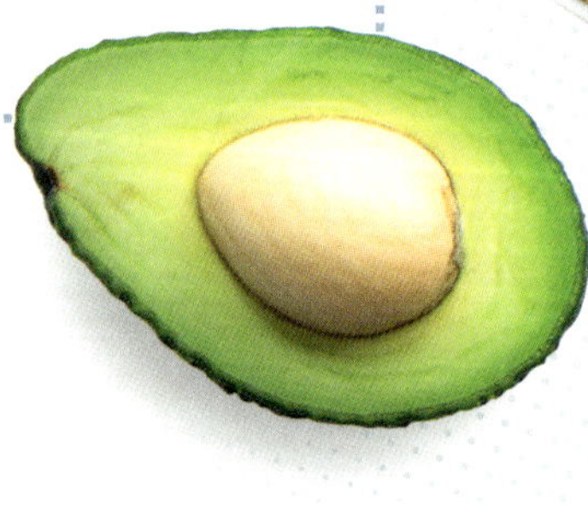

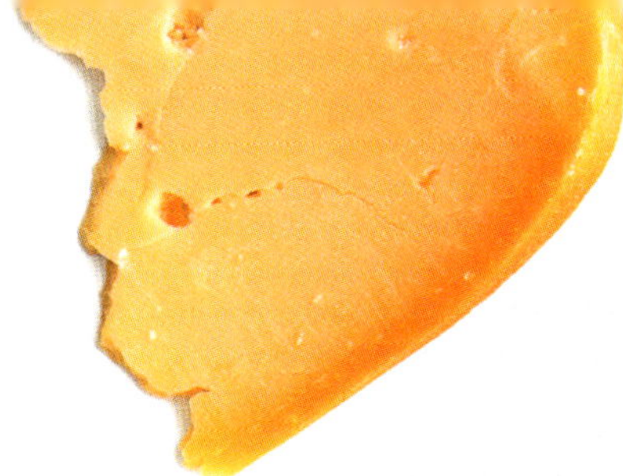

4. EIWEISS FÜR DIE MUSKELN

Milch und Milchprodukte wie Käse, Joghurt, Kefir, Dickmilch und Co. enthalten reichlich Eiweiß, den wichtigsten Baustein für die Muskeln, und wertvolles Kalzium für die Knochen. Mit einer eiweißreichen Ernährung vermeiden Sie Heißhungerattacken.

5. WASSER TRINKEN

Wasser ist ein wunderbares Pflegemittel für den ganzen Körper. Es ist zum Beispiel unverzichtbar für die Bandscheiben und fürs Bindegewebe, wirkt gegen vorzeitige Alterung und löscht kalorienfrei den Durst. 1,5 bis 2 Liter Wasser oder ungesüßter Kräutertee sollten es täglich sein. Wer pures Wasser nicht mag, kann es mit Minze oder Ingwer (wirkt antientzündlich) aufpeppen. Alkoholische Getränke hingegen, Softdrinks, Fruchtsäfte, Milch oder gezuckerten Kaffee sollten nur in Maßen oder in Ausnahmefällen getrunken werden.

6. ZWEIMAL TÄGLICH SATT ESSEN

Nicht nur für die schlanke Linie, sondern auch für einen aktiven Stoffwechsel und zur Vermeidung von Zivilisationskrankheiten und Übergewicht hat sich in den letzten Jahren das sogenannte Teilzeitfasten als günstig erwiesen. Das heißt, dass Sie mit zwei (oder höchstens drei) Mahlzeiten pro Tag auskommen und dazwischen nichts essen.

7. SÜSSES UND FASTFOOD NUR AUSNAHMSWEISE

Verteufeln Sie nicht alles, was schmeckt. Mal eine Süßigkeit, mal ein Fertigessen, mal ein Stück Kuchen in geselliger Runde oder die legendäre Currywurst mit Pommes – solange die ungesunden Snacks und Mahlzeiten Ausnahmen bleiben, sind sie kein größeres Problem.

Macht das Smartphone das Leben im digitalen Zeitalter gefährlich?

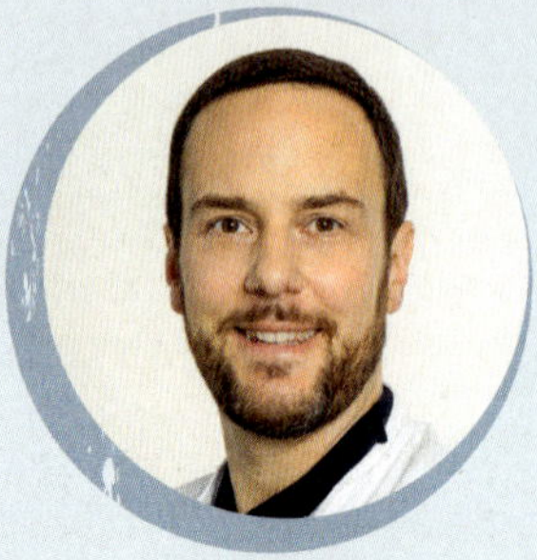

Leg doch mal das Handy weg! Diesen Satz hört man immer wieder, wenn es um Kopf-, Schulter- oder Rückenschmerzen geht. Was hat es mit dem sogenannten Handy-Nacken auf sich? Und wie lässt er sich vermeiden? Bewegungs-Doc Christian Sturm klärt auf.

Orthopäden warnen vorm Handy-Nacken. Was ist das genau?
Es handelt sich dabei um eine schmerzhafte Überlastung der Muskulatur des Halses, die durch die typische Haltung entsteht, in der wir normalerweise unser Handy benutzen. Gerade Jugendliche betrachten das Smartphone meist in einer ungesunden Position mit gesenktem Kopf, die zu muskulären Verspannungen und oft zu Kopfschmerzen führen kann. Dieses neue Krankheitsbild bezeichnen wir als „Handy-Nacken".

Sollten wir also weniger telefonieren?
Das Telefonieren ist nicht das Problem – zumindest nicht, solange wir uns kurz fassen. Für längere Gespräche kann man die Freisprecheinrichtung oder Kopfhörer nutzen und damit einseitige Haltungen vermeiden. Es geht beim Handy-Nacken eher um die Kopfhaltung beim Lesen. Ob drücken, wischen, tippen oder nur hinsehen – bei jedem Blick auf den kleinen Bildschirm in der Hand wird der Kopf ungesund gesenkt und die Halsmuskeln müssen gegenhalten.

Was bedeutet das für den Körper?
Die Bänder der Halswirbelsäule werden gedehnt, die Muskeln lange angespannt und dadurch teilweise schlechter mit Blut versorgt. Die Muskulatur kann sich deshalb zusätzlich verhärten, auch über die Fehlhaltung hinaus. Zu den Folgen gehören Verschleißerscheinungen und Nacken-, Rücken-, Kopf- oder auch ausstrahlende Armschmerzen. Beim Zeitungs- oder Bücherlesen ist das anders. Niemand hält sich ein Buch direkt vor den Bauch oder knickt den Kopf so übermäßig nach unten, um eine Zeitung zu lesen.

Wie groß ist die Belastung?
Bereits vor einigen Jahren gab es eine Studie, die zeigt, wie stark die Belastung ist: Ein Kopf wiegt im Durchschnitt vier bis sechs Kilo. Bereits bei einer leichten Neigung von 15 Grad drückt der Kopf mit etwa 13,5 Kilo auf die Wirbelsäule und die Nackenmuskulatur. Neigt der Smartphonenutzer sich noch weiter nach vorne (30 Grad), steigt das Gewicht auf 20 Kilo, bei 60 Grad dann auf 30 Kilo. Die Schwerkraft zieht in dieser Haltung also fünfmal so stark an den Nackenmuskeln, was zu Überlastungen führt. Dabei schmerzt die Muskulatur selbst, kann zusätzlich aber auch Nerven abdrücken. Diese Reizung verursacht ebenfalls Schmerzen.

Ab welcher Nutzungsdauer wird es gefährlich?
Im Durchschnitt nutzen wir unser Smartphone heute zwei bis vier Stunden täglich. Es gibt keine Faustregel, die besagt, ab welcher Nutzungsdauer das Handy Schmerzen bereitet oder wie lange es unbedenklich wäre. Das liegt daran, dass jeder sein Handy anders hält. Allgemein gilt: Je größer der Neigungswinkel, desto höher die Belastung. Der Nacken ist eigentlich sehr solide gebaut, aber in seiner Anatomie für die monotone Daueranspannung in dieser ungünstigen Position eben nicht vorgesehen.

Sollte man mit Handy-Nacken zum Arzt?
Reine Nackenschmerzen sind erst einmal nicht dramatisch. Dagegen kann jeder selbst etwas tun. Schwieriger wird es, wenn die Fehlhaltungen schon Folgeerscheinungen zeigen – zum Beispiel, wenn die Bandscheiben in der Halswirbelsäule sich vorzeitig abnutzen oder die Halswirbelsäule

in einer Fehlstellung bleibt. Das kann zu Schmerzen bis in die Hände oder sogar zu Gefühlsstörungen und Lähmungserscheinungen führen. In solchen Fällen sollte man unbedingt zum Arzt.

Was kann jeder selbst tun?
Das ist erst einmal ganz einfach: Nicht so oft und nicht so lange aufs Handy starren. Lassen Sie das Smartphone ruhig mal länger in der Tasche. Die Muskelspannung ist auch Kopfsache. Wir sind heutzutage zu viel rund um die Uhr gefordert und ständig erreichbar, werden dauernd beschallt. In den meisten Fällen ist es nur eine Angewohnheit, reflexartig ein mobiles Gerät herauszuholen, wenn eine Minute lang nichts anderes zu tun ist. Was man sich einmal angewöhnt hat, kann man sich zum Glück auch wieder abgewöhnen.

Das ist für viele Menschen aber gar nicht so einfach.
Auch da gibt es Abhilfe. Wer zum Beispiel nur lesen will, kann das Phone auf Schulterhöhe halten, statt den Kopf so stark zu senken. Das geht mit angelegten Ellenbogen am Körper auch über längere Zeiträume. Angelegte und damit abgestützte Arme sind wichtig, um Schulterprobleme zu vermeiden. Wenn Sie schon muskuläre Beschwerden haben, gilt wie bei Rückenschmerzen: Wechseln Sie öfters die Haltung. Bewegung, Wärme, gezielte Übungen oder das derzeit angesagte Digital Detox (siehe Kasten) sind wirkungsvoller als die meisten Tabletten.

TIPPS FÜR SMARTPHONE-FREUNDE

Gegen den Handy-Nacken lässt sich einiges tun. Einfache Maßnahmen entspannen, Übungen unterstützen den Nacken durch gezielte Gegenbewegungen.

Wärme tut gut: Akute Muskelverspannungen lassen sich mit Wärme lösen (dafür eignen sich Wärmeauflagen, Wärmflaschen, Wärmepflaster oder Kirschkernkissen). Die Symptome sollten nach zwei bis drei Tagen deutlich abgeklungen sein.

Im Schneidersitz an die Wand: Setzen Sie sich im Schneidersitz mit dem Rücken an eine Wand und drücken Sie die Wirbelsäule und den Kopf in aufrechter Haltung dagegen. Atmen Sie dabei bewusst mehrmals ein und aus, während Sie die Schultern locker nach unten hängen lassen.

Ellenbogen nach vorne: Heben Sie die Ellenbogen seitlich neben den Kopf bis auf die Höhe der Ohren und verschränken Sie die Finger am Hinterkopf. Nun führen Sie die Ellenbogen zusammen und neigen den Kopf dabei nach vorne. Diese Position einige Sekunden halten, dann lösen und wiederholen.

Mini-Massage: Für die Selbstmassage legen Sie Ihre Fingerkuppen links und rechts an die Halswirbel (also an die Stellen, an denen es wehtut). Nun üben Sie etwas Druck auf die Muskelstränge aus und massieren sie so stark, dass Sie spüren, wie die Muskeln sich entspannen.

Digital Detox: Erste Hilfe nicht nur für den Nacken, sondern auch zum Herunterkommen: Gönnen Sie sich regelmäßig Auszeiten vom Handy. Stellen Sie den Flugmodus ein und setzen Sie sich feste Zeiten, zu denen Sie Chats und Mails checken. Das Warten auf den Bus kann auch kreative Zeit zum Nachdenken sein, statt sofort Handyspiele als Ablenkung zu nutzen.

Mythen rund um den Sport

Wenn es um Bewegung geht, halten viele Menschen sich für Experten und geben ungebetene Ratschläge. Manche Mythen sind äußerst hartnäckig und schrecken vom Sport ab, statt ihn zu fördern. Die Bewegungs-Docs klären auf, was dahintersteckt.

1.

WER KRANK IST, GEHÖRT INS BETT

Das ist nur in wenigen Fällen richtig. Man weiß heute, dass Bewegung bei fast allen Krankheiten eine wirksame Therapie ist und Schonung meist kontraproduktiv wirkt. Die früher oft verordnete strikte Bettruhe gilt heute nur noch selten (zum Beispiel bei Fieber, starker Schwäche oder akuten Schüben chronischer Krankheiten).

2.

IM ALTER SOLLTE MAN NICHT MEHR JOGGEN

Das kommt darauf an. Wer immer viel und ohne Probleme gelaufen ist, darf weitermachen, solange es geht. Denn das spricht dafür, dass man keine Risiken für Arthrose hat. Wer allerdings bereits Gelenkbeschwerden hat, sollte auf schonendere Sportarten ausweichen und sich nicht verunsichern lassen. Gerade im Alter ist Bewegung wichtig.

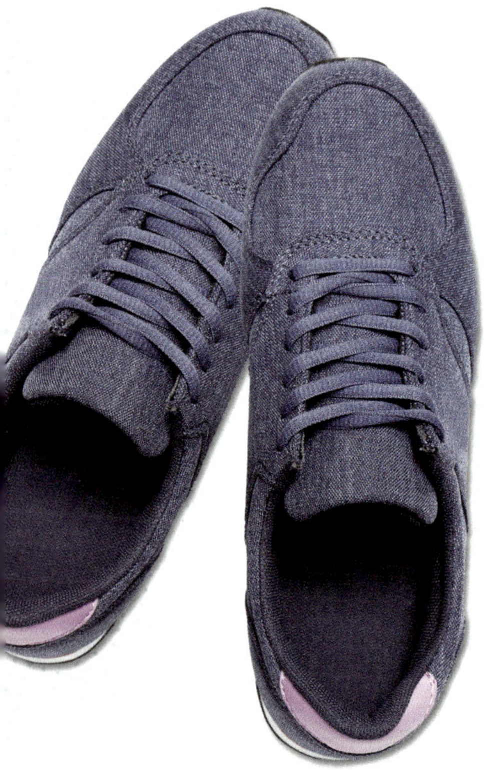

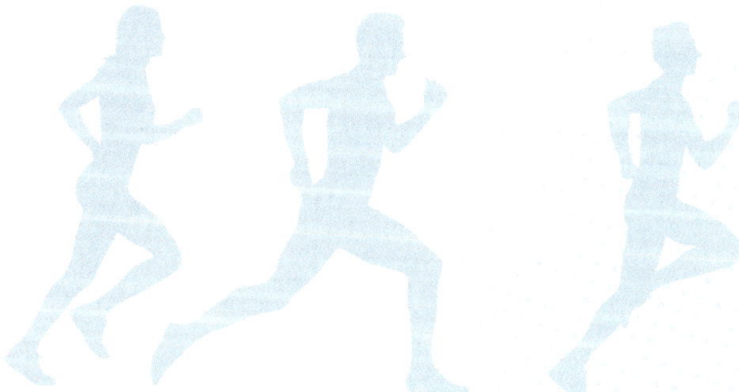

3.

MAGNESIUM HILFT GEGEN KRÄMPFE

Das stimmt fast nie. Bei schmerzhaften Muskelkrämpfen greifen viele sofort zu Magnesium – in der Hoffnung, dass der Schmerz dann schneller nachlässt. Das ist aber äußerst selten der Fall, da die meisten Menschen immer ausreichend Magnesium im Körper haben. Viel häufiger ist ein Mangel an Flüssigkeit im Körper die Ursache für den unangenehmen Schmerz in der Muskulatur. Daher ist die beste Therapie gegen Krämpfe auch das frühzeitige Trinken von reichlich Flüssigkeit (bevor der Krampf auftritt) und im Falle des Krampfes ein leichtes Dehnen, um den Muskelkrampf zu lösen und wieder zu entspannen.

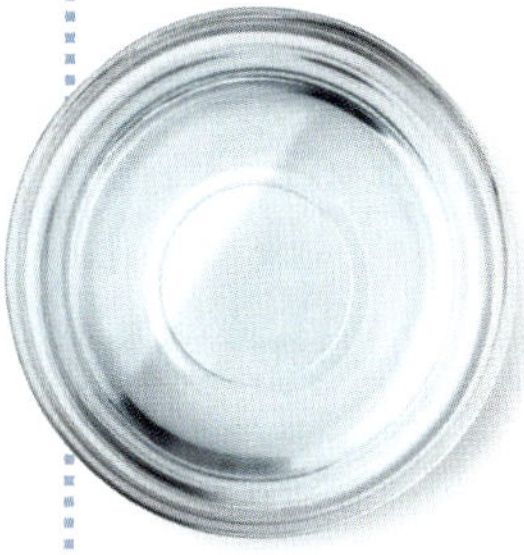

4.

FAHRRADFAHREN SCHADET MÄNNERN

Da ist etwas dran. Die Studienlage ist zwar nicht eindeutig, doch wer nach dem Radeln Taubheitsgefühle im Intimbereich spürt, sollte auf einen passenden Sattel achten, denn damit lassen sich Beschwerden vermeiden. Es gibt Fahrradsättel mit anatomisch angepassten Aussparungen jeweils speziell für Männer und Frauen. Lassen Sie sich im Fachhandel beraten. Wer keine Probleme hat, darf ruhig radeln, so viel er will, denn das fördert die Durchblutung und damit auch die Potenz.

5.

BANDSCHEIBEN MUSS MAN SCHONEN

Keineswegs. Schonung macht Bandscheibenprobleme nur noch schlimmer, denn Bewegung durchblutet den Rücken und bewirkt, dass die Bandscheiben besser mit Nährstoffen versorgt werden. Ohne körperliche Aktivitäten wird die Bandscheibenhülle rissig und porös. Nach einem Bandscheibenvorfall helfen meistens konservative Therapien.

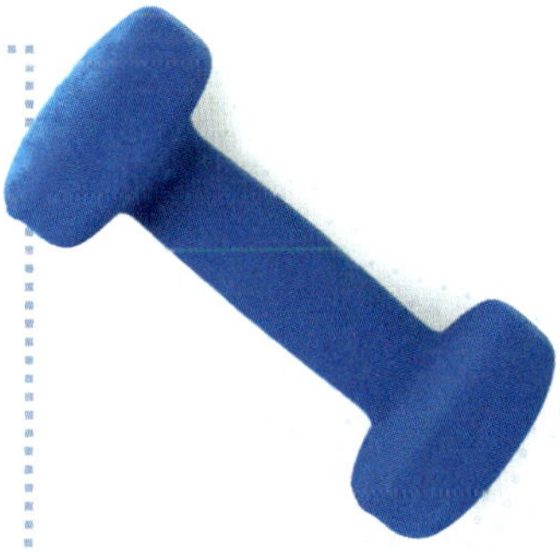

6.

KALTE LUFT SCHADET DER LUNGE

Das hängt von der Temperatur ab. Schlechtes Wetter wird gerne als Ausrede genommen, um es sich auf dem Sofa bequem zu machen. Doch gibt es dafür auch bei Kälte keinen Grund – es sei denn, jemand leidet an Asthma oder seltenen Lungen- oder Kreislauferkrankungen. Wer empfindlich ist, kann sich bei Temperaturen um den Gefrierpunkt einen Schal um Hals und Mund binden. Erst ab minus 15 Grad sollte man das Sportprogramm nach drinnen verlegen.

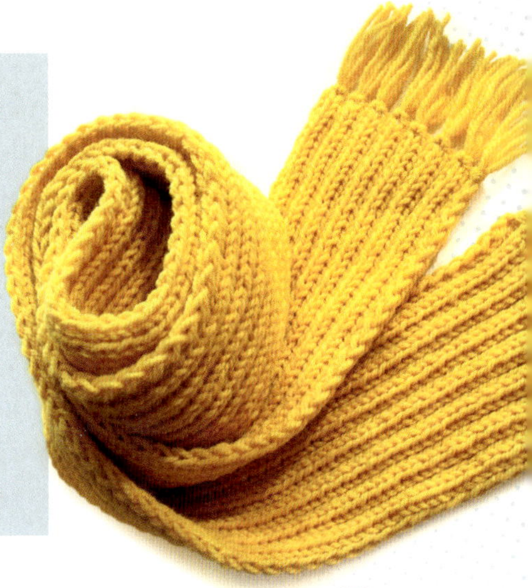

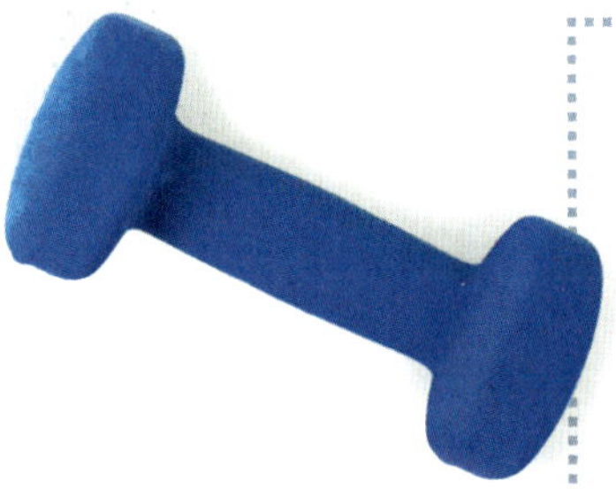

7.

NUR DIE HARTEN KOMMEN IN DEN GARTEN

Das gehört in die Welt der Mythen. Blut, Schweiß, Tränen und Muskelkater im ganzen Körper? Der Glaube, dass Sport wehtun muss, um wirksam zu sein, ist immer noch weit verbreitet. Dabei ist genau das Gegenteil richtig. Bewegung darf keine Schmerzen oder Verletzungen verursachen, denn die sind ein Signal des Körpers, dass etwas nicht stimmt.

8.

PROBLEMZONEN KANN MAN WEGTRAINIEREN

Leider nicht, aber die Idee ist verlockend und wird immer wieder mit Slogans wie „Schlanke Taille durch Sit-ups“ angepriesen. Man kann Fettpölsterchen nicht gezielt an den Stellen wegtrainieren, an denen sie stören. Trotzdem sind Kraftübungen prima. Wer sie regelmäßig macht und dabei mehr Kalorien verbraucht, als er aufnimmt, verliert am ganzen Körper überschüssiges Fett.

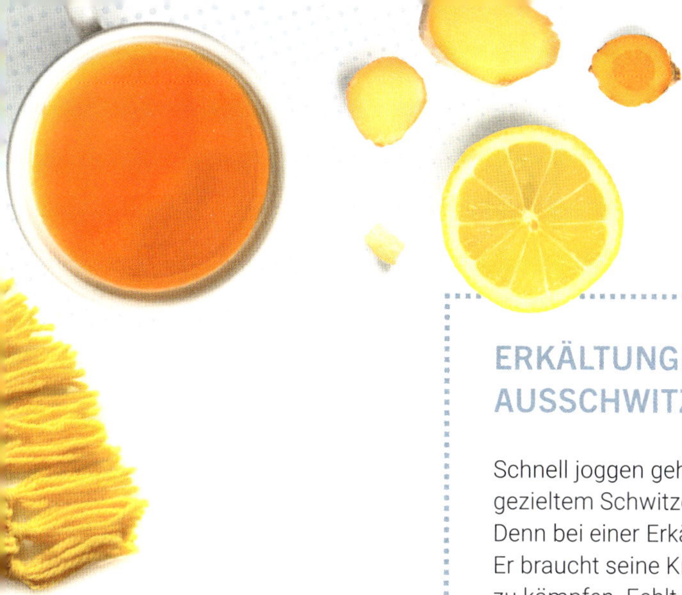

9. ERKÄLTUNGEN LASSEN SICH AUSSCHWITZEN

Schnell joggen gehen, wenn die Nase trieft? Fieber mit gezieltem Schwitzen bekämpfen? Das ist keine gute Idee. Denn bei einer Erkältung ist der Körper sehr geschwächt. Er braucht seine Kräfte, um gegen Viren und Bakterien zu kämpfen. Fehlt ihm die Energie dazu, weil er sie für den Sport abzieht, wird die Erkältung eher schlimmer als besser.

10. AUFWÄRMEN IST ÜBERFLÜSSIG

Nein, denn Aufwärmen ist grundsätzlich gut. Starten Sie langsam und steigern Sie dann die Belastung. Dehnen ist vor allem nach dem Sport wichtig, um Verkürzungen und damit Schmerzen am Folgetag zu vermeiden, die dann für Muskelkater gehalten werden.

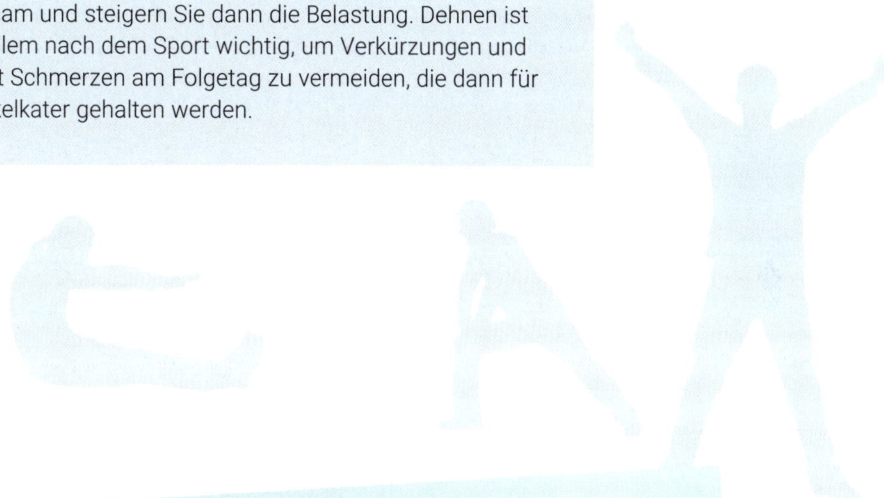

NICHT MIT VOLLEM BAUCH

Gleich nach dem Essen Sport treiben, um die aufgenommenen Kalorien schnell wieder loszuwerden? Das ist keine gute Idee. Nehmen Sie zwei bis drei Stunden vor dem Training keine üppigen Mahlzeiten mehr ein. Gegen Hunger hilft ein Snack.

Motivation: Besiegen Sie Ihren inneren Schweinehund!

Das kennt wohl jeder: Man hat den guten Vorsatz, sich mehr zu bewegen. Doch wenn es losgehen soll, fallen einem sofort tausend Ausreden ein. Machen Sie Schluss damit! Hier gibt's bewährte Strategien zum Loslegen und Dranbleiben.

Um es gleich vorwegzunehmen: Wenn Sie lieber auf dem Sofa liegen, als sich zu quälen, sind Sie kein Faulpelz, sondern ein „ganz normaler Mensch". Kein Lebewesen verschwendet Energie, ohne dass es einen Nutzen davon hat. Diesen Nutzen müssen Sie sich schaffen, wenn Sie mehr Bewegung in Ihr Leben bringen wollen. Das wird Ihnen helfen, den inneren Schweinehund zu überwinden. Deshalb lautet Grundsatz Nummer eins: Versuchen Sie, das zu tun, was Ihnen Spaß macht. Das klingt etwas banal, ist aber der einzige Weg, um auch langfristig dranzubleiben.

Zwei Taktiken, um aktiver zu werden

Die Erfahrung in der Praxis hat gezeigt: Es gibt zwei bewährte Taktiken, mit denen man aktiver werden kann. Die eine besteht darin, mehr Bewegung in den Alltag zu bringen – und zwar immer da, wo sie kaum stört und einem nicht besonders schwerfällt. Die zweite Taktik ist etwas schwieriger, dafür aber noch effektiver. Sie lautet: Sport treiben, also richtig aktiv werden. Für beide Strategien gilt: Halten Sie die Hürden am Anfang möglichst niedrig. Das Ziel muss realistisch sein. So haben Sie schnell beflügelnde Erfolgserlebnisse und geben nicht sofort wieder auf, wenn Sie das Gefühl haben „Das schaffe ich ja doch nicht".

Mehr Bewegung im Alltag

Gehen Sie Ihren Alltag in Gedanken durch. Wo würde sich ein bisschen Bewegung einbauen lassen? Gleich morgens beim Zähneputzen? Zwischendurch auf kurzen Wegen im Haus? Draußen, um bestimmte Ziele zu erreichen? Drinnen in Kombination mit Fernsehgucken? Es gibt viele Möglichkeiten (siehe nächste Seite). Starten Sie mit Vorsätzen, die wenig Widerstand erzeugen. Stellen Sie sich zum Beispiel vor, dass Sie eine erste Tagesaufgabe schon erfolgreich bewältigt haben, wenn Sie beim Zähneputzen ein Bein hochheben und so lange wie möglich halten oder mal mit der „falschen" Hand putzen. Die erste Herausforderung besteht darin, daran zu denken. Eventuell dient ein Post-it am Spiegel als Erinnerungsstütze. Ist die Aufgabe erledigt, haben Sie nicht einmal Zeit verloren und den ersten Punkt ihres Bewegungspensums schon absolviert.

Den richtigen Sport finden

Den richtigen Sport zu finden, ist gar nicht so einfach, denn jeder Mensch ist unterschiedlich. Wenn Sie rundum fit sind, ist theoretisch jede Form von Bewegung geeignet, die Ihnen Spaß macht. Sind Sie körperlich eingeschränkt, eignen sich schonende Sportarten besser. Bevor Sie verschiedene Sportarten ausprobieren, denken Sie über sechs wichtige Fragen nach:

- Bin ich ein Mannschaftssportler oder ein Einzelkämpfer? Fußball oder Tennis?
- Mag ich Ausdauer oder schnelles Starten und Stoppen? Also Radfahren oder Handball?
- Mit oder ohne Ball? Squash oder Zumba?
- Bewegen Sie sich lieber an Land oder im Wasser? Kampfsport oder Triathlon?
- Fühlen Sie sich drinnen oder draußen wohler? Tennis in der Halle oder auf dem Platz?
- Wie viel Zeit haben Sie? Fitnessgymnastik oder Ironman?

Diese Fragen helfen Ihnen, eine passende Sportart zu finden. Zusätzlich können weitere Überlegungen hilfreich sein: Vielleicht haben Sie früher Sport getrieben. Was hat Ihnen da Spaß gemacht? Welchen Sport können Sie in Ihrer Nähe machen? Lange Anfahrtswege halten eher ab.

BEWÄHRTE MOTIVATIONS-MASSNAHMEN

Suchen Sie sich Unterstützung: Partner, Trainer oder Vereine helfen. Sie fühlen sich eher verpflichtet und entwickeln schneller einen Rhythmus und Routine.

Setzen Sie sich Ziele (englisch: Goal Setting): Das die halbe Miete. Sie brauchen kurzfristige Ziele (in den nächsten drei Tagen) und langfristige (in drei Monaten).

Lieber kurz als gar nicht: Es wird immer Tage geben, an denen es besonders schwerfällt. Statt gar nichts zu tun, nehmen Sie sich nur kleine Aufgaben vor. Manchmal kommt dabei von alleine Lust auf mehr. Denken Sie daran: Man bereut niemals eine Trainingseinheit, sondern nur, dass man nicht trainiert hat.

Starten Sie langsam: Geben Sie nicht sofort Vollgas bis an die Schmerzgrenze. Wenn man die Belastung langsam steigert, ist der Einstieg leichter und schreckt weniger ab.

Dokumentieren Sie Verbesserungen: Schreiben Sie auf, was Sie geschafft haben. Zum Beispiel bessere Laufzeiten, längere Strecken, weniger Gewicht.

Suchen Sie sich Vorbilder: Das können Sie selbst zu einem früheren Zeitpunkt sein oder der Sportkollege, der ähnliche Ziele hat.

Schließen Sie einen Vertrag mit sich selbst: Darin können Sie mit sich selbst vereinbaren, dass Sie zum Beispiel fünf Trainingseinheiten durchhalten müssen. Eine To-do-Liste zum Abhaken kann ein Teil dieses Vertrags sein.

Belohnen Sie sich: Verknüpfen Sie Dinge, die Sie lieben, mit sportlicher Belastung. Also erst fünf Liegestütze, dann die Schokolade. Erst eine Woche regelmäßig laufen, dann schicke neue Sportschuhe kaufen.

Motivieren Sie sich: Das klappt mit Motivationsvideos, Trainingsplänen oder mit Gedanken an die vielen gesundheitlichen Vorteile von Bewegung, die Sie zum Beispiel in diesem Buch kennenlernen.

Bildung und Unterhaltung: Falls Sport allein Ihnen zu langweilig ist, hören Sie dabei Musik, Hörbücher oder Podcasts.

Machen Sie sich Druck: Erzählen Sie anderen, dass Sie wieder aktiv sind, schreiben Sie es in WhatsApp-Gruppen oder teilen Sie über Apps die geleisteten Kilometer.

Und noch ein Tipp für Hartgesottene (aber bitte nur für die, ansonsten ist negative Motivation nämlich kontraproduktiv): Kleben Sie ein Foto von Ihrem unsportlichen und unförmigen Ich an den Kühlschrank – zur Abschreckung („So will ich nie wieder aussehen").

Mehr Bewegung zwischendurch

Es muss nicht gleich das Fitnessstudio sein. Wenn Sie mehr körperliche Aktivitäten in Ihren Alltag bringen, ist schon viel gewonnen, ohne dass Sie dabei Zeit verlieren. Starten Sie mit unseren sieben Tipps für Einsteiger.

1.

ZÄHNEPUTZEN AUF EINEM BEIN

Gleich morgens geht es los: Putzen Sie Ihre Zähne ab jetzt einbeinig. Dafür schrubben Sie wie gewohnt, halten dabei aber einen Fuß in der Luft – und zwar abwechselnd links und rechts. Wenn Sie sich noch steigern wollen, schließen Sie die Augen oder stellen sich auf einen instabilen Untergrund (dafür gibt es sogenannte Balanceboards).

2.

KNIEBEUGEN VORM KÜHLSCHRANK

Der Weg zum Kühlschrank ist verheißungsvoll. Denn meist wartet dort etwas Leckeres. Bauen Sie sich bewegungsfördernde Hürden ein, indem Sie jedes Mal ein paar Kniebeugen machen, bevor Sie den Kühlschrank öffnen.

3.

TREPPE STATT FAHRSTUHL

Diesen Tipp haben Sie bestimmt schon ein paarmal gehört, aber wahrscheinlich nie beherzigt. Tun Sie es ab jetzt. Gewöhnen Sie sich daran, nach Treppen Ausschau zu halten, sobald Sie einen Fahrstuhl erblicken. Sie müssen nicht gleich 15 Stockwerke hochlaufen, können aber einen Teil der Etagen zu Fuß bewältigen – bis Sie die 15 schaffen.

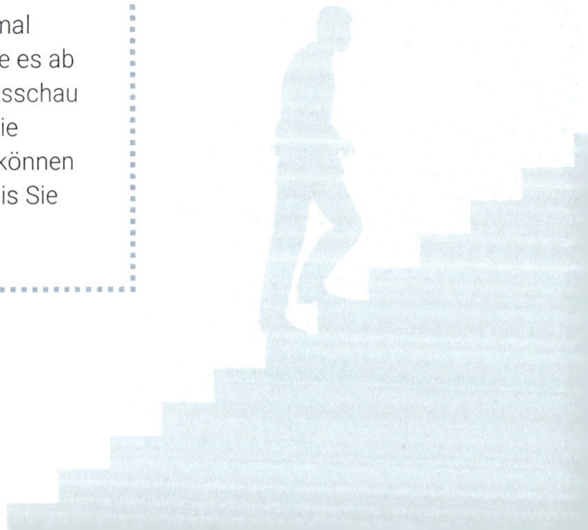

4.

WERDEN SIE FUSSGÄNGER

Überlegen Sie, welche Strecken Sie im Alltag zu Fuß statt mit dem Auto zurücklegen können. Den Weg zum Arbeitsplatz? Zum Einkaufen? Zu anderen regelmäßigen Zielen? Falls Sie aufs Auto angewiesen sind, können Sie es so parken, dass Sie zumindest ein Stück zu Fuß gehen müssen. Im Bus oder in der Bahn dürfen Sie eine oder zwei Stationen früher aussteigen.

5.

STEIGEN SIE AUFS RAD UM

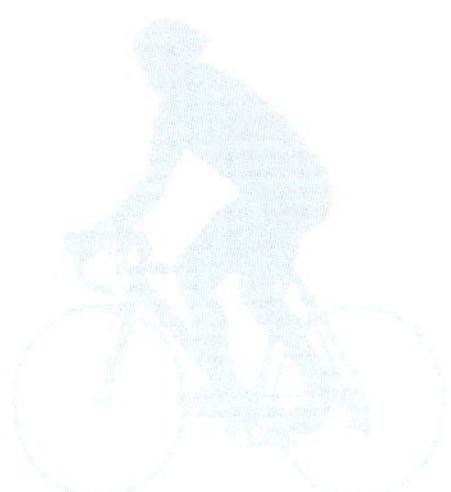

Fahren Sie mit dem Fahrrad. Ob zur Arbeit oder zum Einkaufen – dabei sparen Sie das Geld fürs Benzin, vermeiden ärgerliche Zeit im Stau oder bei der Parkplatzsuche und haben Ihr Ausdauertraining schon hinter sich, wenn Sie zu Hause ankommen. Falls Sie in den Bergen wohnen, ist das im Zeitalter von E-Bikes keine Ausrede mehr.

6.

ZEHNTAUSEND SCHRITTE MACHEN

Legen Sie sich einen Schrittzähler zu und setzen Sie sich als Ziel, jeden Tag 10 000 Schritte zu schaffen. Wenn Sie abends noch nicht genug Schritte gemacht haben, gehen Sie noch einmal um den Block oder zu Hause die Treppen rauf und runter.

7.

STRAMPELN FÜR DIE LIEBLINGSSERIE

Sie gucken in Ihrer Freizeit am liebsten fern? Dann kombinieren Sie das mit Training. Die erste halbe Stunde der Lieblingsserie verbringen Sie strampelnd auf dem Ergometer. Danach belohnen Sie sich mit Weitergucken auf dem Sofa.

POST-IT

Ob unbewusst oder mit einer gewissen Absicht – wenn Sie Ihre selbst gestellten Aufgaben immer wieder vergessen, pinnen Sie Post-it-Zettel an Türen, Spiegel und Schränke. Bis die Bewegung so selbstverständlich ist wie das Zähneputzen.

Sitzen gefährdet Ihre Gesundheit

Ein großer Teil der Deutschen verbringt seinen Alltag überwiegend im Sitzen – die Folgen können ähnlich dramatisch sein wie die vom Rauchen. Da hilft nur eins: Hintern hoch und raus aus dem Sessel!

Sitzen, sitzen und noch mal sitzen. Wir tun es fast alle, ohne zu ahnen, was wir unserem Körper damit antun. Während die gesundheitlichen Gefahren des Rauchens weitgehend bekannt sind, weiß kaum jemand, welche dramatischen Folgen Dauersitzen für den Körper hat. Im Durchschnitt verbringen die Deutschen 85 Prozent ihres Arbeitstages sitzend. Das sind nicht nur die Computerarbeiter. Lastwagen-, Taxi- und Busfahrer gehören ebenso dazu wie Kassierer oder Beschäftigte in Service-Centern. Das lange Sitzen beginnt meist schon vor der Arbeit und hört danach nicht auf. 75 Prozent der Berufstätigen fahren sitzend im Auto, im Bus oder in der Bahn an ihren Arbeitsplatz. Und in der Freizeit wird's nicht besser: Im Durchschnitt schließen sich an einen langen Arbeitstag weitere fünf Stunden Freizeit im Sessel oder auf dem Sofa an.

Die Zahl der Vielsitzer nimmt zu

An dem Spruch „Sitzen ist das neue Rauchen" ist etwas dran – zumindest was die Folgen betrifft. Sitzen hat ähnlich verheerende Wirkung wie das Inhalieren von Tabak. Mehr als sieben Millionen Menschen sterben nach Angaben der Weltgesundheitsorganisation (WHO) jährlich an den Folgen des Rauchens, fünf Millionen an den Folgen des Sitzens. Die Relation dürfte sich bald noch verändern. Während die Zahl der Raucher rückläufig ist, steigt die der Vielsitzer mit der zunehmenden Digitalisierung weiter an.

Lebenserwartung reduziert

Wer jeden Tag mehr als sechs Stunden am Stück sitzt und das nicht mit Bewegung in der Freizeit ausgleicht, reduziert seine Lebenserwartung um 20 Prozent. Britische und australische Forscher haben ausgerechnet, dass eine Zigarette das Leben um 11 Minuten verkürzt, eine Stunde Sitzen hingegen um 22 Minuten.

Schmerzen, Schäden, Schwäche

Welche Konsequenzen hat die Sitzerei für den Körper? Das viele Sitzen führt dazu, dass die Bauchmuskulatur erschlafft und ein Rundrücken entsteht. Die Bandscheiben werden fehlbelastet, sodass sie sich mit Schmerzen bemerkbar machen. Vor allem in Kombination mit Stress, der im Beruf häufig anfällt, verändert sich der Hals-Wirbelsäulen-Bereich, was Kopfschmerzen verursachen kann. Die inneren Organe – insbesondere Atmungs- und Verdauungsorgane – werden eingeklemmt. Die Folgen: Die Verdauung wird gestört, der Darm reagiert mit Trägheit, das Immunsystem wird geschwächt. Zusätzlich verkümmern die Muskeln. Die Betroffenen zeigen weniger Ausdauer und sind weniger belastbar.

Metabolisches Syndrom mit Folgen

Wer außerdem noch zu viel und zu ungesund isst, muss mit weiteren Folgen rechnen. Da wir unser Essen nicht mehr jagen und sammeln müssen und auch ohne Bewegung häufig mehr als satt werden, führt körperliche Inaktivität zum sogenannten metabolischen Syndrom. Das ist eine Kombination aus den Risikofaktoren Bluthochdruck, zu viel Bauchfett, erhöhter Nüchtern- und Langzeitblutzucker und erhöhte Blutfettwerte. Hat jemand drei dieser Risikofaktoren, spricht man von einem metabolischen Syndrom. In Deutschland leidet jeder Fünfte daran; bei den über 55-Jährigen sind es etwa 40 Prozent. Männer sind etwas häufiger betroffen als Frauen.

Dreifach höheres Risiko

Das metabolische Syndrom führt zu weiteren Krankheiten: Dazu gehören die Zuckerkrankheit Diabetes mellitus Typ 2 und Arteriosklerose, eine Verengung der Blutgefäße durch Ablagerungen. Die wiederum kann die Ursache für koronare Herzkrankheiten sein. Menschen mit dem metabolischen Syndrom haben daher auch ein etwa dreifach höheres Risiko für Herz- und Gefäßerkrankungen. In der Therapie sind körperliche Aktivitäten die zentralen Bausteine. Denn sie beschleunigen den Fettabbau, verbessern die Fähigkeit der Körperzellen, auf Insulin anzusprechen, lassen das gute Cholesterin ansteigen und reduzieren die Triglyceridwerte, die ein Zeichen für einen gestörten Stoffwechsel sind.

Jeder Schritt lohnt sich

Bedenken Sie immer: Das metabolische Syndrom ist zunächst nur ein Risikofaktor. Es ist nie zu spät, mit Bewegung etwas dagegen zu tun. Das gilt auch fürs Sitzen. Zwar weisen zahlreiche Studien darauf hin, dass sich langes Sitzen nicht mit Bewegung danach ausgleichen lässt, doch eine Studie der britischen Universität Exeter zeigte das Gegenteil: Verwaltungsangestellte, die im Schnitt 43 Minuten am Tag zu Fuß gingen, hatten kein höheres Sterberisiko, obwohl sie am Arbeitsplatz überwiegend saßen. Das zeigt einmal mehr: Jeder Schritt lohnt!

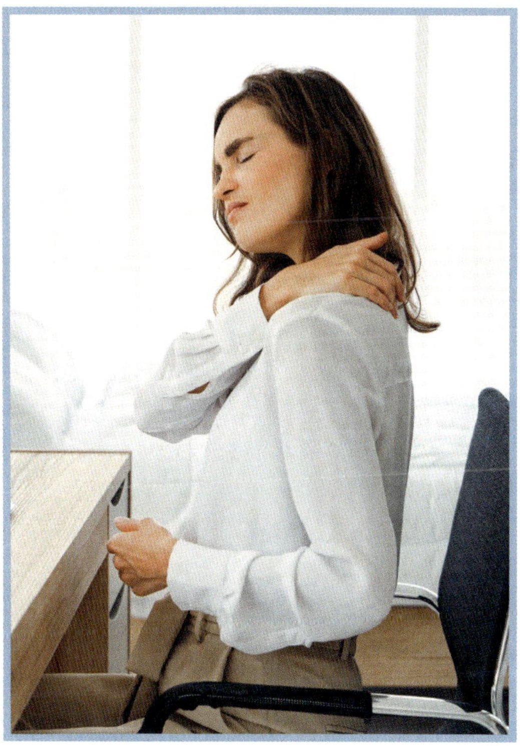

Langes Sitzen verursacht Rückenschmerzen.

AUFSTEHEN BITTE

Mit ein paar einfachen Maßnahmen können Vielsitzer viel erreichen:

1. Wer im Sitzen arbeitet, sollte mindestens alle 20 Minuten einmal aufstehen und ein paar Schritte machen.
2. Telefonieren Sie im Stehen, wenn Sie die Möglichkeit dazu haben.
3. Gehen Sie bei Ihren Kollegen vorbei, statt sie anzurufen oder ihnen zu schreiben.
4. Arbeiten Sie zwischendurch immer mal wieder am Stehpult. Viele Arbeitgeber unterstützen das, indem sie entsprechende Tische anschaffen. Noch mehr bringen sogenannte Gehtische, bei denen sich ein Laufband unter dem Stehtisch befindet.
5. Regen Sie Kollegen an, ein Brainstorming im Stehen abzuhalten.
6. Nutzen Sie die Mittagspause, um nach draußen zu gehen.
7. Wenn möglich, arbeiten Sie dreimal jeweils 20 Minuten auf einem Sitzball. Wenn dafür kein Platz ist, helfen auch spezielle Sitz- oder Ballkissen. So werden die Muskeln beim Sitzen gefordert.
8. Besprechungen kann man auch während eines Spaziergangs machen.
9. Verändern Sie im Sitzen regelmäßig die Position, um einseitige Belastungen im Rücken zu vermeiden.
10. Machen Sie Übungen im Sitzen (Anregungen finden Sie auf Seite 52 ff.).

Sechs Übungen für Vielsitzer

RÜCKENMOBILISATION IM BÜRO

Diese Übung eignet sich für zwischendurch am Schreibtisch: Setzen Sie sich gerade auf den Bürostuhl und lassen Sie den Oberkörper abwechselnd zusammensinken und aufrichten. Beim Aufrichten ziehen Sie die Schultern zurück und drehen Sie die Arme auswärts, beim Einrollen einwärts.

Machen Sie 20 Wiederholungen.

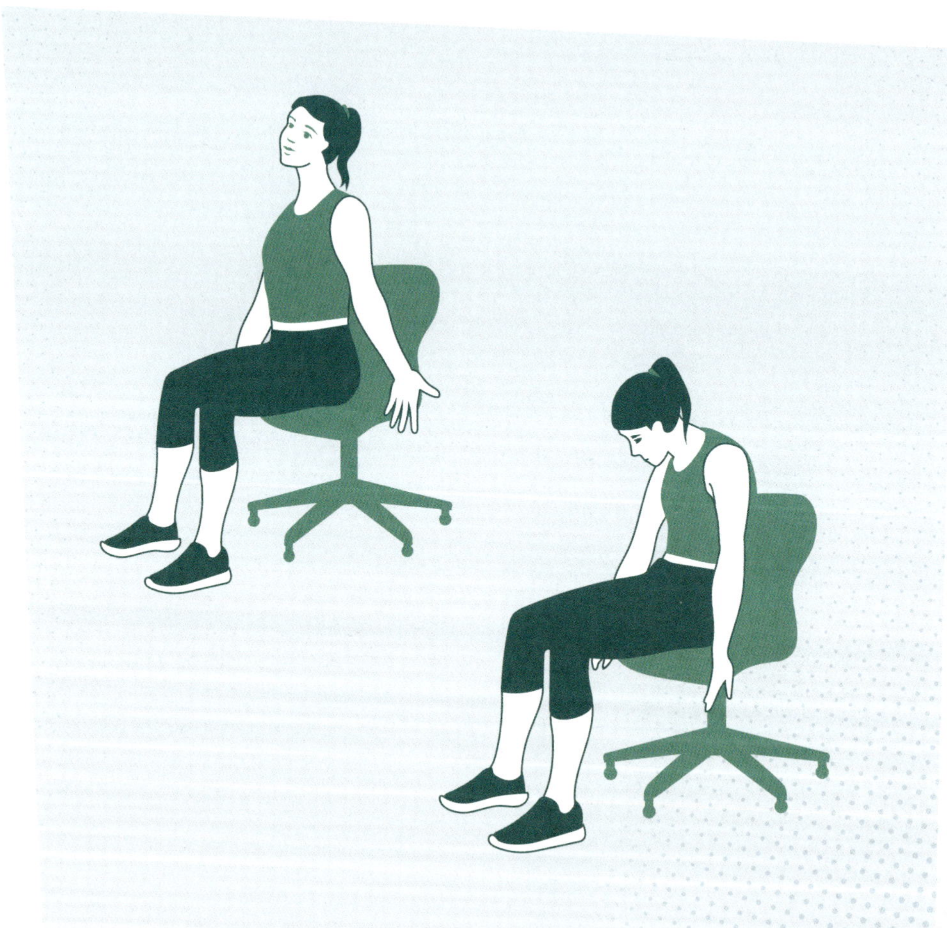

DEHNUNG DES HÜFTBEUGERS

Für die Dehnung des Hüftbeugers stellen Sie sich vor einen Stuhl mit Rollen und legen einen Fußrücken auf dem Sitz ab. Jetzt schieben Sie den Stuhl langsam nach hinten und ziehen ihn wieder zu sich, während das Becken stabil bleibt. Den Bauchnabel dabei gefühlt einzuziehen, hilft, das Becken aufrecht zu halten. Halten Sie die Dehnung danach 30 Sekunden. Dann wechseln Sie die Seite.

Ziehen und halten Sie jede Seite 5-mal.

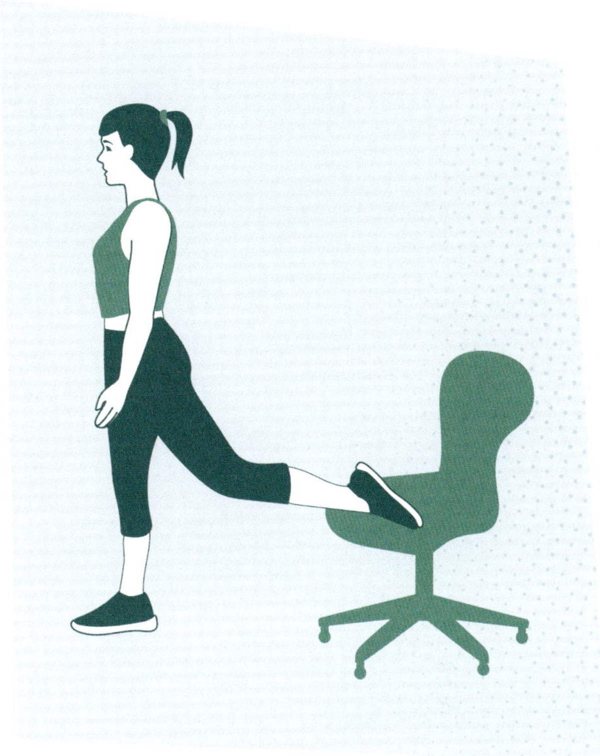

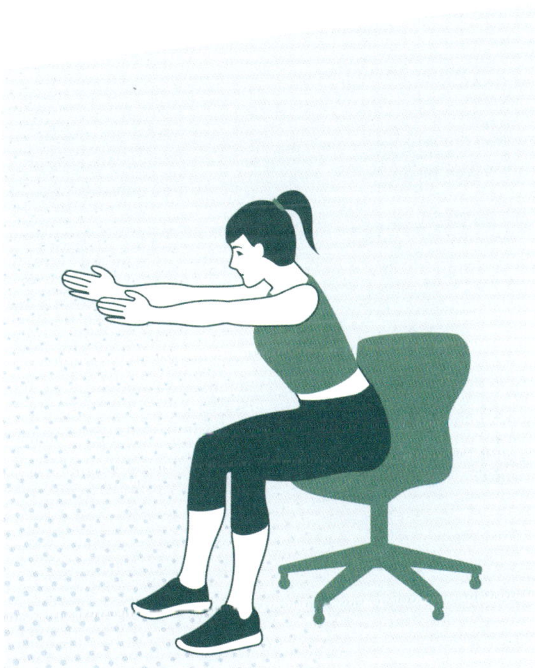

AUFSTEHEN UND HINSETZEN

Diese Übung beginnen Sie im Sitzen auf einem stabil stehenden Stuhl, indem Sie das Gesäß anspannen und den Bauchnabel einziehen. Aus dieser Position stehen Sie langsam auf (während Sie die Arme nach vorne führen) und setzen sich wieder hin. Dabei strecken Sie das Gesäß nach hinten. Der Bauch bleibt dabei angespannt.

Machen Sie 2-mal 15 Wiederholungen.

LIEGESTÜTZE AN DER WAND

Stellen Sie sich hüftbreit mit einem Abstand von etwa einer Armlänge vor eine Wand und drücken Sie die Handflächen schulterbreit an die Wand. Die Knie sind leicht gebeugt. Jetzt neigen Sie den Oberkörper nach vorne und beugen beide Arme, bis der Kopf fast die Wand berührt. Dann drücken Sie sich wieder von der Wand weg, ohne die Arme komplett durchzustrecken.

Machen Sie mindestens 10 Wandliegestütze.

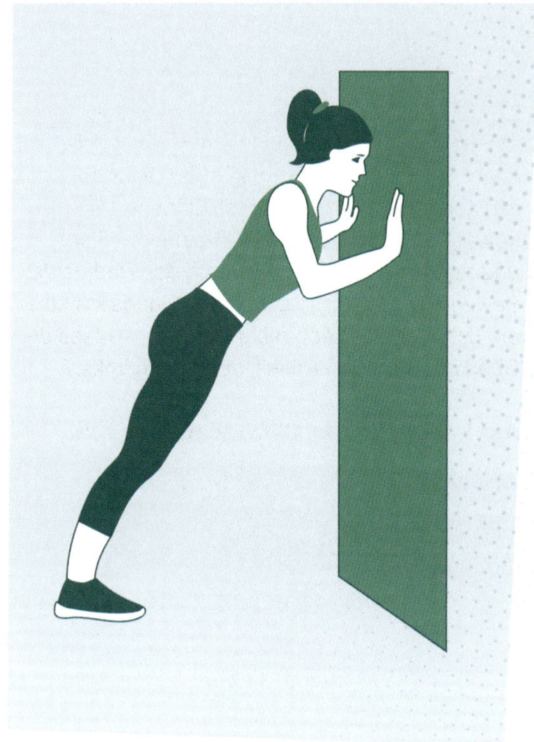

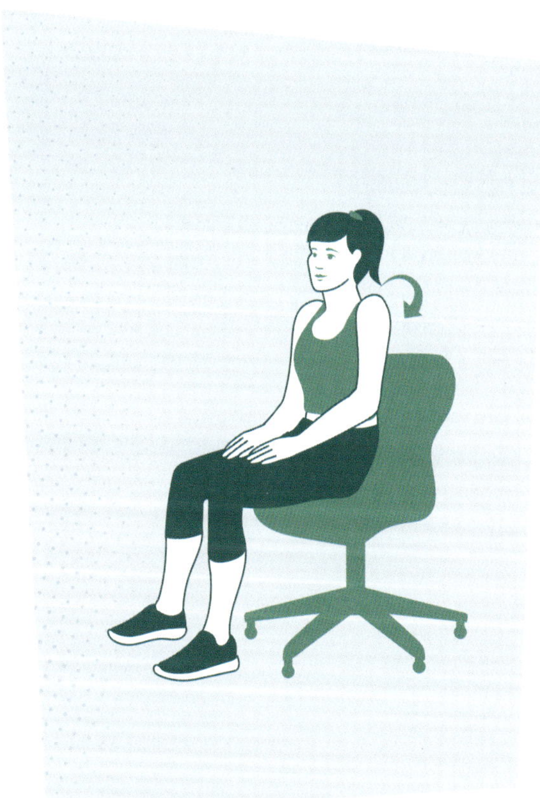

SCHULTERKREISEN IM SITZEN

Diese Übung können Sie unauffällig im Sitzen auf dem Bürostuhl absolvieren, wenn Sie während der Arbeit keine Gelegenheit haben aufzustehen. Legen Sie die Hände auf den Oberschenkeln ab und kreisen Sie die Schultern nach vorne und nach hinten.

Kreisen Sie 10-mal in jede Richtung.

RUMPFROTATION IM SITZEN

Legen Sie beide Hände locker übereinander aufs Brustbein. Machen Sie zuerst kleine Rotationsbewegungen mit dem Oberkörper nach links und rechts. Vergrößern Sie dann den Radius der Bewegungen, indem Sie den Kopf langsam über die Schulter erst nach rechts drehen, sodass der Oberkörper dorthin rotiert, dann nach links.

Auf beiden Seiten 10 Wiederholungen.

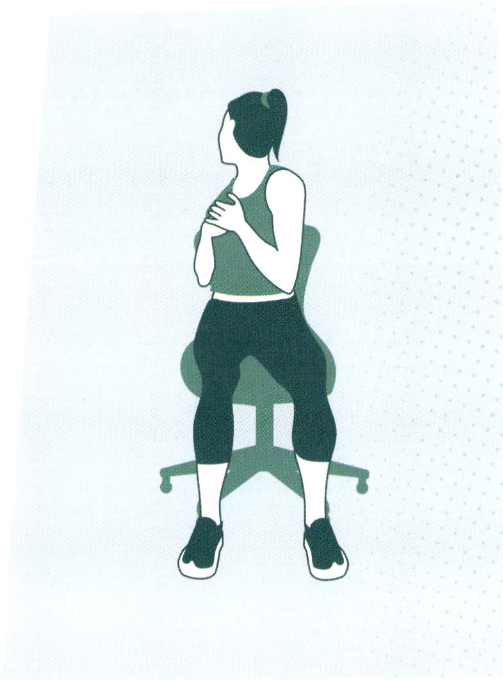

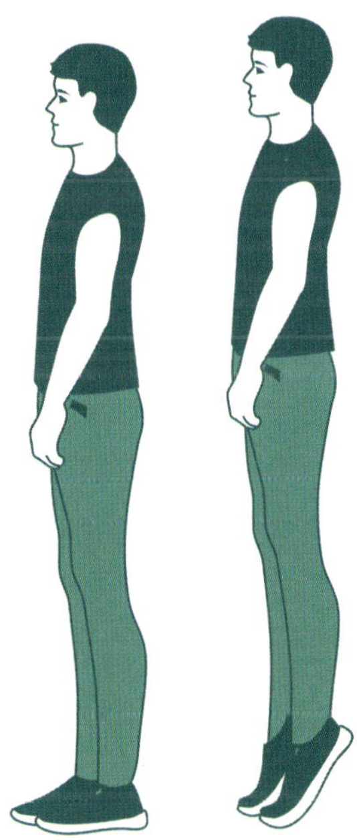

FÜR VIELSTEHER

Dicke Füße vom vielen Stehen? Da hilft die Aktivierung der Venenpumpe. Stellen Sie sich dafür auf die Zehenspitzen (10 Sekunden halten) und senken Sie sich wieder ab, sodass die Fersen wieder den Boden berühren.

Machen Sie die Übung 10-mal hintereinander.

Bewegung als Anti-Aging-Wunderwaffe

Bewegung hält jung, schützt Knochen, Gelenke, Herz und Gefäße, verhindert oder verzögert Zivilisationskrankheiten und macht auch noch gute Laune. Wir verraten Ihnen hier, wie Sie Ihr eigenes Alter mit Sport austricksen können.

Das Phänomen ist bekannt: Jeder möchte gerne alt werden – aber alt sein? Lieber nicht. Da winken wir alle ab. Denn alt zu sein, das verbinden die meisten mit vielen Einschränkungen. Fast den ganzen Tag im Sessel sitzen, nur unter Schmerzen hochkommen, um den nächsten Arzttermin wahrzunehmen, in ständiger Angst vor Überanstrengung zu leben und nichts mehr von den Dingen tun zu können, die einem früher einmal Spaß gemacht haben? Das ist keine erfreuliche Perspektive, aber auch kein unausweichliches Schicksal. Denn Bewegung kann vieles aufhalten, manches sogar ganz verhindern. Es ist heute gut möglich, dass Sie auch mit 70 noch das Herz eines 50-Jährigen haben, wenn Sie Bewegung als Anti-Aging-Maßnahme nutzen.

Nichtstun bedeutet Verlust

Betrachten wir zunächst einmal den gesamten Körper. Da wird schnell klar: Älterwerden ist kein Zuckerschlecken, denn Nichtstun bedeutet automatisch Verlust auf allen Ebenen. Mit dem Alter verliert jeder Mensch Ausdauer und Energie. Die Muskelkraft lässt nach. Man ist weniger beweglich. Das Herz und das Gehirn sind nicht mehr so leistungsfähig. Die Liste der Krankheiten, die zum Großteil durchs Älterwerden entstehen, ist lang und reicht von Kopf bis Fuß. Doch auch hier gilt: Von Arthrose über Bluthochdruck bis zu Osteoporose – Sport ist die beste Medizin und Prophylaxe gegen Altersbeschwerden, wobei mit Sport keineswegs Leistungssport gemeint ist. Es reicht, wenn Sie regelmäßig auf schonende Weise in Schwung kommen.

Knochen und Gelenke versorgen

Davon profitieren zum Beispiel die Gelenke, die im Alter starke Schmerzen bereiten, wenn sich die Knorpelschicht zwischen den Knochen aufreibt und eine Arthrose entsteht. Bewegung – insbesondere spezielle Übungen für die betroffenen Gelenke – hält den Prozess auf, weil die Knorpelschicht besser durchblutet und infolgedessen auch besser mit Nährstoffen versorgt wird. Osteoporose gehört ebenso zu den gefürchteten Alterserkrankungen, die sich mit Bewegung aufhalten lassen. Der gefährliche Knochenabbau verlangsamt sich, wenn gut ausgeprägte Muskeln die Knochen schützen und sie regelmäßig belastet werden. Das liegt daran, dass Knochen

Das sollten Sie schaffen

Ein Programm mit 150 Minuten Bewegung pro Woche ist als Jungbrunnen optimal, schützt vor chronischen Erkrankungen, verbessert die Leistungen des Herz-Kreislauf-Systems und fördert die körperliche Gesundheit ebenso wie die geistige. Um das zu schaffen, können Sie zum Beispiel mit dem Rad zur Arbeit fahren, fünfmal in der Woche eine halbe Stunde sportlich spazieren gehen, sich dreimal auf das Ergometer setzen und beim Fernsehgucken 50 Minuten lang strampeln. Wenn Sie joggen, achten Sie darauf, dass Sie laufen, ohne zu schnaufen. Das heißt, dass Sie sich währenddessen noch gut unterhalten können. Zusätzlich können Sie mit einem kurzen Workout zu Hause (siehe Seite 152) etwas für Ihre Beweglichkeit, Ihre Muskeln und für Ihre Koordinationsfähigkeit tun.

sich unter Belastung aufbauen („use it or lose it“) und in ihrer Form die Funktion erfüllen, für die sie da sind.

Schützende Hormone selbst gemacht

Mit zunehmendem Alter produziert der Körper weniger Hormone. Auch das hat vielfältige Folgen für die Gesundheit, denn Hormone steuern nicht nur die Fortpflanzung, sondern schützen den Körper auch vor zahlreichen Krankheiten und Alterserscheinungen. In vielen Fällen werden künstliche Hormone eingesetzt, um diese Prozesse aufzuhalten. Doch sie können gefährliche Nebenwirkungen haben. Auf natürliche Weise lassen sich die fürs Jungbleiben wichtigsten Hormone bis zu einem gewissen Grad mit Muskeltraining selber machen. Körperliche Anstrengung kurbelt die Produktion an, denn Muskeln schütten hormonähnliche Botenstoffe, sogenannte Myokine, aus, von denen der ganze Organismus profitiert.

Training fürs Immunsystem

Wer regelmäßig in Schwung kommt, stärkt auch sein Immunsystem. In Studien konnte belegt werden, dass die körpereigene Abwehr ihre Stärke verdoppelt, wenn man sich bewegt. Das gilt für gesunde Menschen genauso wie für chronisch kranke. Der Hintergrund: Bei Anstrengung schüttet der Körper das Hormon Adrenalin aus, das die Abwehrzellen dazu bringt, sich schneller zu vermehren, und die Anzahl der natürlichen Killerzellen (NK-Zellen) erhöht. Wenn die Adrenalinproduktion wieder nachlässt, sind die Abwehrzellen zwar nicht mehr so eifrig, doch der Effekt wirkt nach: Das Immunsystem hat trainiert und ist fitter.

Den Blutdruck natürlich senken

Bluthochdruck lässt sich in höherem Alter kaum vermeiden; bereits mit 60 Jahren leiden 80 Prozent der Deutschen unter Hypertonie, so der medizinische Fachausdruck. Zur Behandlung stehen heute mehr als 500 Medikamente zur Verfügung, auf die viele Patienten verzichten könnten, wenn es gelingt, den Druck mit Training und gesunder Ernährung statt mit Tabletten zu senken. Je früher Sie damit anfangen, desto besser. Denn eine rechtzeitige Behandlung hält die Gefäße jung und verringert das Herzinfarkt- und Schlaganfallrisiko.

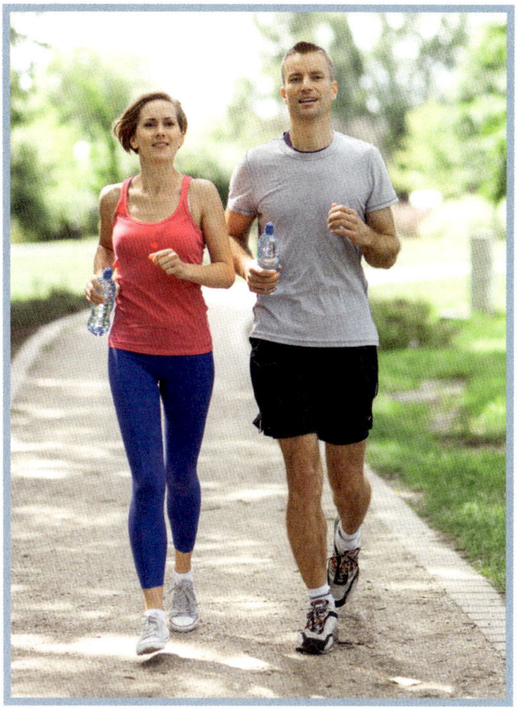

Bewegung an der frischen Luft hält jung.

Ausdauer und Kraft

Welche Sportarten halten die Zellen am effektivsten jung? Diese Frage stellten sich Forscher im Universitätsklinikum des Saarlandes für eine von der Deutschen Herzstiftung ausgezeichneten Studie. Sie kamen zu dem Ergebnis, dass moderater und regelmäßiger Ausdauersport den Alterungsprozess im Gefäßsystem bremst, vor Herz-Kreislauf-Erkrankungen schützt und die Stressresistenz von Herz und Gefäßen erhöht. Wie Krafttraining das Sterberisiko senkt, erforschten Wissenschaftler der Penn State University. Sie stellten fest: Wer zweimal in der Woche zum Krafttraining geht, hat ein um die Hälfte geringeres Risiko, vorzeitig zu sterben. Muskelaufbau stärkt und schützt nicht nur, sondern ist auch eine wirksame lebensverlängernde Maßnahme.

Die besten Sportarten für die Gesundheit

Wer fit bleiben oder werden will, braucht einen Sport, der die Gesundheit fördert und ihr nicht schadet. Was bringt Laufen, Gehen, Schwimmen, Radfahren oder Krafttraining? Was ist dabei zu beachten? Hier die sechs besten Sportarten für ein gesundes Leben.

1.

WANDERN UND WALKEN

Wind um die Nase und frische Waldluft auf der Haut sind Wohltaten für Körper und Seele. Vor allem für Ältere und Einsteiger ist Wandern und Gehen draußen im Grünen die Sportart schlechthin. Es ist natürlich, umweltfreundlich, verbessert die Ausdauer (vor allem, wenn man Strecken mit leichten Steigungen wählt), macht zufrieden und hat positive Effekte auf das Herz-Kreislauf-System. Wer bereits sportlich ist, kann sich beim Wandern allerdings meist nicht steigern, aber wunderbar entspannen. Etwas mehr verlangt Nordic Walking, also schnelles Gehen, das als schonendes Ganzkörpertraining zu verstehen ist, bei dem viele Muskeln gleichzeitig aktiviert werden. Wenn Wanderer zu Walkern werden, trainieren sie auf einem höheren Leistungsniveau.

Tipp: Nutzen Sie Walkingstöcke, um die Gelenke zu entlasten und den Nackengürtel zu aktivieren. Die Länge der Stöcke sollte etwa 70 Prozent der Körpergröße betragen.

KLICK IM KOPF

Ihnen fehlt noch ein kleiner Motivationskick, um loszulegen? Dann denken Sie daran, dass Bewegung nicht nur dem Körper guttut. Schon nach wenigen Minuten Sport setzt der Organismus Botenstoffe frei, die die Stimmung aufhellen und Stress abbauen.

2.

LAUFEN

Der Mensch ist zum Laufen geboren. Fast jeder kann es – nur in unterschiedlichem Tempo. Die schnelle Fortbewegung auf zwei Beinen war einst Mittel zum Zweck und gehört inzwischen zu den beliebtesten Sportarten der Welt. Kein Wunder, schließlich kann man es überall ohne großen Aufwand betreiben – allein, in einer Gruppe, bestenfalls im Grünen oder bei Regen zu Hause auf dem Laufband. Schon deshalb ist es ein genialer Sport. Laufen beansprucht den ganzen Körper, stärkt die Ausdauer und kann in individueller Intensität betrieben werden. Bei Übergewicht, Gelenkproblemen (Hüfte, Knie, Fußgelenke), Bluthochdruck oder Herz-Kreislauf-Erkrankungen besteht allerdings die Gefahr der Überlastung. Hier sollten Sie sich ärztlich beraten lassen.

Tipp: Achten Sie auf die richtige Lauftechnik. Man kann auf den Fersen, auf dem Vorfuß und auf dem Mittelfuß laufen. Für Einsteiger ist der Mittelfußlauf am besten geeignet, weil die Belastungen dabei gleich verteilt werden.

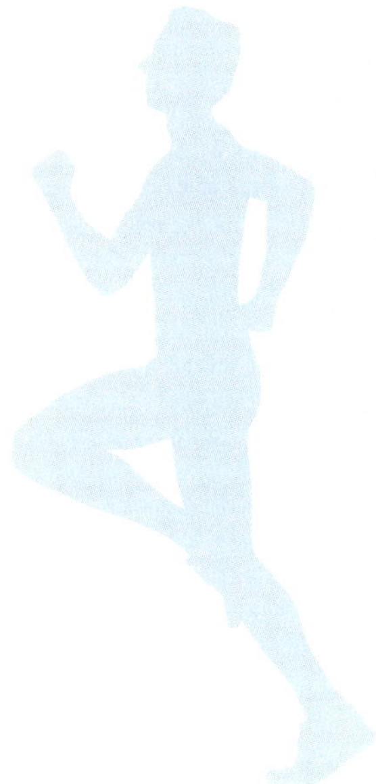

3.

RADFAHREN

Wer mit Rücksicht auf die Gelenke sporteln möchte, für den gilt: Rauf aufs Rad! Beim Treten in die Pedale verbrauchen Sie Kalorien – je steiler Sie bergauf fahren, desto mehr. Mit dem Rad kommen Sie nicht nur umweltschonend von einem Ort zum nächsten oder von zu Hause an den Arbeitsplatz – wer sich in den Sattel setzt, um Sport zu treiben, reduziert das Risiko für Übergewicht, Herzerkrankungen oder Diabetes um die Hälfte. Ob Atemwege, Muskeln oder Gelenke – Biken hat positive Auswirkungen auf den ganzen Körper. Für sportliche Fahrer stehen Tourenräder, Mountainbikes oder Rennräder zur Verfügung. Schönwetterfahrer nutzen den Hometrainer, wenn's regnet. Wer in bergigen Landschaften trainiert, kann ein E-Bike als Anschubhilfe nehmen. Manchmal führt die relativ steife Sitzhaltung bei Anfängern zu Nackenschmerzen. Dagegen helfen Massagen oder Lockerungsübungen zwischendurch.

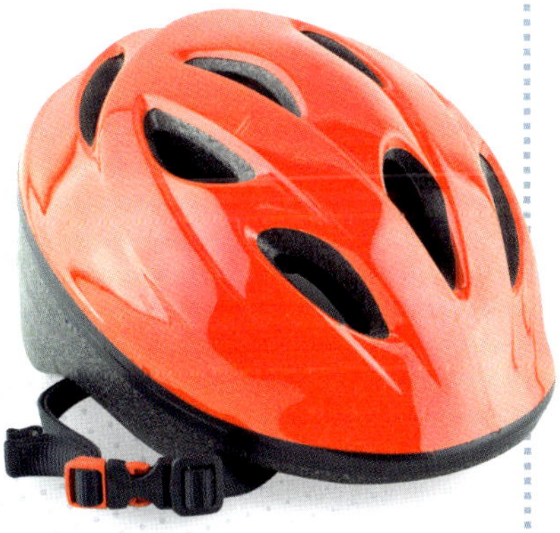

Tipp: Achten Sie auf die richtige Stellung der Lenkergriffe, beziehungsweise des Lenkers. Die Hand darf im Handgelenk nicht nach oben abknicken, denn dann kann es schnell zu Taubheitsgefühlen in den Fingern kommen.

4. FITNESSGYMNASTIK

Wenn es um Bewegung für die Gesundheit geht, gilt heute: Der Mix macht's. Ideal für alle Generationen ist eine Kombination aus Ausdauer- und Krafttraining. Das ist einfach die optimale Strategie zur Prophylaxe und zur Behandlung zahlreicher Zivilisationskrankheiten. Während Ausdauereinheiten prima fürs Herz-Kreislauf-System sind, bleibt der Muskelaufbau dabei auf der Strecke. Beim Krafttraining allein reicht die Belastungsdauer meist nicht, um das Herz zu stärken. Im Rahmen eines Fitnessgymnastikprogramms können Sie beides ohne zusätzlichen Zeitaufwand kombinieren. Das geht in speziellen Kursen in Sportvereinen oder Fitnessstudios genauso wie in Eigenregie – zum Beispiel mit den Übungen und Workouts in diesem Buch.

Tipp: Wer starkes Übergewicht und Gelenkprobleme hat oder nach Verletzung schonend wieder einsteigen will, kommt bei Aquagymnastik auf seine Kosten. Ob Aquajogging, Aquawalking, Aquarobic, Aquastep oder Aqua-Qigong – Sport im Wasser fördert schonend die Beweglichkeit und die Ausdauer.

5. SCHWIMMEN

Bewegung in der Schwerlosigkeit. Das Wasser trägt den Körper. Schwimmen könnte wie Schweben sein, erfordert aber doch Anstrengung. Denn man möchte schließlich weiterkommen. Sport im Wasser hat viele Vorteile, bei sehr geringem Verletzungsrisiko, und ist auch für Übergewichtige und Patienten mit Arthrose geeignet. Während sie Muskeln und Ausdauer trainieren, werden Knochen und Gelenke geschont – und zwar um 90 Prozent im Vergleich zu Bewegung auf festem Boden. Zusätzlich werden beim Schwimmen Fehlhaltungen korrigiert. Der Energieverbrauch ist keineswegs gering, denn der Körper gibt Wärme ans Wasser ab und verbrennt dabei 300 bis 500 Kilokalorien pro Stunde. Vorsicht ist allerdings bei Herz-Kreislauf-Erkrankungen geboten. Hohe oder niedrige Wassertemperaturen führen möglicherweise zu Problemen. Auch der Rückfluss des Blutes aus den Beinen zum Herzen, der bei Bewegungen im Wasser entsteht, kann ein schwaches Herz überfordern.

Tipp: Der gesündeste Schwimmstil ist Rückenschwimmen. Dabei darf der Rücken nicht nach unten durchhängen, sondern der ganze Körper sollte eine Ebene bilden.

6. KRAFTSPORT

Für viele Freizeitsportler – insbesondere für Frauen – war Krafttraining lange verpönt. Getrieben von der (unnötigen!) Angst, riesige Muskelberge aufzubauen, hielten Sportlerinnen sich zurück. Auch so manchen Mann erinnerte Kraftsport im Fitnessstudio zu stark an Bodybuilding und die ganze Szene drum herum. Inzwischen hat Krafttraining aber auch seinen Platz im Freizeit- und Breitensport gefunden. Denn Kraft ist die Voraussetzung für alle Bewegungen des Menschen. Dabei geht es nicht in erster Linie darum, möglichst viel Muskelmasse zu entwickeln, sondern gesund zu bleiben. Muskeln wirken gegen die großen Volkskrankheiten wie Diabetes Typ 2, Bluthochdruck und Herz-Kreislauf-Erkrankungen. Sie stärken den Körper, mindern das Verletzungsrisiko, aktivieren den Stoffwechsel und machen schlank, weil sie ständig Energie brauchen. Außerdem produzieren sie sogenannte Myokine. Das sind eiweißähnliche Moleküle, die als Botenstoffe wie eine körpereigene Apotheke segensreich auf eine Vielzahl von Organen wirken und jung halten. Besonders wichtig: Muskeln sind dankbar. Werden sie gefordert, sind sie schnell da. Das gilt bis ins hohe Alter. Allerdings auch im Umkehrschluss: Sobald man sie vernachlässigt, bauen sie sich wieder ab und verlieren ihre Heilkraft. Ob im Fitnessstudio, im Sportverein, draußen auf der Wiese oder drinnen im Wohnzimmer – Muskelaufbau funktioniert überall.

Tipp: Überfordern Sie sich nicht. Denn dann besteht die Gefahr, dass Gelenke und Bandscheiben zu stark belastet werden.

Und sonst noch?

➔ Sie möchten erst einmal nicht mehr erreichen als eine Grundfitness? Machen Sie 10 000 Schritte pro Tag.

➔ Sie spielen leidenschaftlich Fußball, Tennis, Hockey oder Volleyball? Damit dürfen Sie weitermachen, solange keine Beschwerden auftreten und Sie das Verletzungsrisiko gering halten. Selbst mit zunehmendem Alter oder wenn Sie bereits ein Kunstgelenk haben, wird empfohlen, die vertrauten Sportarten weiterhin zu machen.

➔ Sie mögen Musik? Dann lassen Sie sich davon tragen und tanzen Sie. Musik fördert das Wohlbefinden und entspannt. Es muss ja nicht gleich Hip-Hop oder Rock'n'Roll sein.

➔ Einseitige Belastungen und Gefahr für den Rücken drohen beim Reiten, Golfspielen oder bei bestimmten Turnübungen. Machen Sie deshalb Seitenwechsel. Putten Sie mal mit der ungewohnten Hand. Beidhändiges Training verbessert beide Seiten.

➔ Sportarten mit hohen Geschwindigkeiten und viel koordinativem Anspruch wie Snowboarden, Abfahrtski und Skaten gehen mit hohem Verletzungsrisiko einher. Wer im fortgeschrittenen Alter damit anfangen will, sollte es mit professioneller Unterstützung langsam angehen lassen.

➔ Wer in Wassernähe wohnt, kann mit Rudern, Kanufahren oder Stand Up Paddling (SUP) die Ausdauer und die Muskulatur stärken. Bewegung an der frischen Luft tut auch der Psyche gut.

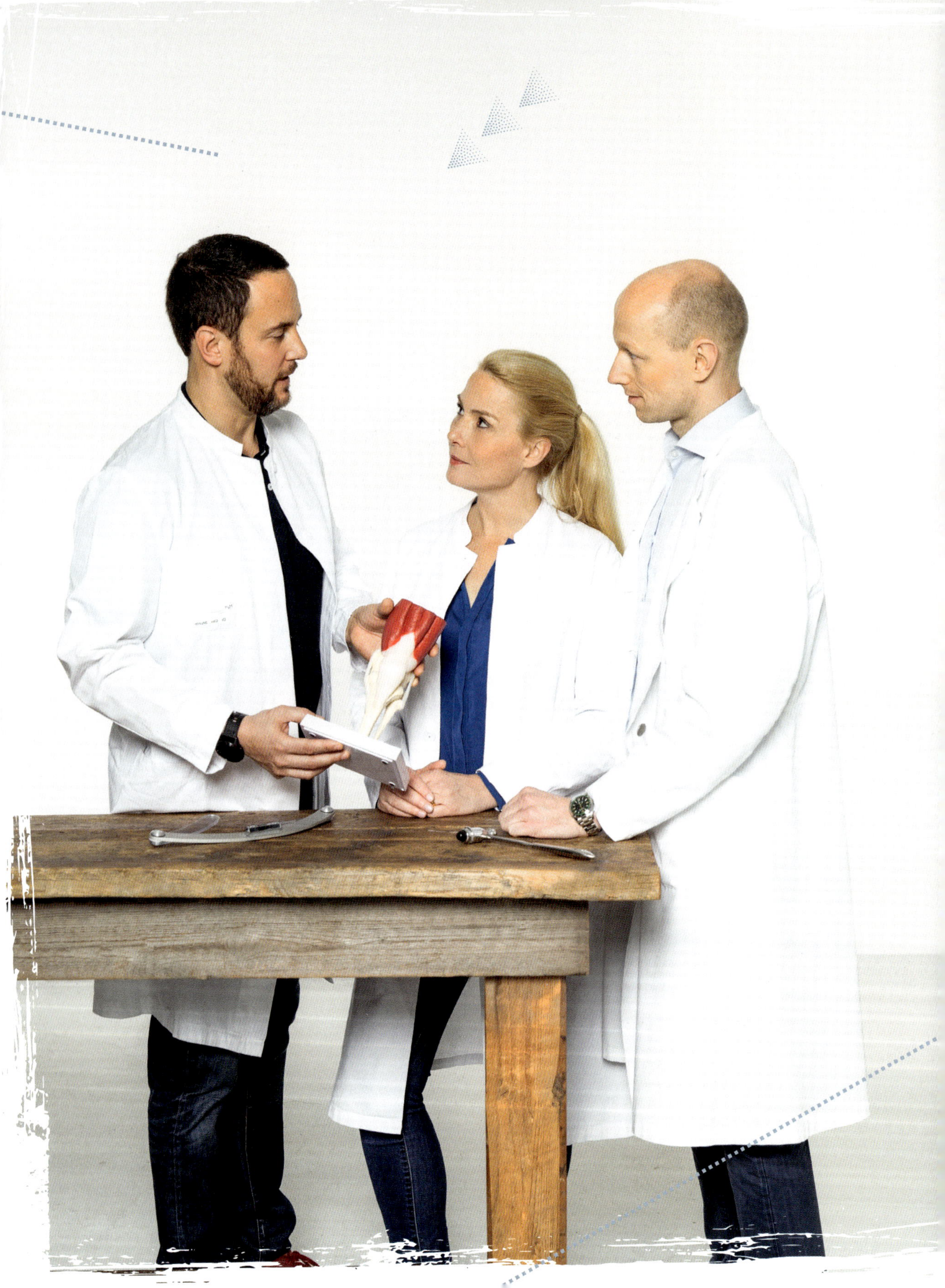

Aktiv werden gegen Krankheiten

Von Arthrose über Diabetes und Bluthochdruck bis zu Kopfschmerzen oder Depressionen – Bewegungsmangel ist mitverantwortlich für eine Vielzahl von Volkskrankheiten. Gut, dass auch der Umkehrschluss gilt: Wohl dosierter und richtig ausgewählter Sport kann wieder heilen, was zu wenig Bewegung angerichtet hat, und dabei von Schmerzen befreien.

Erfahren Sie im zweiten Teil dieses Buches, was Sie mit körperlichen Aktivitäten wie Spaziergängen, Joggingrunden und Kraftübungen alles erreichen können, ohne ein Risiko einzugehen. Das gilt vorbeugend, während der Therapie und für die Zeit danach.

Arthrose: Der schmerzhafte Gelenkverschleiß

Wenn die Knorpelschicht zwischen den Knochen aufgerieben wird, macht sich das mit starken Schmerzen bemerkbar. Arthrose ist die häufigste Gelenkerkrankung überhaupt und tritt nicht nur im Alter auf. Bewegung ist Therapie und Prophylaxe gleichzeitig.

Ärzte sprechen von einer Arthrose, wenn die Knorpelschicht zwischen den Knochen verschleißt und sich abbaut. Dazu muss man wissen, dass Knochen an den Stellen, an denen sie auf andere Knochen treffen, mit Knorpel überzogen sind, sodass die Knorpelflächen sich jeweils gegenüberstehen. Der Knorpel verhält sich zwischen den Knochen wie ein Stoßdämpfer. Ohne ihn würden die Knochen bei jeder Bewegung schmerzhaft gegeneinanderreiben. Arthrose ist daher fast immer eine „mechanische" Erkrankung, die auftritt, wenn Gelenke überlastet oder fehlbelastet werden.

Gefährliche Schonung

Daraus entwickelt sich dann ein folgenschwerer Prozess: Sobald sich erste Schmerzen bemerkbar machen, fangen die Patienten an zu humpeln, um die betroffenen Gelenke zu schonen und Beschwerden zu vermeiden. Leider führt das nicht zur Heilung, sondern verschlimmert die Lage. Denn durch die Schonhaltung verändert sich die Gelenkstellung; das Verlagern der Belastungen führt zu Mehrbelastung an anderen Stellen. Am häufigsten entsteht Arthrose im Daumensattelgelenk (Rhizarthrose), im Kniegelenk (Gonarthrose), im Hüftgelenk (Coxarthrose) und im Schultergelenk (Omarthrose).

Einteilung in vier Stadien

Arthrose wird je nach Schweregrad in vier Stadien unterteilt. Eine Kniearthrose ersten Grades beginnt damit, dass die Oberfläche des Gelenkknorpels ausfasert. Zu diesem Zeitpunkt treten noch keine Beschwerden auf. Auch die nächste Stufe bleibt für die Patienten noch beschwerdefrei. Es entstehen Risse, das Ausfasern setzt sich fort, der Knorpel wird weicher. Bei einer Kniearthrose dritten Grades gehen die Risse tiefer – häufig bis auf den Knochen. Der Knochen ist aber noch von Knorpel bedeckt. Im vierten Stadium ist die Erkrankung dann schon weit fortgeschritten. Der Knochen ist an vielen Stellen nicht mehr von Knorpel bedeckt und liegt ohne Schutz frei. Man spricht von einer „Knorpel- oder Knochenglatze". Weil die Knochen direkt aufeinanderstoßen, reiben sie sich ab. Die Folge sind Entzündungen, Ergüsse, Versteifungen und Schmerzen.

Keine reine Alterserkrankung

Arthrose tritt vor allem im Alter auf, weil die Knorpelschicht naturgemäß dünner wird. Zwei Drittel aller Menschen über 65 Jahre sind davon betroffen. Der Gelenkverschleiß ist jedoch keine reine Alterserkrankung, denn er kann sich auch schon viel früher im Leben bemerkbar machen. Zum Beispiel bei Leistungssportlern, die ihre Gelenke jahre- oder jahrzehntelang überlastet haben, nach Unfällen, Fehlbelastungen, angeborenen Fehlstellungen, Übergewicht oder Knochenbrüchen mit Gelenkbeteiligung. Auch die typischen Entzündungen bei Rheuma („rheumatoide Arthritis") können zu Arthrose führen. Selten entsteht die Krankheit durch Stoffwechselerkrankungen.

Gut ernährt durch Bewegung

Aktive Menschen, die gelenkschonende Sportarten betreiben, leiden seltener an Arthrose, da der Knorpel durch gute Belastung „ernährt" wird und deshalb weniger verschleißt. Zusätzlich schützt die Muskulatur den Knorpel und reduziert die Belastungsspitzen im Gelenk. Der Knorpel wird nicht durch Blutgefäße mit Nährstoffen versorgt, sondern bei Belastung mit „Futter" aus der Gelenkflüssigkeit. Fehlt diese Form der Knorpelernährung, kann eine Arthrose auch dann entstehen, wenn der Knorpel vollständig entlastet wird.

Wichtig zu wissen: Arthrose macht sich häufig über einen längeren Zeitraum gar nicht bemerkbar. Das ist leider kein Zeichen für eine Heilung. Die Schmerzen kehren danach zurück – meistens stärker als vorher. In aktiven Phasen ist das Gelenk besonders schmerzhaft, gereizt, überwärmt und geschwollen; es sammelt sich vermehrt Gelenkflüssigkeit im Gelenk an.

Therapie in zwei Phasen

Die Arthrosetherapie verläuft in zwei Phasen. Zunächst wird das Gelenk mit leichter, aber vollumfänglicher Bewegung beruhigt und eventuell gekühlt. Es ist wichtig, dass es durchgehend beweglich bleibt. Die Patienten dürfen es aber nicht maximal belasten. Zusätzlich können antientzündliche Medikamente zum Einsatz

WIE ERKENNE ICH ARTHROSE?

Bei Arthrose zeigen sich folgende typischen Symptome:

➔ Das Gelenk ist morgens steif, tut zuerst bei Belastungen weh, die Schmerzen lassen aber nach, sobald es länger bewegt wird (Anlaufschmerz). Es dauert eine Zeit, bis es schmerzarm bewegt werden kann. Typisch: Später nimmt der Schmerz bei längerer Belastung zu.

➔ Der Arzt diagnostiziert eine Arthrose per Röntgenbild und erkennt dabei typische Veränderungen wie eine Verschmälerung des Gelenkspaltes, sogenannte Randanbauten (das heißt, dass Knochen am Rand des Gelenks wachsen), verdichtete Knochenschichten unterhalb des Knorpels und Defekte in der Knorpelsubstanz, die mit totem Gewebe, Bindegewebe oder Flüssigkeit gefüllt sind.

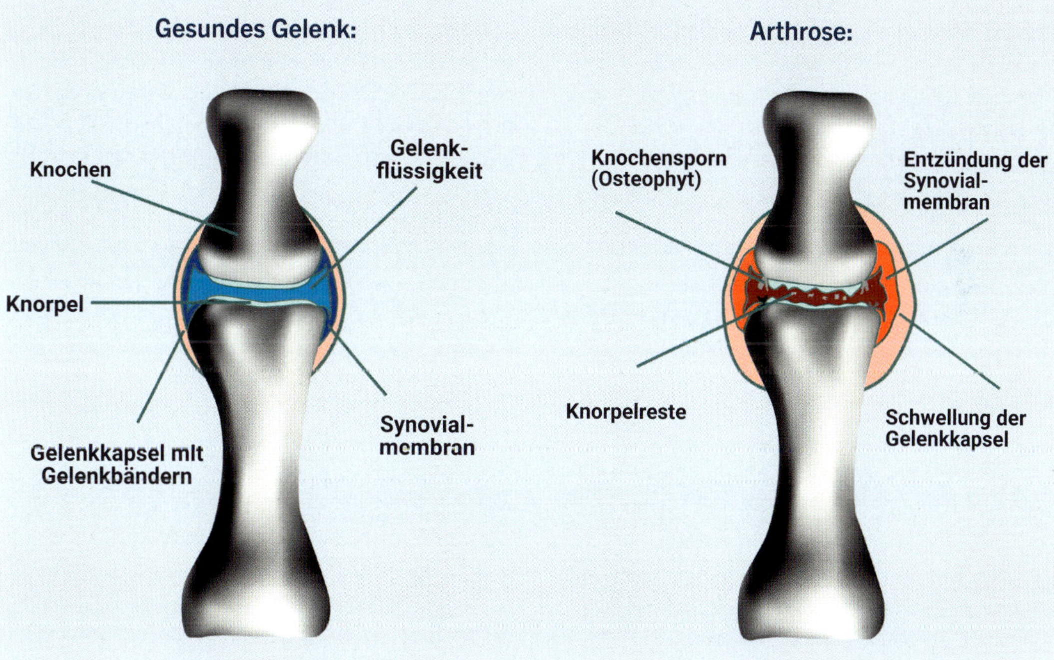

kommen. In der zweiten Phase sollten Übergewichtige möglichst anfangen abzunehmen. Jetzt geht es darum, die Belastungen langsam auf ein gesundes Maß zu erhöhen, die Bewegungsqualität zu verbessern und schützende Muskulatur aufzubauen (Übungen dazu finden Sie auf Seite 122 ff.). In manchen Fällen lindern Injektionen mit Substanzen, die aus dem eigenen Blut gewonnen werden, die Beschwerden. Die Arthrose selbst lässt sich dadurch allerdings nicht heilen.

Schlafposition lindert Schmerzen

Viele Arthrosepatienten leiden unter Schlafstörungen, weil die Schmerzen im Bett nicht nachlassen. Bei Beschwerden in den Knien sollten die Beine in der Seitenlage nicht direkt aufeinanderliegen. Platzieren Sie ein Kissen zwischen den Kniegelenken, das wie ein Stoßdämpfer wirkt. Bei Hüftbeschwerden kann eine zusammengefaltete Decke zwischen den Beinen helfen. Schlafen Sie auf dem Rücken? Dann unterstützen Sie die Gelenke mit einem zusammengerollten Handtuch in den Kniekehlen. In der Bauchlage platzieren Sie die Handtuchrolle unter den Füßen. Bei Schmerzen in den Schultern sollten Sie sich möglichst nicht auf die Seite legen, die wehtut. Diese Maßnahmen sind allerdings keine Dauerlösung, sondern entlasten die Gelenke nur kurzfristig, um sie zu beruhigen. Bei längerer Anwendung droht sonst Verlust von Beweglichkeit.

Gelenkschonendes Training

Zur Therapie, aber auch zur Prophylaxe der Arthrose hilft am besten ein gelenkschonendes Ausdauertraining von mindestens 30 Minuten (zum Beispiel Walken). Ruckartige Start-Stopp-Bewegungen (wie beispielsweise beim Squash) sind eher ungünstig, besonders in seitlicher Bewegung. Patienten, die beim Sport „an Land" zu starke Schmerzen haben, können ihr Training ins Wasser verlegen. Außerdem gibt es moderne Laufbänder, sogenannte Anti-Schwerkraft-Laufbänder, die Laufen mit stark reduziertem Gewicht möglich machen.

Operation mit Risiken

Sollte die Bewegungstherapie nicht helfen, bleibt immer noch die Möglichkeit einer Operation, die allerdings nie frei von Risiken ist. Künstlicher Gelenkersatz insbesondere im Bereich der Hüfte und des Kniegelenkes ist inzwischen ein etabliertes Verfahren. Jedes Jahr werden allein in Deutschland fast 200 000 Knieprothesen und etwa 250 000 Hüftprothesen implantiert. Die Gefahr, dass Hüft- und Knieprothesen sich lockern, ist nicht ausgeschlossen, aber geringer geworden. Inzwischen halten Ersatzgelenke bis zu 30 Jahre. Nur bei Arthrosepatienten, die Sport mit hoher Gelenkbelastung treiben, lockern sich Prothesen erheblich schneller. Der Austausch geht immer mit Knochenverlust einher, deshalb kann man ihn nicht beliebig oft wiederholen.

Knorpel transplantieren

Im Fall einer Knorpeltransplantationen gibt es verschiedene Möglichkeiten. Man kann zum Beispiel Knorpel aus gesunden Bereichen entnehmen und in kaputte Gelenke transplantieren. Auch besteht die Möglichkeit, Knorpelzellen zu entnehmen, sie im Reagenzglas zu vermehren und dann erneut zu injizieren. Eine weitere Alternative sind Knorpelersatzstoffe, sozusagen künstliche Knorpel. Wichtig zu wissen: Die Ergebnisse aus allen Verfahren sind im Vergleich zum eigentlichen, natürlichen Knorpel deutlich weniger belastbar.

Die Bewegungs-Docs

Teuer, aber ohne Effekt

Leider nützt es nichts, wenn man künstlich hergestellten „Knorpel" als vermeintliche Medizin zu sich nimmt. Mit diesem Versprechen werden Nahrungsergänzungsmittel mit den Stoffen Chondroitin und Glucosaminsulfat in Form von Tabletten, Pulvern oder Tropfen beworben. Doch es gibt keine Studien, die positive Effekte auf den Gelenkknorpel zeigen und den heutigen wissenschaftlichen Ansprüchen standhalten. Diese Stoffe sind leider nur teuer und nicht wirksam.

Tanzen ohne Schmerzen

Die Diagnose Arthrose im Knie ist für Tanzlehrer Jörg R. eine Katastrophe. Erst als sich der Befund bei den Bewegungs-Docs als Fehler herausstellt, schöpft er zu Recht neue Hoffnung.

Jeder Schritt ist für Jörg R. ein quälender Schmerz. Das beginnt schon morgens beim Aufstehen und zieht sich durch den Tag. Arthrose in beiden Knien, so lautet die Diagnose, mit der er auf das Praxisboot der Bewegungs-Docs kommt. Das heißt, dass seine Gelenke sich offenbar durch Verschleiß entzündet haben. Die Knorpelschicht, die normalerweise verhindert, dass Knochen auf Knochen stößt, reibt sich dabei zunehmend ab. Starkes Übergewicht, zurückliegende Unfälle, Leistungssport, Überlastung, falsche Bewegungsabläufe oder einfach das Älterwerden fördern die schmerzhafte Erkrankung. Jörg R. zweifelt erst einmal nicht an der Diagnose, denn als Tanzlehrer verlangt er seinem Körper ja tatsächlich viel ab – und das schon seit Jahrzehnten. „Tanzen ist mein Leben, mein Beruf, mein Hobby – es ist das, was mir Spaß macht", sagt der 49-Jährige.

Durchhalten mit Tabletten

Früher war er Wettkampfsportler. Heute bewältigt er das Unterrichten nur noch mit Mühe, manchmal nur mit Schmerztabletten. „Allein kam ich mit meinen Problemen einfach nicht weiter. Am Ende wurde mir immer zu einer Prothese geraten. Das war für mich der Horror", berichtet der Tanzlehrer. Die Risiken, die mit Kunstgelenken einhergehen, möchte er unbedingt vermeiden. Bewegungs-Doc Helge Riepenhof sieht sofort: Mit seinem Röntgenbild stimmt etwas nicht.

Keine Arthrose, aber was dann?

Zwischen den Knochen im Kniegelenk ist keine Arthrose zu erkennen und auch sonst nichts, was für einen Gelenkersatz spricht. Jörg R. ist fassungslos; jahrelang ist er offenbar einer Fehleinschätzung aufgesessen. Zum Glück keine Prothese! Das erleichtert ihn ungemein, doch es bleibt die Frage: Was steckt hinter den Schmerzen? Helge Riepenhof erkennt auf dem Röntgenbild, dass die Kniescheibe des Tanzlehrers falsch sitzt. Das kann man operieren, aber Helge Riepenhof will es zunächst mit Bewegungstherapie versuchen. Die Chancen stehen gut. Mit einem Kraftmessgerät testet der Orthopäde, wie stark die Muskulatur an welcher Stelle ist. Bei Jörg R. sind die Kräfte rund ums Knie offenbar ausgeglichen. Das klingt erst einmal positiv, doch ist es leider nicht. Denn die Strecker des Beines müssen idealerweise stärker sein als die Beuger (in einem Verhältnis von 60 zu 40). Sind die Muskeln nicht stark genug, bleibt das Gelenk nicht stabil in der Achse.

Training auch im Urlaub

Jörg R. soll Übungen machen, die das Gleichgewicht zwischen Strecker und Beuger wieder herstellen. Der Tanzlehrer hält durch – und das sogar im Urlaub. Bei der Abschlussuntersuchung ein halbes Jahr später berichtet er, dass er wieder besser tanzen und länger laufen kann. Treppensteigen klappt ohne Abstützen. Auch die Messdaten bestätigen das: Das Verhältnis der Muskelkräfte hat sich weitgehend normalisiert. Jörg R. muss zwar noch weitertrainieren, hat aber schon einen Riesenschritt geschafft.

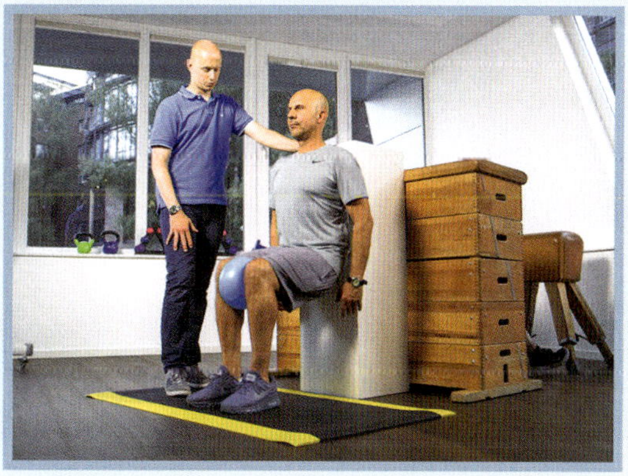

Helge Riepenhof zeigt Jörg R. stabilisierende Übungen.

Drei Übungen gegen Arthrose

FÜRS KNIE: RADFAHREN IN RÜCKENLAGE

Mit dieser Übung sorgen Sie dafür, dass die Kniegelenke durch Bewegung besser mit Nährstoffen versorgt werden, ohne sie mit Gewicht zu belasten. Legen Sie sich mit gebeugten Beinen auf den Rücken. Nehmen Sie die Hände hinter den Kopf und heben Sie die Schulterblätter vom Boden ab. Nun radeln Sie langsam in der Luft wie beim Fahrradfahren.

Halten Sie mindestens 30 Sekunden durch.

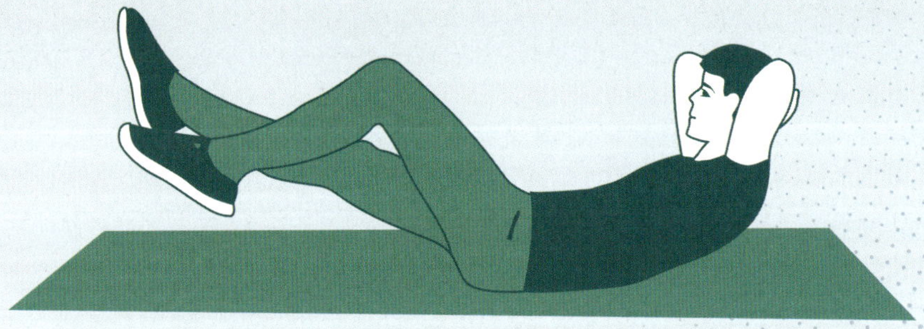

FÜR DIE HÜFTE: DEHNUNG IN DREI STUFEN

Legen Sie sich auf den Rücken. Heben Sie ein Bein im 90-Grad-Winkel und ziehen Sie es mit der gegenüberliegenden Hand am Knie über die Mitte zur gegenüberliegenden Seite. Dort halten Sie es und gehen dann zurück in die Ausgangslage. In der zweiten Stufe ziehen Sie das Knie etwas höher Richtung Ellenbogen und in der dritten Stufe Richtung Schulter. Der Rücken darf dabei nicht vom Boden abheben. Dann machen Sie die Übung mit der anderen Seite.

Ob zur gegenüberliegenden Seite, zum Ellenbogen oder zur Schulter – halten Sie alle Dehnungen mindestens 30 Sekunden.

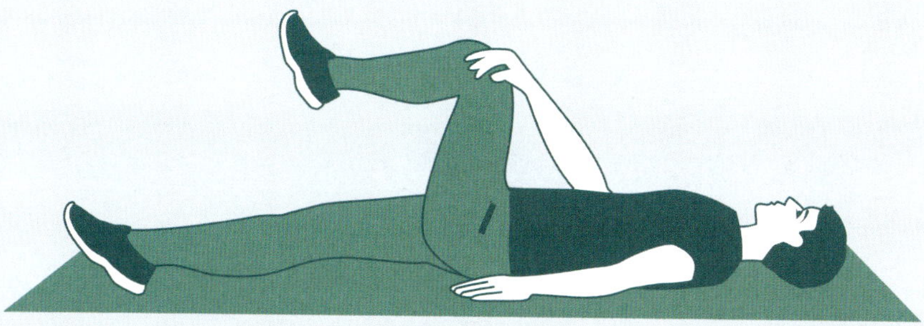

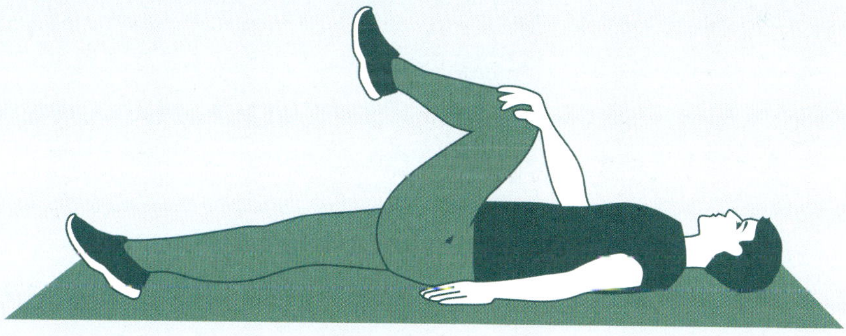

FÜR DIE SCHULTER: ARME HEBEN UND SENKEN

Stellen Sie sich mit leicht geöffneten Beinen aufrecht hin und strecken Sie beide Arme zur Seite. Nun klappen Sie die Arme im rechten Winkel nach unten. Die Handrücken zeigen dabei nach vorne. Danach klappen Sie die Arme im gleichen Winkel nach oben; jetzt zeigen die Innenflächen der Hand nach vorne.

Machen Sie drei Durchgänge mit jeweils 10 Wiederholungen.

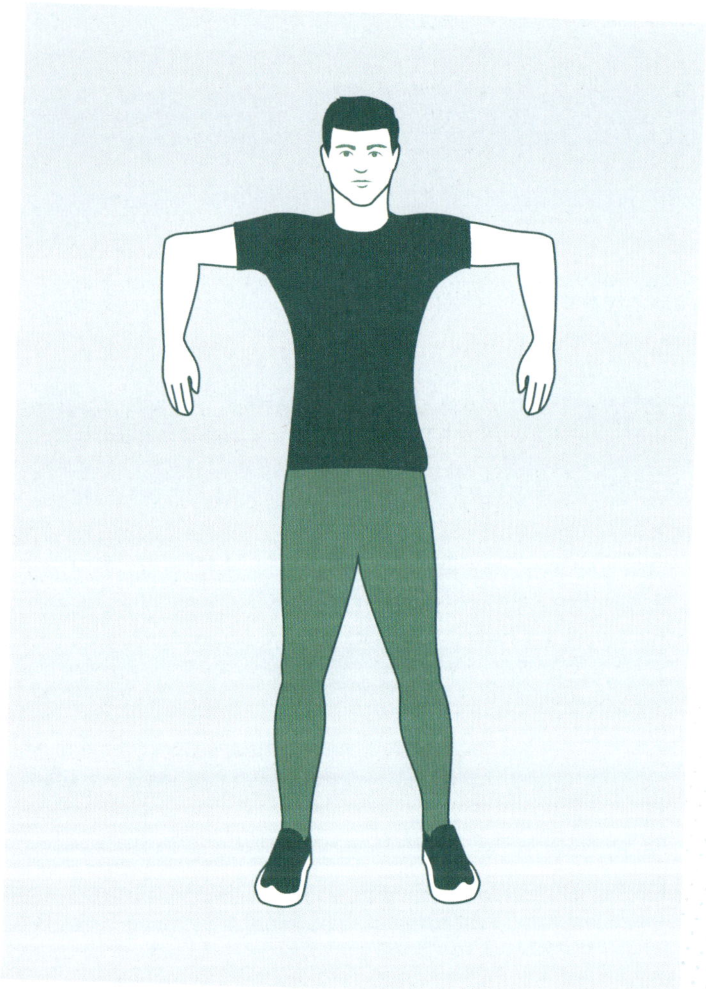

Schmerzen in der Hüfte: Dehnen statt stärken

Heike K. (55) hat Probleme mit der Hüfte. Doch es ist nicht – wie vermutet – ihre Hüftarthrose, die Schmerzen bereitet, sondern falsches Training. Bewegungs-Doc Christian Sturm stellt fest, dass vor allem verspannte Muskeln seiner Patientin zu schaffen machen.

Schmerzen in der Hüfte und in den Beinen hat Heike K. bereits seit mehr als 20 Jahren. Sie weiß schon lange warum: Eine angeborene Hüftfehlstellung (Dysplasie) dürfte Gangstörungen und Arthrose verursacht haben. Die sportliche 55-Jährige hat sich damit abgefunden. Schon mehrfach rieten Ärzte ihr zu einem Kunstgelenk, doch Heike K. wollte es so lange wie möglich ohne Operation versuchen. Leider wurden die Schmerzen immer schlimmer. Ob längeres Sitzen, Stehen, Laufen oder Liegen – als sie bei den Bewegungs-Docs Hilfe sucht, geht fast nichts mehr, ohne dass es wehtut.

Die Hüftarthrose ist nicht so schlimm

Orthopäde Christian Sturm erkennt die Arthrose in der Hüfte mithilfe eines bildgebenden Verfahrens, doch sie ist lange nicht so schlimm, wie vermutet. Heike K. ist so beweglich, dass der Experte ein echtes Arthroseproblem ausschließt. Eine Untersuchung mit den Händen bestätigt die Vermutung: Muskuläre Dysbalancen, Verspannungen und Faszienverhärtungen dürften der Auslöser für die Schmerzen sein. Heike K. wundert sich. Schließlich hat sie ihre Freizeit in den letzten Jahren nicht auf dem Sofa verbracht, sondern regelmäßig Sport getrieben, um die Schmerzen wegzutrainieren.

Falscher Sport verstärkte die Schmerzen

Möglicherweise hat die angeborene, relativ kleine Fehlstellung lange Zeit zu einer Schonhaltung geführt und dadurch zu der Dysbalance – der falsche Sport hat die Probleme noch verstärkt. Nach Einschätzung des Bewegungs-Docs hat Heike K. übertrieben, also zu viel auf Kraft und Spannung trainiert und ihren Zustand damit verschlechtert, statt ihn zu verbessern. Nun gilt es, die übertriebene Spannung abzubauen und die Dysbalance zu beseitigen, indem die Hüftbeuger mehr gedehnt und gelockert werden. Heike K. lernt gezielte Übungen – und macht sie zu Hause wie im Urlaub mit viel Disziplin. Dazu kommen manuelle Therapien, Krankengymnastik und Stoßwellen.

Regelmäßig lockern und dehnen

Nach ein paar Monaten zeigt ihr Einsatz Wirkung: Sie kann besser gehen, stehen und auch wieder länger sitzen. Selbst ein Schaufensterbummel ist nach langem Leiden erstmals wieder schmerzfrei möglich. Nur im Liegen hat sie noch Probleme. Das stört Heike K. aber nicht allzu sehr; schließlich ist sie ein Bewegungsmensch, wie sie es selbst sagt. Das sollte sie auch bleiben – nur mit mehr Dehnen und Lockern als bisher, rät Christian Sturm. „Ich muss immer etwas tun, weil ich eine Schwachstelle habe", sagt Heike K. Dem steht nichts im Wege – solange sie es nicht übertreibt.

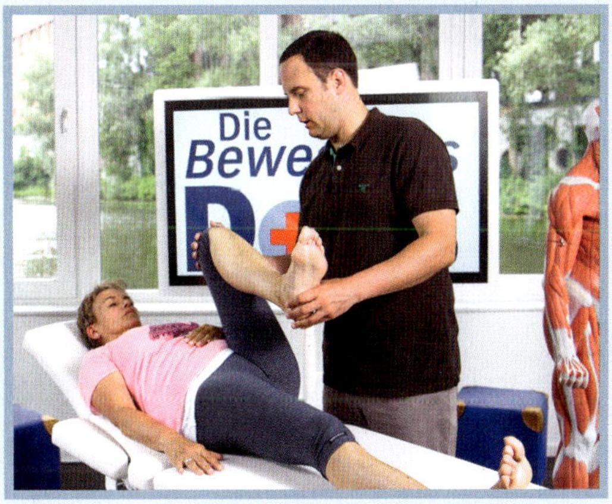

Christian Sturm sucht die Schmerzursache bei Heike K.

Bandscheibe: Gefürchteter Prolaps

Ein Bandscheibenvorfall ist das Schreckgespenst aller Rückenpatienten. Dabei ist der reine Rückenschmerz durch Bandscheibenvorfälle eher selten. Häufiger zeigen sich die Symptome über eingedrückte Nerven in Form von Schmerzen in den Beinen und Armen. Die Mehrzahl der Bandscheibenvorfälle bauen sich selbst wieder ab.

Der bewegliche Teil der Wirbelsäule setzt sich aus 24 Wirbelkörpern zusammen, zwischen denen insgesamt 23 knorpelige Scheiben liegen. Sie bestehen aus einem äußeren festen Faserring, der einen inneren weichen Gallertkern umschließt, eine Art Gelkissen, das wie ein Stoßdämpfer wirkt. Bandscheiben werden nicht über Blutgefäße mit Nährstoffen versorgt, sondern durch Diffusion: Wird Druck auf die Bandscheiben ausgeübt, verlieren sie Flüssigkeit und werden flacher. Bei Entlastung saugen sich die Bandscheiben wie ein Schwamm wieder voll. Das geschieht zum Beispiel nachts im Schlaf. Im Laufe des Tages verlieren sie an Volumen, sodass der Mensch abends ein bis drei Zentimeter weniger Länge misst als am Morgen. Durch das abwechselnde Auspressen und Aufsaugen von Flüssigkeit werden die Bandscheiben mit Nährstoffen versorgt. Der ständige Wechsel zwischen Druck und Entlastung ist also Voraussetzung dafür, dass die Bandscheiben genügend Nährflüssigkeit bekommen. Gewährleistet wird der Stoffwechsel durch Bewegung. Langes Sitzen tut den Bandscheiben deshalb nicht gut.

Den Rücken schonen – darauf sollten Sie achten

- Heben Sie schwere Gegenstände mit geradem Rücken aus den Beinen heraus. Halten Sie das Gewicht nah am Körper und vermeiden Sie Drehbewegungen der Wirbelsäule.
- Vermeiden Sie ruckartige Bewegungen. Spannen Sie die Rumpfmuskulatur an, um die Wirbelsäule zu stabilisieren.
- Gehen Sie lieber zweimal, statt zu viel Gewicht auf einmal zu schleppen.
- Verteilen Sie die Belastung gleichmäßig auf beide Arme.
- Tragen Sie lieber einen Rucksack als eine Tasche.

Fehlende Elastizität

Mit zunehmendem Alter sinkt der Wassergehalt der Bandscheiben und die Elastizität lässt nach. Dadurch können sich kleine Risse im Faserring bilden. Wölbt sich die Bandscheibe in den Nervenkanal nach hinten vor, spricht man von einer Bandscheibenvorwölbung (Protrusion). Durchbricht der Gallertkern den Faserring, handelt es sich um einen Bandscheibenvorfall (Prolaps). Beides kann auf Nerven drücken und Schmerzen auslösen. Vorfälle und Vorwölbungen können in jedem Abschnitt der Wirbelsäule vorkommen; etwa zwei Drittel der Bandscheibenvorfälle finden jedoch in der Lendenwirbelsäule statt. Knapp ein Drittel betrifft die Halswirbelsäule. Im Bereich der Brustwirbelsäule kommen Bandscheibenvorfälle nur selten vor. Ein Prolaps kann weitgehend symptomlos verlaufen, aber auch starke Schmerzen verursachen. Der Schmerz kann in die Arme, ins Gesäß oder in die Beine ausstrahlen und von Taubheits- oder Kältegefühlen und Kribbeln begleitet sein. Die Rückenmuskeln sind häufig stark verhärtet. Die Muskeln können geschwächt sein und Reflexe reduziert.

Kopf hoch bei Nackenschmerzen

Der aufrechte Gang ist selten geworden: Der moderne Mensch verbringt zu viel Zeit mit gesenktem Kopf und starrem Blick aufs Mobiltelefon und Bildschirme. Kein Wunder, dass heute auch viele junge Leute unter chronischen Nackenschmerzen leiden. Durch die permanente Fehlhaltung beim

Blick aufs Smartphone kann die Halswirbelsäule in eine dauerhafte Fehlstellung geraten. Die Bandscheiben der Halswirbelsäule können sich dadurch vorzeitig abnutzen.

Nicht vorschnell unters Messer legen

Die Mehrzahl der Bandscheibenvorfälle baut sich auch wieder selbst ab. Schmerzmittel, Physiotherapie und moderate Bewegung, gegebenenfalls stabilisierende Übungen, helfen über 80 Prozent der Patienten ihre Beschwerden deutlich zu lindern. Dies nennt man konservative Therapie. Die Bandscheibe zieht sich währenddessen teilweise wieder zurück, Enzyme bauen die vorstehenden Teile der Bandscheibe ab. Der Prozess kann einige Wochen bis Monate dauern. Der Körper heilt sich quasi selbst. Und doch ist die Zahl der Rückenoperationen in den letzten Jahren stark angestiegen: 280 000 Eingriffe pro Jahr sind aus medizinischer Sicht fragwürdig. Untersuchungen beschreiben, dass mindestens die Hälfte, womöglich sogar bis zu 85 Prozent aller Rückenoperationen vermeidbar wären. Ein Großteil der Patienten könnte alternativ behandelt werden. Wie eine Studie gezeigt hat, profitieren Patienten im Durchschnitt und auf lange Sicht nicht von einer Operation. Eine konservative Behandlung mit Schmerzmitteln und Physiotherapie schneidet im Vergleich besser ab.

Minimalinvasive Methoden

Wenn Gefühlsstörungen auftreten und die Schmerzen in Arme und Hände oder in die Beine ausstrahlen, muss eine Abklärung durch den Arzt erfolgen. Sind die Nervenkanäle stark eingeengt und kommt es zu Lähmungserscheinungen, kann eine Operation unumgänglich sein. Auch Schmerzen, die sich nicht ausreichend durch konservative Therapiemaßnahmen lindern lassen, sind ein Grund für eine Operation. Dann sind minimalinvasive Methoden vorzuziehen, um die empfindlichen Nervenstrukturen möglichst nicht zu verletzen.

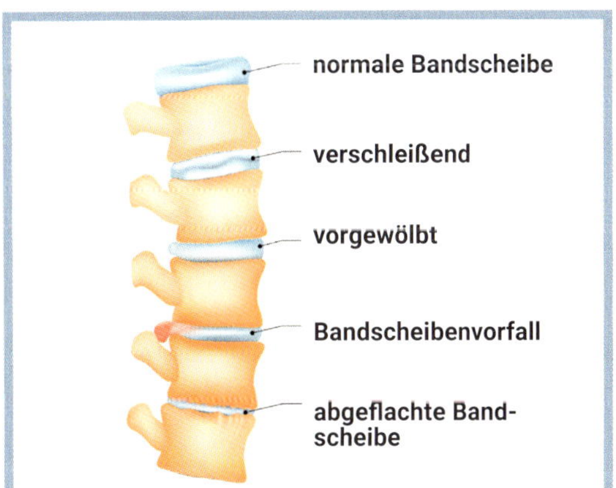

Verschleiß der Bandscheibe in verschiedenen Stadien.

Aktive Pause – den Bandscheiben zuliebe

Es braucht keine aufwendigen Geräte, um die Wirbelsäule zu entlasten und zu stärken: Kurz aufstehen und seitlich dehnen, ist zwischendurch fast überall möglich. Oder auch ein paar Liegestütze, in vorgeneigter Haltung auf einer Tisch- oder Stuhlkante abgestützt. Ein Wackelbrett nährt die Bandscheiben und verbessert das Zusammenspiel der Muskelgruppen.

Wann muss ich zum Arzt?

➔ Wenn Sie Schmerzen haben, die trotz Bewegungsübungen und gegebenenfalls einem Schmerzmittel länger als drei Tage unverändert stark anhalten, ist es ratsam, einen Arzt aufzusuchen, um die Ursache abzuklären.
➔ Das gilt auch, wenn die Schmerzen mit Fieber oder Nachtschweiß verbunden sind.
➔ Wer eine Krebserkrankung hat oder hatte, sollte Schmerzen ebenfalls ärztlich abklären lassen.

Unverzüglich reagieren sollten Sie bei folgenden Alarmzeichen:

- starke Kreuz- und Beinschmerzen, die mit Lähmungserscheinungen an den Beinen einhergehen
- Verlust der Kontrolle über Blase und Darm
- relevante Taubheitsgefühle, Kribbeln oder andere Empfindungsstörungen an den Extremitäten

Drei Übungen für die Bandscheibe

HÜFTROTATION

Legen Sie sich auf den Rücken. Die Arme bleiben auf dem Boden links und rechts neben dem Körper. Winkeln Sie die Beine an und heben Sie die Hüfte so weit, wie Sie können, nach oben. Nun rotieren Sie mit der Körpermitte linksherum (10 Sekunden lang). Dabei drehen Sie die linke Seite Richtung Boden, die rechte zur Decke. Dann wird die Seite gewechselt und rechtsherum gedreht (ebenfalls 10 Sekunden lang).

Wiederholen Sie die Hüftrotation zu beiden Seiten jeweils 5-mal.

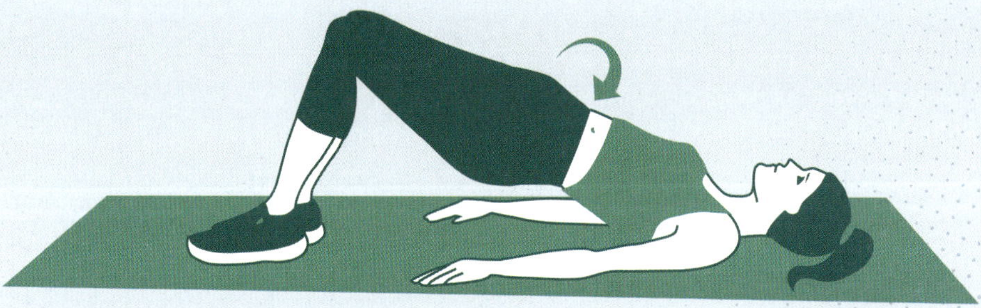

SUPERMAN / SUPERWOMAN IM VIERFÜSSLERSTAND

Begeben Sie sich in den Vierfüßlerstand. Die Hände stellen Sie unterhalb der Schultern und die Knie unterhalb der Hüftgelenke auf. Dann strecken Sie den rechten Arm nach vorne und das linke Bein nach hinten und führen anschließend das Knie und den Ellenbogen diagonal unter der Brust zusammen. Der Rücken bleibt dabei gerade. Dann wird die Seite gewechselt.

Jede Seite ist mindestens 10-mal dran.

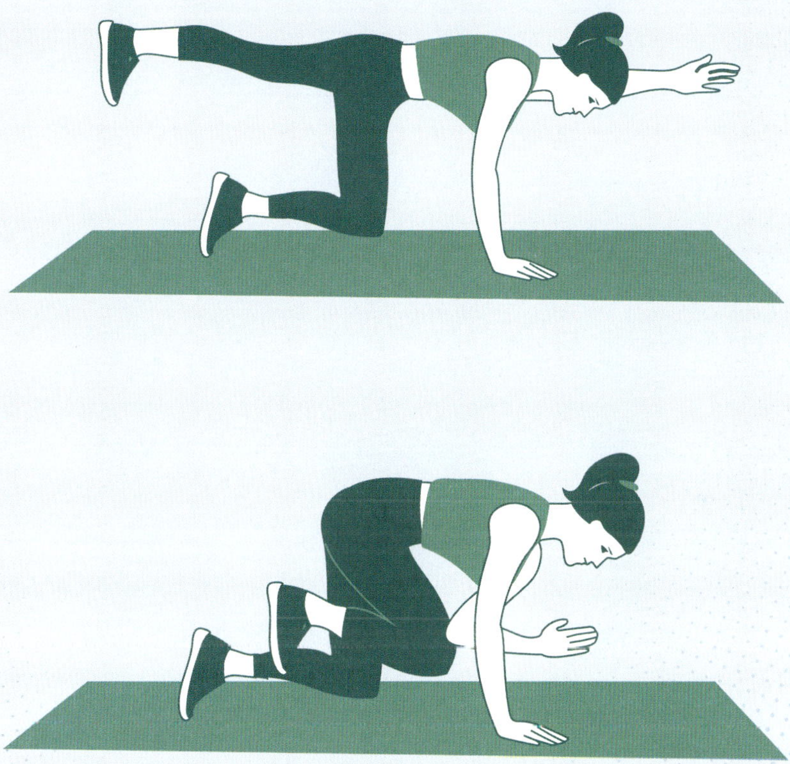

BEUGEN UND AUFRICHTEN

Stellen Sie sich mit den Beinen etwa hüftbreit auf den Boden. Stützen Sie die Hände seitlich aufs obere Gesäß. Beugen Sie sich aus dieser Position heraus langsam nach hinten. Dabei den Kopf zurückfallen lassen, während Sie die Hüfte nach vorne schieben. Halten Sie die Position 3 tiefe Atemzüge lang. Dann richten Sie sich wieder auf und beugen sich ebenso langsam nach vorne, dabei mit den Händen auf den Beinen abstützen und 3-mal tief ausatmen.

Wiederholen Sie das Ganze 5-mal.

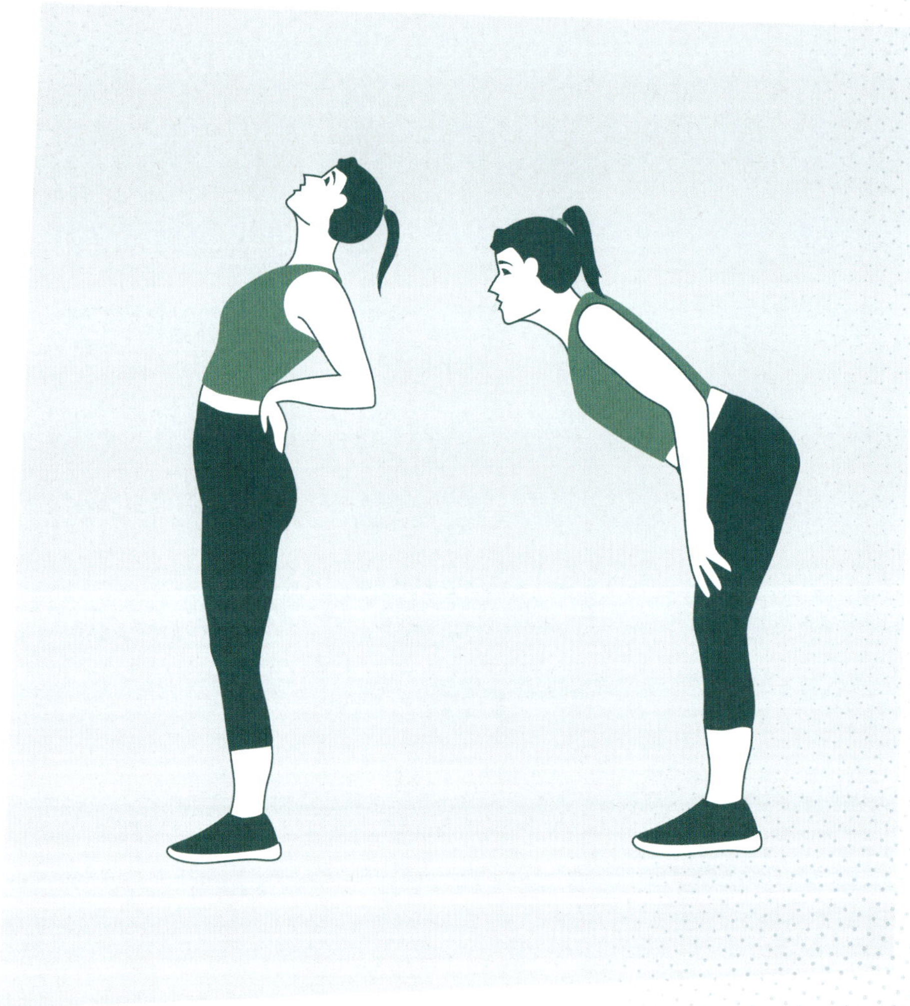

Sport statt Tabletten: Bluthochdruck natürlich senken

Mit zunehmendem Lebensalter leiden immer mehr Menschen unter Bluthochdruck. Mehr als 80 Prozent der über 60-Jährigen sind heute betroffen. Dabei spielt der Lebensstil eine entscheidende Rolle. Bewegung bewirkt oft mehr als Medikamente.

Die Gefahr kommt schleichend: Während wir jahre- oder sogar jahrzehntelang keinerlei Symptome spüren, entwickelt Bluthochdruck (medizinisch Hypertonie) sich langsam. Ein gesunder Blutdruck liegt bei 120/80 mmHg. Werte zwischen 130 bis 139/85 mmHg gelten noch als normal. Ab 140/90 mmHg liegt eine Hypertonie vor (siehe Tabelle). Dafür muss man wissen: Ärzte bestimmen den Blutdruck in Millimetern, deren Höhe eine Quecksilbersäule beim Messen anzeigt. Die Abkürzung dafür lautet mmHg. Ein mmHg ist also der Druck, der die Säule um einen Millimeter in die Höhe treibt. Dabei zeigt der obere systolische Wert den Druck an, der entsteht, wenn die linke Herzkammer sich zusammenzieht, die Aortenklappe sich öffnet und das Blut in die Hauptschlagader drückt. Der untere, der diastolische Wert, misst den Druck, wenn die Herzkammer sich entspannt, um erneut Blut aufzunehmen.

Primärer und sekundärer Hochdruck

Ist die Ursache nicht genau bekannt, sondern die Folge des Lebensstils und des Älterwerdens, bezeichnet man Bluthochdruck als primäre Hypertonie. Dass Bluthochdruck durch Krankheiten entsteht – zum Beispiel Nieren- oder Gefäßkrankheiten oder einen hormonproduzierenden Tumor der Nebenniere –, kommt nur relativ selten vor. Medizinisch spricht man dann von einer sekundären Hypertonie. Der überwiegende Teil der Fälle (fast 90 Prozent) ist aber die primäre Hypertonie.

Genetische Disposition häufigste Ursache

Nicht nur das Alter, auch andere Faktoren wie schlechte Ernährung, zu viel Alkohol, Rauchen, Übergewicht, Diabetes und Bewegungsmangel spielen bei der Entstehung eine Rolle. Die häufigste Ursache ist die genetische Disposition, die man nicht ändern kann – den Lebensstil aber

Kategorie	Systolisch (mmHg)	Diastolisch (mmHg)
Optimal	< 120 und	< 80
Normal	120–129 und/oder	80–84
Hochnormal	130–139 und/oder	85–89
Hypertonie Grad 1	140–159 und/oder	90–99
Hypertonie Grad 2	160–179 und/oder	100–109
Hypertonie Grad 3	≥ 180 und/oder	> 110
Isolierte systolische Hypertonie	≥ 140 und	< 90

schon. Als weiterer Risikofaktor gilt das sogenannte Schlafapnoe-Syndrom. Dabei machen die Betroffenen nachts Atempausen, bei denen es vorübergehend zu einem Atemstillstand kommen kann. Die Patienten erwachen und schnappen nach Luft. Der Sauerstoffmangel stört den Schlaf erheblich und begünstigt Bluthochdruck und andere Herzkrankheiten. Häufig ist Übergewicht die Ursache für das Schlafapnoe-Syndrom.

Symptome treten erst spät auf

Erst wenn eine Hypertonie weit fortgeschritten ist, treten typische Symptome auf. Dazu gehören zum Beispiel Kopfschmerzen, Unruhe, Schwindel, Gereiztheit, Nasenbluten, Schlafstörungen, Druckgefühle auf der Brust oder Ohrgeräusche. Dann ist der Blutdruck wahrscheinlich schon lange erhöht, wurde aber nicht bemerkt. Wird eine Hypertonie nicht behandelt, sinkt die Lebenserwartung im Durchschnitt um elf Jahre. Nur jeder zweite Betroffene weiß, dass er Bluthochdruck hat; lediglich jeder vierte wird erfolgreich behandelt.

Etwas mehr Männer betroffen

Mit dem Älterwerden nimmt die Zahl der Bluthochdruckpatienten stark zu. Unsere Gefäße verlieren mit den Jahren an Elastizität und werden steifer. In den Blutbahnen lagert sich Gewebe ab, sogenannte atherosklerotische Plaques, die eine Folge des Bluthochdrucks sind. 80 Prozent der über 60-Jährigen haben Bluthochdruck. Betrachtet man alle Altersstufen zusammen, sind etwas mehr Männer als Frauen betroffen, was vermutlich am Einfluss der Hormone liegt. Doch auch der Lebensstil, der bei Männern und Frauen der bisherigen Generationen recht unterschiedlich ist, dürfte dabei eine Rolle spielen. Männer rauchen mehr, haben häufiger Übergewicht und bewegen sich tendenziell weniger als Frauen. Während Frauen vor der Menopause noch durch Hormone weitgehend vor Atherosklerose geschützt sind, steigt der Druck während und nach den Wechseljahren bei ihnen stärker an als bei Männern. Ab 65 Jahren ist kein signifikanter Unterschied mehr zwischen den Geschlechtern zu erkennen.

Gefahr durch Stresshormone

Auch negativer Stress und andere seelischen Belastungen können Bluthochdruck begünstigen. Das sogenannte sympathische Nervensystem (Sympathikus) steuert die Ausschüttung des Stresshormons Adrenalin. Das ist in gefährlichen Situationen sinnvoll, denn es macht stark für zwei Dinge, die in grauer Vorzeit überlebenswichtig waren: für den Kampf und für die Flucht. Heute müssen wir in der Regel weder fliehen noch kämpfen, haben aber trotzdem bei Stress einen hohen Adrenalinspiegel, der die Gefäße eng stellt und den Blutdruck erhöht. Wir stehen zu oft unter Zeitdruck. Das Leben verdichtet sich mehr und mehr – im Privatleben genauso wie im Beruf. Die Erwartungshaltungen und die Ansprüche an sich selbst sind hoch. Dazu kommt, dass Menschen ihre Freizeit im Sessel vorm Fernseher verbringen, statt spazieren zu gehen, um mal abzuschalten.

Den Parasympathikus stärken

Genau das braucht der Körper aber, um den Blutdruck nach stressigen Phasen wieder zu senken. Die Natur hat dafür vorgesorgt: Lässt die Bedrohung nach, senkt ein gesunder Organismus den Druck in den Gefäßen wieder ab. Dabei kommt der Gegenspieler des Sympathikus, der Parasympathikus, zum Einsatz. Er bringt den Menschen in den Ruhezustand zurück, wenn die „Gefahr" vorbei ist. Bleibt sie aber bestehen (was bei heutigem Stress meist der Fall ist), bleibt der Druck dauerhaft hoch. Der Parasympathikus macht den Körper widerstandsfähiger gegenüber Stresshormonen. Er wird durch Bewegung, gesundes Essen, Nikotinverzicht und Gewichtsreduzierung bei Übergewicht gestärkt.

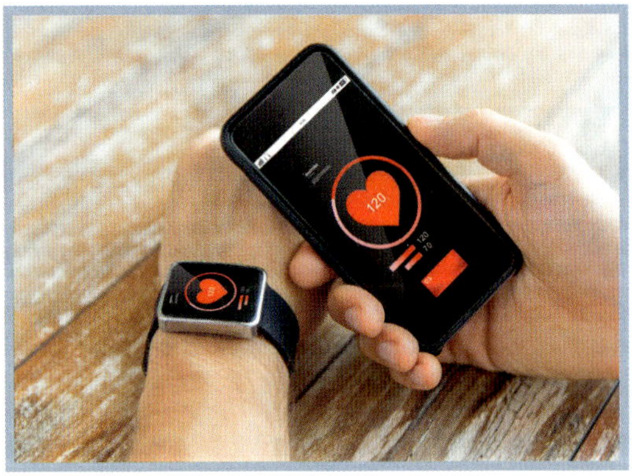

Der Gesundheit zuliebe sollte jeder seinen Blutdruck kennen und im Blick behalten.

Richtig messen

Mit einem Blutdruckmessgerät kann jeder seinen Blutdruck selber messen. Oftmals ist das sogar aussagekräftiger als eine Messung während des Arztbesuches, bei dem man aufgeregt ist. Der Blutdruck ist nicht den ganzen Tag gleich. Oft schwanken die Werte im Laufe von 24 Stunden erheblich. Gehen Sie in folgenden Schritten vor:

1. Ruhen Sie sich fünf Minuten lang aus.
2. Legen Sie die Manschette um den Oberarm. Diesen legen sie, leicht gebeugt, etwa in Herzhöhe auf einen Tisch.
3. Reden Sie während der Messung nicht und lenken Sie sich auch sonst nicht ab. Schlagen Sie die Beine nicht übereinander.
4. Machen Sie nach drei bis vier Minuten eine zweite Messung.

Tipp: Lassen Sie zusätzlich beim Arzt eine 24-Stunden-Messung machen, denn dabei kann man den Tagesverlauf und die Korrelation von körperlich aktiven zu inaktiven Phasen besonders gut beurteilen. So lässt sich auch der optimale Zeitpunkt für die Einnahme von etwaigen Medikamenten festlegen. Eine 24-Stunden-Messung sollte fester Bestandteil der Therapie sein.

Wenig Aufwand, große Wirkung

Mit Bewegung ist es möglich, den Blutdruck auf natürliche Weise zu senken. Regelmäßiger Sport – insbesondere Ausdauersport – kann den systolischen Blutdruck bis 20 mmHg „drücken". Selbst wer nicht viel trainiert, sieht schnell Effekte. Mit wenig (statt gar keiner) Bewegung lässt sich der Druck um vier bis acht mmHg senken. Dabei müssen Sie ein paar Regeln beachten: Gut geeignet sind Sportarten, die ruhige rhythmische Bewegungen erfordern und dabei entspannend wirken. Der Puls sollte regelmäßig schlagen. Die Atmung ist gleichmäßig. Es darf – zumindest bei Ungeübten – nicht zu Leistungsspitzen kommen.

Vorsicht vor gefährlichen Überlastungen

Wandern, Walken, Radfahren, Schwimmen und langsames Laufen sind günstig. Meiden Sie Stop-and-Go-Sportarten, die schnelles Bremsen, Sprints, Sprünge, Krafteinsätze, Richtungswechsel und maximale punktuelle Kraftanstrengungen erfordern (zum Beispiel schnelle Ballsportarten wie Fußball, Handball oder Squash). Es sei denn, Sie betreiben solche Sportarten schon lange, sind daran gewöhnt und mit der Hypertonie in Behandlung unter ärztlicher Kontrolle. Dann dürfen Sie sie weitermachen, sollten sich aber nicht zu Überlastungen hinreißen lassen.

Faustformel fürs Laufen

Wie bestimmt man beim Laufen die optimale Intensität? Ganz genau kann das der Arzt berechnen. Als grobe Richtlinie dient aber auch eine einfache Faustformel, die jeder selbst anwenden und im Kopf errechnen kann: Ziehen Sie Ihr Alter von der Zahl 220 ab. Dann erhalten Sie die maximale Belastungsfrequenz. 60 bis 75 Prozent davon sind eine Pulsfrequenz für Ausdauertraining gegen Bluthochdruck. Rechnen Sie dafür 180 minus Ihr Alter.

Laufen, ohne aus der Puste zu kommen

Noch einfacher: Sie achten darauf, dass Sie laufen, ohne zu schnaufen. Man sollte sich nebenbei noch locker unterhalten können, ohne aus der Puste zu kommen. Etwas genauer ist die sogenannte Karvonenformel, die beim Laufen vor Überanstrengung schützt (siehe Kasten Seite 80).

Wichtig zu wissen: Diese Formeln sind bei Gesunden gute Richtwerte, für Herzkranke aber zu ungenau. Auch Menschen, die Medikamente zur Senkung der Herzfrequenz nehmen (zum Beispiel Betablocker), sollten sich nicht daran orientieren. Sie müssen sich sich beim Arzt genau testen lassen. Herzkranke brauchen eine Bewegungstherapie mit einem professionellen Plan und sollten nicht selbst drauflos trainieren.

Die Karvonenformel

Die Karvonenformel ist etwas genauer als die Faustformel fürs Laufen. Sie ist nach dem finnischen Marathonläufer Martti J. Karvonen benannt und gilt als zuverlässige Rechnung, um einen individuell optimalen Trainingspuls beim Laufen zu bestimmen, der vor Überanstrengung schützt. Sie ist aber ebenso wie die Faustformel nur für gesunde Menschen geeignet. So geht's:

1. Ältere und Kranke lassen ihre maximale Herzfrequenz bei einer sportmedizinischen Untersuchung vom Arzt bestimmen. Wer gesund ist, kann das auch selbst tun, indem er den Puls bei maximaler Belastung misst.
2. Den Ruhepuls können Sie selbst messen – am besten morgens nach dem Aufwachen mit einer Pulsuhr oder einem Pulsgurt. Es geht auch, indem Sie am Hals oder am Handgelenk Ihren Puls fühlen und zählen, wie oft ihr Herz pro Minute schlägt.
3. Nun überlegen Sie, wie intensiv Sie trainieren wollen: Intensives Ausdauertraining bedeutet Faktor 0,8 (das ist für sehr gut Trainierte geeignet), etwas weniger Trainierte nehmen leichteres Ausdauertraining mit dem Faktor 0,6 und Untrainierte wählen 0,5 als Faktor der Belastung.

RECHNEN SIE:
Trainingspuls = (Maximale Herzfrequenz minus Ruhepuls) mal Faktor der Belastung plus Ruhepuls
Zum Beispiel: (170 minus 70) mal 0,5 plus 70 = 120 Trainingspuls

Wenn Sie sich verbessern wollen, sollten Sie in einer ersten Phase länger trainieren und erst danach intensiver. Wenn Sie Ihren Ruhepuls alle paar Wochen neu messen, werden Sie staunen, wie schnell er bei regelmäßigem Training sinkt, denn das Herz arbeitet dann ökonomischer.

Bewegung wirkt wie ein Betablocker

Wie Millionen andere Menschen leidet Andreas S. unter Bluthochdruck. Ihm machen bereits typische Symptome zu schaffen. Um von den überhöhten Werten herunterzukommen, muss er seinen Lebensstil verändern und regelmäßig Sport treiben.

Sein stressiger Alltag hat ihn krank gemacht. Als Selbstständiger steht Andreas S. ständig unter Strom. Die Gedanken kreisen dabei nicht nur um die Inhalte seiner Arbeit, sondern auch um die Dringlichkeit. Was muss sofort gemacht werden? Wie kann er die Wünsche seiner Kunden erfüllen? In diesem Kreislauf kommt der 47-Jährige kaum zur Ruhe. Auch nach Feierabend und sogar am Wochenende laufen noch E-Mails ein, die beantwortet werden müssen. Eine 50- bis 60-Stunden-Woche ist die Regel.

Dauerstress lässt den Druck steigen

Bei Andreas S. machen sich typische Symptome bereits bemerkbar. Er bekommt schnell Kopfschmerzen, schläft schlecht und schwitzt leicht. Für den Elektrotechniker ist die Hypertonie aber nicht nur unangenehm, sondern auch höchst gefährlich. Durch die andauernde Belastung hat sich sein Herzmuskel verdickt. Im Ruhezustand liegt sein Blutdruck bei 140/85 mmHg. Steht er unter Stress, steigt der Wert in kurzer Zeit auf 170/100 – und das, obwohl Andreas S. bereits blutdrucksenkende Medikamente nimmt. Das heißt: Für den Familienvater ist es zwei Minuten vor zwölf, wie Bewegungs-Doc Melanie Hümmelgen mahnt. Es muss sofort etwas passieren.

Fünfmal in der Woche morgens joggen

„Bewegung wirkt wie ein Betablocker", sagt Melanie Hümmelgen. Andreas S. ist bis auf die Hypertonie gesund und fit; er soll fünfmal in der Woche 30 bis 45 Minuten joggen – und zwar morgens, da intensives Training am Abend Einschlafstörungen verursachen kann. Dazu braucht er noch etwas zum Herunterkommen und um Abstand zur Arbeit zu gewinnen: Jeden Abend 60 Minuten spazieren gehen – am besten ohne Handy im Wald, damit er in der Natur zur Ruhe kommt.

Beim Lauftempo ist weniger mehr

Beim Laufen lernt der Elektrotechniker etwas Neues: Er muss sich zurücknehmen und seinen Trainingspuls viel niedriger halten, als er es kennt. Das ist typisch für einen leistungsbereiten Menschen, der sich oft zu sehr verausgabt. Die Faustformel bei Bluthochdruck lautet: Ausdauer bei geringer Intensität. Zusätzlich wird das Programm erweitert: Neben Laufen und Spazierengehen kommt noch ein Qigong-Kurs dazu, in dem Andreas S. lernt, mit ruhigem Atem und fließenden Bewegungen aktiv zu entspannen.

Nicht mehr so leicht aus der Ruhe zu bringen

Nach sechs Monaten lassen sich große Erfolge fühlen und messen. Der Familienvater trainiert regelmäßig, sein Tagesablauf ist geordneter. Er schläft besser, hat einen Mitarbeiter eingestellt und bewertet seinen gefühlten Stress jetzt mit 3 bis 4 statt wie vorher mit 10 Punkten auf der Skala. Das zeigt sich auch in Zahlen: Der Blutdruck ist auf 131/83 mmHg gesunken. Das Beste: Unter Stress steigt er nicht mehr an. Melanie Hümmelgen dreht die symbolische Uhr zurück: von zwei vor zwölf auf viertel vor zwölf. Jetzt heißt es für Andreas S.: „Sie dürfen auf keinen Fall aufhören, Sie müssen unbedingt dranbleiben."

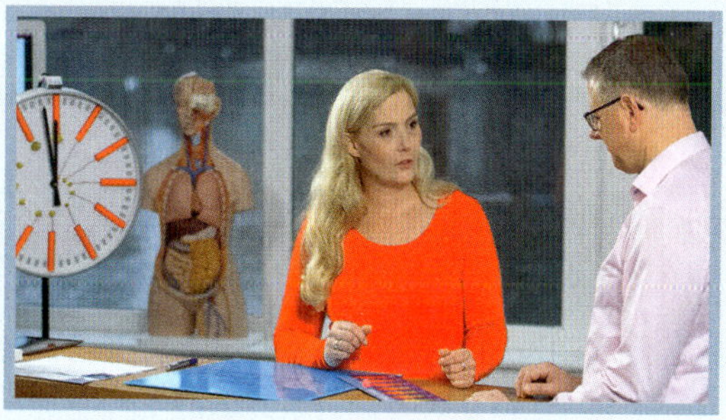

Ärztlicher Rat von Melanie Hümmelgen für Andreas S.

Fit im Kopf durch Bewegung

Mit dem demografischen Wandel werden in Zukunft immer mehr Menschen unter Demenz leiden. Aber: Wer seinen Körper trainiert und schlank und sportlich bleibt, erhöht seine Chancen, auch im Alter noch über ein leistungsfähiges Gehirn zu verfügen.

Mit zunehmendem Alter lassen viele kognitive Fähigkeiten nach: Das Arbeitsgedächtnis etwa ist nicht mehr so gut wie in jungen Jahren. Namen fallen uns nicht mehr ein, wir können uns Zahlen und Telefonnummern schlechter merken und wissen oft nicht mehr, wo wir den Schlüssel hingelegt haben. Auch die Reaktionsgeschwindigkeit lässt nach. Störende Reize wie Lärm können nicht mehr so leicht ausgeblendet werden. Das beeinträchtigt die Konzentration. Wenn es in Labortests um schnelle Informationsverarbeitung geht, sind Ältere den Jungen hoffnungslos unterlegen. Das heißt aber nicht, dass Altern grundsätzlich Abbau bedeutet: Soziale Kompetenz und Urteilsvermögen nehmen zu. Ältere können auf ihre größere Routine zurückgreifen und machen vieles durch Erfahrung wett. Sie sind abgeklärter, können schwierige Situationen intuitiv einschätzen und finden oft kreativere Lösungen. Mit dem Alter kommt eben auch Weisheit.

Wie Demenzkranke von Sport profitieren

Sport- und Musikangebote können eine Demenz nicht heilen. Dennoch wurden in der Praxis zahlreiche Vorteile beobachtet:

- ➔ Die Stimmung verbessert sich.
- ➔ Die Unruhe nimmt ab.
- ➔ Das Gedächtnis bessert sich.
- ➔ Die Orientierungsfähigkeit nimmt zu.
- ➔ Vorhandene Fähigkeiten werden gestärkt.
- ➔ Die Lebensqualität erhöht sich.

Die Zahl der Betroffenen wächst

Und doch macht das Alter vielen Menschen Angst. Sie fürchten, früher oder später die Fähigkeit zum klaren Denken zu verlieren. In der Tat sind in Deutschland mehr als anderthalb Millionen Menschen an Demenz erkrankt; mindestens zwei Drittel davon an der Alzheimer-Krankheit. Bis zum Jahr 2050 wird sich die Zahl der altersabhängigen Demenzerkrankungen wahrscheinlich verdoppeln. Weltweit sind schon jetzt mehr als 35 Millionen Menschen betroffen. Die Häufigkeit steigt mit dem Alter an; weniger als zwei Prozent der Erkrankten sind jünger als 65 Jahre.

Mehr als nur Vergesslichkeit

Demenz ist eine erworbene Beeinträchtigung der geistigen Leistungsfähigkeit. Dadurch werden Gedächtnis, Sprache, Orientierung und Urteilsvermögen einschränkt, und zwar so schwerwiegend, dass die Betroffenen nicht mehr imstande sind, ein selbstständiges Leben zu führen. Sie brauchen dauerhaft Hilfe im Alltag. Oft kommt es zu einer Schwächung des Antriebs und Verhaltensveränderungen. Die Betreuung sollte mit kognitivem Training, körperlichen Aktivitäten und eventuell einer Ergotherapie kombiniert werden. Angehörige, die sich um Menschen mit Demenz kümmern, brauchen eine professionelle Beratung.

Verschiedene Formen der Erkrankung

Die wichtigsten Formen der Demenz sind die Alzheimer-Krankheit, gefäßbedingte Erkrankungen des Gehirns mit Folge-Demenz (vaskuläre Demenz), frontotemporale Degenerationen und die Lewy-Körperchen-Demenz. Es gibt auch Mischformen, etwa wenn Alzheimer vorliegt und gleichzeitig eine mangelhafte Durchblutung des Gehirns. Die Krankheit kann verschiedene Ursachen haben: Gene, Vorerkrankungen, Ernährung und Lebensstil spielen eine Rolle. Zu den Risikofaktoren zählen

Rauchen, Übergewicht, Bluthochdruck, Diabetes und Depressionen. Nur in seltenen Fällen wird eine Demenz durch Ursachen hervorgerufen, die sich medikamentös beseitigen lassen, etwa bei einer Schilddrüsenunterfunktion oder Vitaminmangel. Um eine beginnende Demenz frühzeitig zu erkennen und eventuell aufzuhalten, ist es wichtig, die Ursache für den Abbau und Verlust der kognitiven Funktionen ärztlich abzuklären.

Lieber gemeinsam als einsam

Sich einsam und isoliert zu fühlen, geht mit einer erhöhten Wahrscheinlichkeit einher, eine Demenz zu entwickeln – das fanden Forscher in Florida in einer großen Langzeitstudie heraus. Das Risiko stieg bei dieser Konstellation um 40 Prozent – unabhängig von anderen Risikofaktoren wie zum Beispiel dem Bildungsniveau. Ein Zusammenhang zwischen Einsamkeit und Demenz hatte sich auch in anderen Studien gezeigt. Was genau den geistigen Abbau fördert, ist jedoch unklar. Wichtiger als die objektive scheint die gefühlte Einsamkeit zu sein. So gibt es Menschen, die zurückgezogen leben, sich aber nicht einsam fühlen. Andere wiederum haben genügend soziale Kontakte, fühlen sich aber dennoch isoliert.

Schwerhörigkeit behandeln lassen

Der Zusammenhang zwischen eingeschränktem Hören und Demenz ist lange bekannt. Doch wie eine unbehandelte Schwerhörigkeit die Entstehung einer Demenz begünstigen könnte, ist nicht geklärt. Möglicherweise liegt es am Mangel an akustischen Reizen für das Gehirn. Oder die Schwerhörigkeit führt dazu, dass sich Menschen aus ihrem sozialen Umfeld zurückziehen, vereinsamen und dadurch weniger geistige Anregungen erhalten. Manchmal kommt es auch zu Fehldiagnosen, da die Folgen einer Hörbehinderung den Symptomen einer Demenz ähneln.

Das beste Gehirnjogging

Wenn die Rede davon ist, das Gehirn zu trainieren, denkt man gemeinhin an Sudokus, Kreuzworträtsel oder Schach – und eher nicht an Liegestütze, Kniebeugen oder Klimmzüge. Und doch ist körperliches Training eine der besten Methoden, im Kopf fit zu bleiben. Das Gehirn verbraucht große Mengen Sauerstoff und Glukose. Da es beides nicht speichern kann, ist es auf eine kontinuierliche Versorgung angewiesen. Schon bei einem einfachen Spaziergang nimmt die Durchblutung im Hirn zu – und die hungrigen Gehirnzellen be-

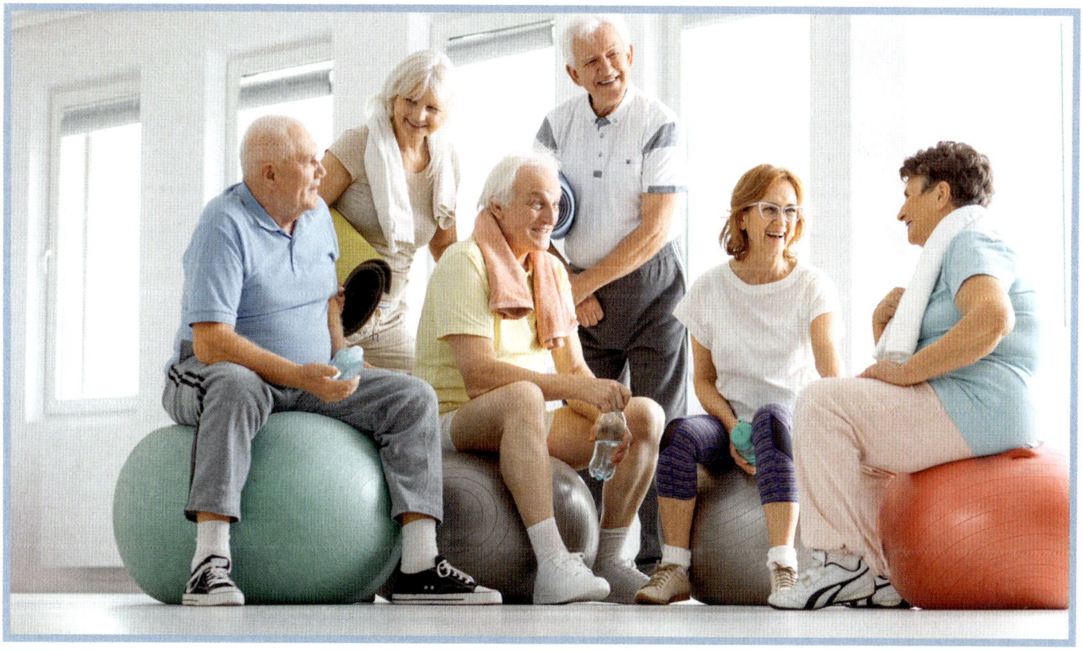

Aktiv vorbeugen gegen Demenz: Sport in der Gruppe macht gute Laune und hält Kopf und Körper fit.

Alzheimer-Behandlung

Die Ursachen von Alzheimer sind noch immer ungeklärt. Es gibt verschiedene Ansätze:

- ➔ Nach Ansicht vieler Fachleute sind bestimmte Eiweißablagerungen für das Absterben der Nervenzellen verantwortlich. Deshalb versucht man, Medikamente gegen diese sogenannten Beta-Amyloide zu entwickeln. Es gibt jedoch auch Menschen, die solche Ablagerungen haben und trotzdem nicht an Alzheimer erkranken.
- ➔ Einige Forscher ziehen Parallelen zu Typ-2-Diabetes: Wenn Gehirnzellen insulinresistent werden, können sie Glukose nicht mehr gut verwerten, und es fehlt an Energie. Eine effiziente Energiequelle, die auch insulinresistente Zellen nutzen können, sind Ketone. Ketone werden vom Körper aus Fett gebildet, sobald es an Glukose fehlt, zum Beispiel beim Fasten oder während einer ketogenen Diät.

kommen eine Extraportion Zucker und Sauerstoff. Nach 30 Minuten moderatem Herz-Kreislauf-Training steigt bei Erwachsenen jeden Alters die kognitive Leistungsfähigkeit. Ein paar intensive Sprints verbessern die Lernfähigkeit unmittelbar um 20 Prozent. Wenn wir uns regelmäßig bewegen, wird das Gehirn stärker durchblutet und besser versorgt.

Im mittleren Alter vorbeugen

Auch bei der Prophylaxe spielt Bewegung eine wichtige Rolle. Die Alzheimer's Association in Chicago stellte bei der Auswertung mehrerer großer Studien fest, dass vor allem im mittleren Lebensalter wichtige Grundlagen gelegt werden. Wer um die 50 keinerlei Sport betreibt, erkrankt demnach früher an Demenz. Die Forscher halten es für wahrscheinlich, dass nicht die Bewegung an sich davor schützt, sondern der bessere Stressabbau durch Sport. Wer dauerhaftem Stress ausgesetzt ist und kein Ventil dafür findet, trägt demnach ein größeres Demenzrisiko.

Bessere Vernetzung im Gehirn

Wie wirkt Sport genau? Dieser Frage gingen Forscher nach und entdeckten dabei einen Mechanismus, der eine plausible Erklärung sein könnte: Sobald jemand körperlich in Schwung kommt, wird der Botenstoff Irisin durch die Spaltung eines bestimmten Proteins (Transmembranprotein FNDC5) aus den Muskeln freigesetzt. Der Stoff gelangt dann über den Blutkreislauf ins Gehirn. Alzheimerpatienten haben nach Angaben der Forscher einen niedrigen FNDC5/Irisin-Spiegel in der Gedächtniszentrale des Gehirns und in der Rückenmarkflüssigkeit. Wird die Konzentration gesteigert, verbesserte sich in Tierexperimenten die sogenannte synaptische Plastizität. Das heißt, dass Umbauprozesse in Gang gesetzt werden, die die Vernetzung von Hirnarealen und Nervenzellen stärken, die unter anderem fürs Lernen und Erinnern wichtig sind. Außerdem werden beim Sport Dopamin und Adrenalin verstärkt ausgeschüttet, die die Stimmung heben und den Körper leistungsfähiger machen.

Jede Woche fünfmal eine halbe Stunde

Um fit im Kopf zu bleiben, sollte man sich mindestens fünfmal die Woche eine halbe Stunde in moderatem Tempo bewegen. Schon Alltagsbetätigungen bringen viel: Spazierengehen, Radfahren, Gartenarbeit oder Fensterputzen. Komplexe Sportarten wie Judo, Fußball oder Tischtennis regen das Gehirn auf vielfältigere Weise an als monotone Bewegungen wie Radfahren und Schwimmen. Auch koordinationsfördernde Ballsportarten stärken die geistigen Fähigkeiten.

Sport in der Gemeinschaft

Wer seinen Sport nicht allein betreibt, sondern in einer Gruppe oder einer Mannschaft, profitiert auch auf andere Weise davon: Man kommt unter Leute und erlebt ein Gemeinschaftsgefühl. Das ist vor allem für Menschen wichtig, die dazu neigen, sich zurückzuziehen. Auch in Senioren- und Pflegeheimen kann man Bewegung und Lebensfreude mit speziellen Rehaprogrammen oder Tanzcafés für Menschen mit Demenz gezielt fördern.

Besteht ein erhöhtes Demenzrisiko?

Einzelne Aussetzer sind kein Grund zur Beunruhigung. Forscher der Harvard-Universität haben acht Fragen entwickelt, um das Risiko für Demenzerkrankungen einzuschätzen. Wer vier und mehr Fragen mit Ja beantwortet, sollte sich ärztlich untersuchen lassen.

- Haben Sie verstärkt Schwierigkeiten, mit Problemen umzugehen, verlassen Sie sich dabei mehr als früher auf andere?
- Hat sich Ihr Fahrverhalten im Auto oder auf dem Rad verändert? Sind Sie vorsichtiger oder unsicherer geworden?
- Ist Ihr Urteilsvermögen nicht mehr so sicher wie früher?
- Haben Sie zunehmend Schwierigkeiten, Ihre finanziellen Angelegenheiten zu regeln?
- Haben Sie mehr Schwierigkeiten als früher, mit Notfallsituationen umzugehen?
- Haben Sie zunehmend Schwierigkeiten, den Haushalt zu führen oder neue Haushaltsgeräte zu bedienen?
- Haben sich Ihre Hobbys verändert? Lesen Sie weniger, müssen Sie manches öfter lesen, um es zu verstehen?
- Haben Sie mehr Schwierigkeiten, Spielregeln zu verstehen?
- Müssen Sie ans Duschen oder Rasieren erinnert werden?

Gesunder Körper, gesunder Geist
Sport hilft dabei, Muskeln aufzubauen und den Körperfettanteil gering zu halten – beides ist wichtig für ein optimal funktionierendes Gehirn. Viel Bauchfett war in Studien mit kognitivem Abbau verknüpft; Muskeln dagegen scheinen davor zu schützen: So schnitten Frauen mit einem hohen Muskelanteil in Intelligenztests zum sogenannten fluiden Denken besser ab. Bei dieser Form des Denkens geht es darum, wie gut man mit neuen Informationen zurechtkommt und wie schnell man darauf reagieren kann. Krafttraining empfiehlt sich also nicht nur zum Muskelaufbau, sondern auch für einen scharfen Verstand. Übergewicht und Fettleibigkeit hingegen lassen das Gehirn vorzeitig altern, haben Untersuchungen gezeigt: Die graue Masse in wichtigen Hirnregionen wie dem Hippocampus und dem präfrontalen Cortex ist bei Adipösen reduziert. Britische Forscher stellten fest, dass das Gehirn bei Menschen mit starkem Übergewicht vor allem bei denjenigen in bestimmten Bereichen schrumpft, die in der Körpermitte viel Fett angesammelt haben. Umgekehrt gilt: Wer es schafft, sich bis ins hohe Alter regelmäßig zu bewegen und fit und schlank zu bleiben, kann sein Risiko für kognitiven Abbau drastisch reduzieren.

Parkinson-Demenz

Etwa ein Drittel aller Menschen, die an der Schüttellähmung Morbus Parkinson leiden, entwickeln eine sogenannte Parkinson-Demenz – vor allem im höheren Alter ab 75 Jahren. Anders als die Alzheimer-Krankheit beginnt diese Erkrankung nicht mit Gedächtnisstörungen, sondern mit verminderter Aufmerksamkeit und verlangsamtem Denken. Neben Depressionen kann es auch zu Halluzinationen kommen. Die Lernfähigkeit bleibt bei der Parkinson-Demenz länger erhalten als bei Alzheimer. Neben medikamentösen Behandlungen hilft auch bei der Parkinson-Demenz Bewegung. Sport kann nicht nur die motorischen Einschränkungen verbessern, sondern auch die kognitiven Fähigkeiten. Wichtig: Die sportlichen Aktivitäten dürfen die Patienten nicht überfordern, sondern müssen ihnen vor allem Spaß machen.

Der Depression davonlaufen

Sport statt Pillen: Bewegung ist eines der besten Mittel in der Behandlung und zur Vorbeugung von leichten Depressionen. Körperliche Aktivitäten können genauso hilfreich sein wie Antidepressiva oder eine Psychotherapie und sind dabei frei von unerwünschten Nebenwirkungen.

Es trifft längst nicht nur empfindsame Gemüter: Nahezu jeder fünfte Deutsche macht irgendwann im Leben eine Zeit tiefer Niedergeschlagenheit durch – Depressionen haben sich zu einer Art Volksleiden entwickelt. Klar abgegrenzt ist das Krankheitsbild nicht. Vielmehr handelt es sich um einen Sammelbegriff für eine Reihe von Symptomen. Dazu zählen Niedergeschlagenheit und Antriebslosigkeit, aber auch chronische Erschöpfung, Freudlosigkeit, tiefe Traurigkeit, ein Gefühl von Sinnlosigkeit bis hin zu Suizidgedanken. Manchmal verbirgt sich eine Depression auch hinter körperlichen Symptomen. Dann drücken Rückenschmerzen, Kopfschmerzen, Tinnitus oder Müdigkeit die seelische Not aus.

Viele Erscheinungsformen

Auch das sogenannte Burnout kann als depressive Erkrankung angesehen werden. Die Symptome gleichen denen der Depression, und die Fachleute sind sich nicht einig, ob Burnout überhaupt ein eigenes Krankheitsbild ist. Häufig geht eine Depression mit Angst- und Zwangsstörungen oder mit Suchtproblemen einher: Jede zweite alkoholkranke Frau hat zum Beispiel mit chronischer Niedergeschlagenheit zu kämpfen. Nicht jedem sieht man das Leiden an. Manche Betroffene halten anderen gegenüber die Fassade eines glücklichen Menschen aufrecht, der sein Leben im Griff hat. Andere überspielen ihre innere Erstarrung mit hektischen Aktivitäten. Betroffen von dieser „lächelnden Depression" sind häufig perfektionistische, leistungsorientierte Menschen. Es gibt auch hormonabhängige Formen der Depression: den Baby-Blues bei Müttern oder Stimmungstiefs während der Wechseljahre. Eine Sonderform ist die Winterdepression, wenn der Lichtmangel in der dunklen Jahreszeit entsprechende Symptome auslöst.

Symptome wie beim Herzinfarkt

Depressionen können auch zu Herz-Kreislauf-Erkrankungen führen. Münchener Forscher fanden heraus, dass die Seelennot insbesondere Männern häufig aufs Herz schlägt – und zwar in ähnlichem Ausmaß wie Übergewicht und erhöhtes Cholesterin. Schätzungen zufolge wären 15 Prozent der Todesfälle durch Herz-Kreislauf-Erkrankungen vermeidbar, wenn Depressionen dabei keine Rolle gespielt hätten. Vermutlich liegt das daran, dass das Herz über Stresshormone besonders stark auf die Psyche reagiert. Schlimme Erlebnisse oder Verluste können mit ähnlichen Symptomen einhergehen wie ein Herzinfarkt. Die Ursache sind dann keine verschlossenen Gefäße, sondern eine stressbedingte Schädigung des Herzmuskels.

Im Alter ein großes Tabuthema

Vor allem bei älteren Menschen wird eine Depression häufig nicht erkannt, was oftmals daran liegt, dass körperliche Symptome die seelischen überdecken. Bei den über 70-Jährigen ist jeder Vierte betroffen. Etwa 40 Prozent aller Suizidversuche werden von über 60-Jährigen begangen. Nur eine Minderheit der Senioren wird dabei optimal behandelt, denn Depressionen im Alter sind ein großes Tabuthema. In vielen Fällen sind Angehörige gefragt. Sie sollten die Initiative ergreifen und einen Arzttermin machen. Denn auch im hohen Alter sind Depressionen behandelbar.

Überforderung: Stress lass nach

Chronische Überforderung begünstigt die Entstehung einer Depression. Zum einen beeinträchtigt Stress die Stimmung, den Schlaf und die Konzentration. Zum anderen greifen Stressgeplagte oft zu Bewältigungsstrategien, die ihrerseits der Gesundheit schaden und eine Depression befördern: Sie vernachlässigen ihre Beziehung zu Familie und Freunden, betäuben sich mit Alkohol oder anderen Drogen, essen ungesund. Wie sehr sich Stress auswirkt, hängt von der Persönlichkeit ab: Manche sind emotional so stabil, dass sie auch schwere Zeiten unbeschadet überstehen. Andere werden schon von kleineren Widrigkeiten aus der Bahn geworfen. Wer bereits als Kind schwere Zeiten durchlitten hat und keinen Rückhalt fand, bleibt ein Leben lang anfälliger für Stress.

Grundlagen in der Kindheit

Auch bei Depressionen gibt es eine sogenannte Resilienz-Komponente. Mit dem Begriff Resilienz wird die psychische Widerstandsfähigkeit eines Menschen bezeichnet, mit der er Krisenzeiten und Konflikte übersteht. Das Wort leitet sich von dem lateinischen resiliere ab und bedeutet in etwa „zurückspringen". Ursprünglich wurde es in der Physik verwendet, um die Fähigkeit eines Materials zu beschreiben, das nach Veränderungen in seine alte Form zurückkehrt. Inzwischen wird Resilienz meistens im psychologischen Sinne benutzt. Je gelassener und zuversichtlicher jemand unter Druck oder in Krisen bleiben kann, desto stärker ist seine Resilienzfähigkeit – auch gegenüber Depressionen. Die Eigenschaft ist nicht angeboren, sondern entwickelt sich im Laufe des Lebens. Die Grundlagen werden bereits in der Kindheit gelegt. Frühe positive Erfahrungen beim Umgang mit Problemen, das Gefühl von Geborgenheit und Sicherheit in der Familie, ein gesundes Selbstvertrauen und gute Bildung stärken die innere Widerstandskraft schon in frühen Lebensjahren.

Den eigenen Kompetenzen vertrauen

Später zeigt sich das an bestimmten Fähigkeiten, die das Leben leichter machen. So können resiliente Menschen zum Beispiel ihre Emotionen sehr gut steuern. Sie haben ihre Impulse unter Kontrolle und finden auch unter Druck immer noch Wege, um sich besser zu fühlen. Sie vertrauen ihren eigenen Kompetenzen und lassen sich nicht in die Opferrolle drängen. Und sie sind empathisch. Das heißt, dass sie sich in die Gedanken und Gefühle von anderen Menschen hineinversetzen und die Perspektiven wechseln können. All diese Fähigkeiten verhelfen zu einem zufriedenen Leben.

Nur traurig oder schon depressiv?

Ein Stimmungstief oder vorübergehende Traurigkeit sind ganz normale seelische Zustände. Sie haben zwar ähnliche Symptome, unterscheiden sich aber von Depressionen. An diesen Punkten erkennen Sie den Unterschied:

1. Für Traurigkeit gibt es meistens einen Anlass. Fast jeder fühlt sich mal niedergeschlagen. Das kann ein paar Tage dauern, geht aber mit der Zeit von allein vorüber.
2. Eine depressive Verstimmung geht tiefer. Die Betroffenen können keine Freude mehr empfinden und ziehen sich immer mehr zurück. Hält das länger als zwei bis drei Wochen an, sollte man sich therapeutische Hilfe holen.
3. Aus depressiven Verstimmungen kann sich eine ernste Depression oder Angststörung entwickeln, für die es häufig keinen konkreten Auslöser gibt. Unbehandelt bessert sich der Zustand nicht.

Entspannung wirkt vorbeugend

Der Verlauf einer Depression hängt auch von der Lebenssituation ab: Ein Netz von Angehörigen und Freunden, das Gefühl von Geborgenheit, berufliche und finanzielle Sicherheit bilden einen Schutzschirm. Einsamkeit und Armut hingegen befördern eine Depression. Den schädlichen Folgen von Stress wirken alle Formen von Entspannung entgegen: Atemübungen, Meditation und Yoga können Druck mindern und depressiven

Phasen vorbeugen. Vor allem stärken sie die Selbstwirksamkeit, was ein wichtiger Faktor ist, um sich nicht nur Pillen und anderen äußeren Einflüssen ausgeliefert zu fühlen.

Futter für die Seele

Alles also psychologisch bedingt? Von wegen – Antriebslosigkeit, Stimmungsschwankungen, Traurigkeit und Selbstzweifel können handfeste biologische Gründe haben. Wie man inzwischen weiß, tragen Entzündungsvorgänge zu vielen chronischen Erkrankungen bei – nach neueren Erkenntnissen auch zu Depressionen: Antientzündlich wirkende Medikamente, so hat eine große Datenanalyse aufgezeigt, bessern die Symptome einer Depression. Auch eine antientzündlich wirkende Ernährung kann das Gehirn gesunden lassen. Dazu gehört der weitgehende Verzicht auf Zucker, hochverarbeitete Kohlenhydrate und entzündungsfördernde Pflanzenöle. Empfohlen werden frische, unverarbeitete Lebensmittel, die reich sind an gesunden Fetten, Mineral- und Ballaststoffen und Vitaminen. Ein Mangel an Eisen oder an Vitamin B12 zum Beispiel kann Symptome hervorbringen, die einer Depression zum Verwechseln ähnlich sind.

Alternative zu Medikamenten?

Bevor jemand bei Depressionen zu Tabletten greift, sollte er sich fragen, welche Alternativen es zu einer medikamentösen Behandlung gibt. Zu empfehlen ist in erster Linie die Psychotherapie. Aber auch Bewegung ist ein hochwirksames Mittel, um leichten Depressionen vorzubeugen und Menschen dabei zu helfen, aus Phasen der Niedergeschlagenheit herauszufinden. Studien deuten darauf hin, dass Sport und Bewegung sogar genauso wirksam sind wie die Behandlung mit Antidepressiva oder eine Psychotherapie.

Wirkung auf verschiedenen Ebenen

Die Wirkung ist vielfältig und setzt auf verschiedenen Ebenen an. Einer Metaanalyse zufolge verbessert Sport zum Beispiel das Körperbild. Das fördert Selbstbewusstsein und Wohlbefinden. Gemeinsames Training im Verein lenkt von quälenden Grübeleien ab und lindert Einsamkeit und soziale Ängste. Trainiert man draußen, kommt die stimmungsaufhellende Wirkung des Sonnenlichts dazu. Und wer sportliche Ziele erreicht, gewinnt an Selbstvertrauen. Das gilt allerdings nur bei leichten Depressionen. Menschen, die unter mittelschweren oder schweren Formen der Erkrankung leiden, sollten ihre medikamentöse Behandlung nicht einfach abbrechen, um stattdessen Sport zu treiben, sondern genau mit ihrem Arzt besprechen, wie Bewegung die Therapie sinnvoll ergänzen und begleiten kann.

Physiologische Effekte im Gehirn

Sport hat messbare physiologische Effekte im Gehirn. Das Training regt die Bildung neuer Nervenzellen an, die den Neurotransmitter Gamma-Aminobuttersäure ausschütten, der beruhigend, entspannend, schlaffördernd und angstlösend wirkt. Bewegung führt nachweislich zu erholsamerem Schlaf – Schlafmangel wiederum verdoppelt das Risiko für Depressionen. Sport erhöht auch die Ausschüttung von Endorphinen, den sogenannten Wohlfühlhormonen. Immer wieder hat sich in Studien gezeigt, dass eine gute Ausdauer – gemessen durch die maximale Sauerstoffaufnahme – mit einer verbesserten Stimmungslage korreliert. In einer Studie an Erwachsenen mittleren Alters konnte moderates Training (drei bis fünf Tage in der Woche) depressive Symptome um 30 Prozent reduzieren. Als ebenfalls sehr wirksam erwies sich eine Kombination aus Achtsamkeitsmeditation und Aerobic-Übungen, die zweimal in der Woche durchgeführt wurden.

Sport mit meditativem Effekt

Nicht nur Ausdauertraining scheint zu helfen: Eine Metaanalyse offenbarte, dass auch Krafttraining mit einer signifikanten Verbesserung depressiver Symptome einherging. Am meisten profitierten Menschen mit leichten und mittelschweren Depressionen. Anhand einer Langzeitbeobachtung von 34 000 Menschen wurde errechnet, dass zwölf Prozent weniger Depressionen auftraten, wenn die Teilnehmer zumindest eine Stunde in der Woche körperlich aktiv waren. Besonders geeignet sind Sportarten wie Laufen, Wandern oder Yoga. Diese haben einen meditativen Effekt aufs Gehirn und wirken beruhigend. Mannschaftsportarten eignen sich ebenfalls, da sie das Miteinander fördern und feste Termine dem Tag Struktur geben.

Diabetes: Muskeln sind Zuckerfresser

Bewegung kann Diabetes verhindern, hinauszögern und so bessern, dass die Betroffenen weniger oder gar keine Medikamente mehr brauchen. Denn Sport senkt den Blutzuckerspiegel und verbessert die Insulinempfindlichkeit der Zellen.

Mehr als acht Millionen Deutsche leiden unter Diabetes. Etwa zwei Millionen von ihnen wissen davon noch nichts, denn die Krankheit entwickelt sich schleichend. Die Zahl der Betroffenen hat in den letzten Jahren rasant zugenommen und dürfte mit wachsendem Wohlstand weiterhin steigen. Jedes Jahr erhalten etwa 300 000 Menschen in Deutschland die Diagnose Diabetes. Innerhalb von zwei Jahrzehnten ist die Zahl der Erkrankten um etwa ein Viertel gestiegen. Galt „Zucker" früher als Alterskrankheit, so hat sich das inzwischen verändert. Die Patienten werden zunehmend jünger; immer häufiger trifft es Kinder.

Zwei Diabetesformen: Typ 1 und Typ 2

Bei Diabetes mellitus (aus dem Griechischen für „honigsüßer Durchfall") handelt es sich um eine chronische Stoffwechselerkrankung, die entsteht, wenn der Blutzuckerspiegel dauerhaft erhöht ist. Es wird zwischen Diabetes Typ 1 und Diabetes Typ 2 unterschieden. Ärzte unterscheiden bei Typ 2 zwischen a und b. Bei der Untergruppe Typ 2b haben die Patienten Übergewicht, bei Diabetes Typ 2a nicht.

Typ 1 tritt schon in der Kindheit auf

Die erste Form, Diabetes Typ 1, tritt vergleichsweise selten auf (etwa bei jedem zwanzigsten Diabetes-Patienten) und zeigt sich meistens schon in der Kindheit und Jugend. Sie basiert auf einer Autoimmunerkrankung, bei der das Immunsystem den eigenen Körper angreift und dabei die Zellen in der Bauchspeicheldrüse zerstört, die das Hormon Insulin produzieren. Die Folge: Den Betroffenen fehlt Insulin, ohne das der Blutzuckerstoffwechsel nicht funktioniert. Patienten mit Diabetes Typ 1 müssen deshalb ihr Leben lang Insulin spritzen.

Typ 2: Folge eines ungesunden Lebensstils

Ganz woanders liegen die Ursachen bei Diabetes Typ 2. Dieser entwickelt sich im Großteil aller Fälle vor allem durch ungesunde Lebensgewohnheiten wie Bewegungsmangel, schlechte Ernährung und Übergewicht. Erbliche Faktoren und das Alter spielen ebenfalls eine Rolle, die aber geringer ist. In seltenen Fällen kann auch eine Verletzung der Bauchspeicheldrüse oder eine Entzündung die Ursache sein. Dadurch fehlen Zellen für die Insulinproduktion. Diabetes Typ 2 beginnt meist schon lange vor der Diagnose mit dem sogenannten metabolischen Syndrom. Dahinter steckt eine Kombination aus verschiedenen Krankheiten, von denen jede einzelne bereits ein großes Risiko ist. Bluthochdruck, erhöhte Blutfettwerte, Übergewicht (vor allem Bauchfett), erhöhter Nüchternblutzucker und Fettstoffwechselstörungen gehören dazu. Gemeinsam werden sie zu einer tückischen Konstellation, dem metabolischen Syndrom, das auch Wohlstandssyndrom genannt wird.

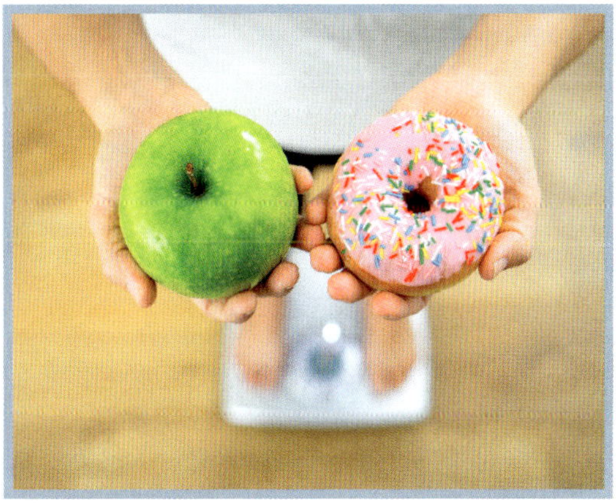

Ungesunde, zuckerreiche Ernährung fördert Diabetes.

Habe ich Diabetes?

Schnelltests aus der Apotheke können Hinweise geben, verlässlich sind aber nur Laborwerte vom Arzt. Bei zwei Blutabnahmen nach jeweils mehr als acht Stunden Nüchternheit liegt ein normaler Glukosewert unter 126 mg/dl. Bei 126 und darüber spricht der Arzt von Diabetes. Mit einem Langzeitblutzuckerwert (HbA1c) wird die durchschnittliche Blutzuckerkonzentration über einen längeren Zeitraum ermittelt. Der HbA1c-Wert lässt sich am Anteil des „verzuckerten" Hämoglobins im Blut ablesen: Beträgt er in der Erstdiagnose bereits einmal 6,5 Prozent oder mehr, wird Diabetes mellitus diagnostiziert. Der Zielwert in der Therapie ist aber individuell und wird vom Arzt und vom Patienten festgelegt; jeder sollte ihn kennen. Bei älteren Patienten kann er – abhängig vom Alter, Unterzuckerungen und Begleiterkrankungen – auch deutlich über 6,5 Prozent sein.

Zellen werden unempfindlich

Diabetes Typ 2 entsteht, wenn der Körper Zucker (Glukose) nicht mehr verarbeiten kann. Normalerweise produziert die Bauchspeicheldrüse das Hormon Insulin, das Glukose als Brennstoff in die Zellen bringt. Kein anderes Organ kann diese Funktion übernehmen. Dazu muss man wissen: Alle Körperzellen sind von Membranen umgeben, auf denen sich sogenannte Rezeptoren befinden. Sie verhalten sich gegenüber Insulin wie ein Schlüsselloch zu einem Schlüssel. Trifft das Insulin auf die Rezeptoren, kann es die Tore der Zelle aufschließen, sodass Glukose aus der Blutbahn durch die Membran hindurch in die Zelle strömt. Bei Übergewicht und zu großem Zuckerangebot verändern sich die Schlüssellöcher; der Schlüssel passt nicht mehr richtig. Es wird immer mehr Insulin benötigt, um das Schloss aufzuschließen. Die Bauchspeicheldrüse stellt dann eifrig Insulin her, doch die Zellen werden unempfindlich (Insulinresistenz) und nehmen nichts mehr auf. Der Zucker kommt nicht mehr dort an, wo er gebraucht wird, sondern bleibt im Blut. Wird das System auf diese Weise jahrelang überlastet, geben die insulinproduzierenden Zellen in der Bauchspeicheldrüse auf.

Dramatische Folgeschäden

Wird Diabetes nicht richtig behandelt, können die Folgen dramatisch sein und beinahe jeden Bereich des Körpers treffen. Zu den Folgeerkrankungen gehören vor allem Schlaganfall und Herzinfarkt. Mit 75 Prozent sind Herz-Kreislauf-Erkrankungen bei Menschen mit Diabetes die häufigste Ursache für Einweisungen ins Krankenhaus. Das Sterberisiko ist doppelt so hoch wie bei gesunden Menschen. Veränderungen an den Blutgefäßen, Durchblutungsstörungen, Nerven- und Nierenschäden gehören ebenso dazu wie Sehstörungen. Je länger jemand Diabetes hat, desto stärker werden auch die Auswirkungen auf das Sexualleben. Nach Angaben des Diabetes-Informationsdienstes kommt es etwa bei der Hälfte aller Männer mit Diabetes zu Erektionsstörungen.

Depressionen weit verbreitet

Schätzungen zufolge kommen Depressionen bei Menschen mit Diabetes doppelt so häufig vor wie sonst in der Bevölkerung. Auch die Suizidrate ist um 50 Prozent erhöht. Das liegt möglicherweise an der großen Verantwortung, die die Betroffenen für ihre Behandlung übernehmen. Sie müssen ihre Blutzuckerwerte im Blick behalten, Medikamente genau dosieren und oft Rückschläge verarbeiten. Kommen dann noch Konflikte, Stress oder andere Belastungen hinzu, fördert das Depressionen, was wiederum den Langzeitblutzuckerwert und den Gesundheitszustand allgemein verschlechtert. Die Patienten sind dann nicht mehr ausreichend in der Lage, die notwendigen Blutzuckermessungen durchzuführen und sich Insulin zu spritzen. Sie versinken in negativen Gedanken wie: „Ich kann den Diabetes nicht mehr ertragen" oder „Ich tue mein Bestes, aber es reicht nicht", warnt die Deutsche Diabetesgesellschaft. Etwa die Hälfte aller Depressionen bei Diabetes wird nicht erkannt. Diabetes-Patienten sollten sich nicht scheuen, psychotherapeutische Hilfe in Anspruch zu nehmen.

Patienten sind selbst gefordert

Der sogenannte diabetische Fuß kann ebenfalls eine Folgeerscheinung sein. Dabei entstehen Druckstellen, Verletzungen und Entzündungen am Fuß, die die Betroffenen nicht bemerken. Wenn Medikamente oder Operationen nicht mehr wirken, bleibt manchmal nur noch die Amputation. Die meisten Spätfolgen lassen sich heute zum Glück verhindern oder hinauszögern, wenn Diabetes frühzeitig erkannt und richtig behandelt wird. Dabei sind nicht nur die Ärzte gefordert, sondern vor allem die Patienten selbst. Die Krankheit verlangt auch sonst ein hohes Maß an Selbstverantwortung.

Diabetes Typ 2 ist heute heilbar

Lebenslang Tabletten nehmen oder Insulin spritzen – das lindert die Symptome, führt aber nicht zu den Ursachen. Zwar gibt es neue Medikamente, die eine Gewichtsreduktion erleichtern, statt sie – wie es früher der Fall war – zu erschweren, doch bei der Diabetes-Typ-2-Behandlung muss immer zunächst einmal der Lebensstil im Vordergrund stehen und Basis jeder Therapie sein – das gilt auch dann, wenn Medikamente, Tabletten und Spritzen dazukommen. Experten sind mittlerweile sicher: Diabetes Typ 2 ist heilbar. Damit die natürliche Insulinproduktion wieder angekurbelt wird, ist das erste Ziel in der Regel, Übergewicht abzubauen. Mehr Bewegung, eine Ernährungsumstellung, Verzicht auf Alkohol und Nikotin sowie ein geregelter Lebensrhythmus sind dabei die wichtigsten Eckpfeiler. Spezielle Schulungen für Diabetespatienten, die als Hilfe zur Selbsthilfe gedacht sind, unterstützen. Erst wenn all das nicht mehr reicht, kommen Tabletten oder eine Insulintherapie zum Einsatz. Anders ist das bei Diabetes Typ 1. Hier herrscht ein Hormonmangel, der direkt substituiert werden muss.

Zucker wird in Energie umgewandelt

Nicht nur in der Prävention, sondern auch – und gerade da! – während der Krankheit spielen Sport und andere körperliche Aktivitäten eine entscheidende Rolle, denn Bewegung kann Diabetes Typ 2 verhindern, hinauszögern oder – in Verbindung mit gesunder Ernährung – sogar heilen. Verschiedene Faktoren haben dabei einen Einfluss auf das Geschehen im Körper. Zum Beispiel: Beim Training wird der Zucker aus dem Blut direkt in Energie umgewandelt und für die Bewegung genutzt. Der Fettstoffwechsel und die Durchblutung werden angeregt, der Blutdruck sinkt, das Risiko für Folgeerkrankungen verringert sich. Auch Stressabbau durch Bewegung kann den Blutzuckerspiegel senken.

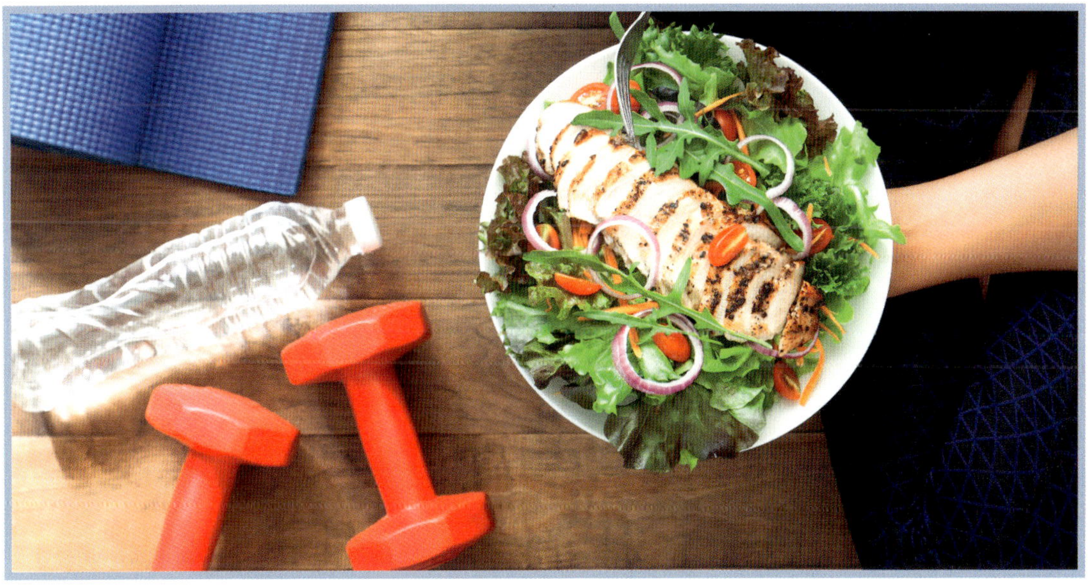

Ausgewogene Ernährung und viel Bewegung stehen bei der Diabetesbehandlung im Vordergrund.

> **Bessere Werte mit Yoga**
>
> Yoga gehört zu den blutzuckersenkenden Sportarten. Eine Studie aus Indien zeigte, dass die Hälfte aller Diabetespatienten ihre Werte mithilfe der indischen Bewegungslehre verbessern konnte. Yoga macht beweglich, fördert den Muskelaufbau und stärkt das Wohlbefinden.

Die Insulinempfindlichkeit steigt

Hinzu kommt: Sport macht Zellen durchlässiger, und Muskeln können dem Körper Zucker entziehen. Bei den Zellen liegt das daran, dass körperliche Aktivitäten ihre Aufnahmefähigkeit für Glukose aus dem Blut verbessern – und zwar unabhängig vom Insulin. Sport lässt den Blutzuckerspiegel sinken, während die Insulinempfindlichkeit steigt. Studien zeigten: Bereits zweieinhalb Stunden Spazierengehen pro Woche verringern das Diabetesrisiko bei Gesunden um 30 Prozent. Bei bereits Erkrankten sank der HbA1c-Wert um 0,5 bis 0,7 Prozent. Zwei Drittel der Diabetes-Patienten können ihre Medikamente durch Spazierengehen reduzieren.

Ideal: Ausdauer- und Muskeltraining

Neben Ausdauertraining ist auch Muskelaufbau eine wirkungsvolle Maßnahme im Kampf gegen Diabetes. Denn Muskeln sind echte Zuckerfresser. Zusätzliches Muskelgewebe erhöht den Grundumsatz (was dabei hilft, Übergewicht zu reduzieren), verbessert die Speicherkapazität des Körpers für Glukose und senkt den Blutzuckerspiegel. Das zeigt sich in vielen Fällen schon nach einer Woche Training, ist aber kein Signal, auszuruhen. Denn sobald die Aktivität wieder nachlässt (das kann schon nach zwei Tagen ohne Training der Fall sein), steigen die Werte auch wieder. Wenn Diabetes-Patienten ansonsten gesund sind, ist eine Mischung aus Ausdauer- und Krafttraining ideal. Seien Sie lieber viermal in der Woche 30 bis 45 Minuten aktiv als einmal am Wochenende stundenlang – zum Beispiel mit Walken, Schwimmen, Radfahren oder Joggen. Krafttraining sollten Sie in zwei bis drei Sporteinheiten pro Woche absolvieren.

Jede Anstrengung ist willkommen

Auch jede andere Form der Bewegung zählt. Ob Ballsport, Fitnessgymnastik oder Tanzen – Hauptsache Sie strengen sich an. Regelmäßige Haus- und Gartenarbeit ist ebenso förderlich wie 10 000 Schritte täglich. Suchen Sie sich eine Sportart, die Ihnen Freude macht, damit Sie dranbleiben. Es ist nie zu spät, mit Sport anzufangen. Starten Sie langsam und steigern Sie sich dann. Und bitte unbedingt beachten: Wenn Sie mit Sport beginnen, müssen Sie oft und engmaschiger den Blutzucker messen, um Unterzuckerungen früh zu bemerken. Besprechen Sie Ihre Sportpläne immer mit Ihrem Hausarzt oder Diabetologen und legen Sie nicht einfach alleine los. So effektiv Bewegung auch wirkt, wenn Sie Medikamente nehmen, dürfen Sie sie nicht einfach eigenhändig absetzen.

Weltmeister mit Diabetes Typ 1

Auch bei Diabetes Typ 1 sind körperliche Aktivitäten willkommen. Die Autoimmunerkrankung kann durch Sport zwar nicht geheilt werden, aber regelmäßige Bewegung führt auch hier bestenfalls dazu, dass die Patienten Insulin einsparen können. Selbst Hochleistungssportler, Weltmeister und Olympiasieger sind Diabetes-Typ-1-Patienten. Damit es nicht zu Unter- oder Überzuckerungen kommt, haben die Betroffenen ihren Blutzuckerspiegel immer im Blick und müssen das auch beim Sport berücksichtigen. Während des Trainings leeren sich die Zuckerspeicher; danach sind sie wieder aufzufüllen. Deshalb sollten Einsteiger mit Diabetes Typ 1 ihr geplantes Trainingsprogramm vorher mit dem Arzt besprechen und sich in Schulungen informieren, worauf zu achten ist. Hilfreich kann ein Tagebuch sein, in dem man notiert, wie der Körper auf Aktivitäten reagiert. Schreiben Sie Ihre Blutzuckerwerte, die Insulindosis und die Kohlenhydrate, die Sie zu sich genommen haben, auf, um ein Gefühl für den Stoffwechsel zu bekommen. Wenn Menschen mit Diabetes Typ 1 ihre Werte überwachen und die Insulindosis vor und nach dem Training anpassen, können sie ebenso wie Typ-2-Patienten im Prinzip jede Sportart betreiben.

Bewegung gegen Zucker im Blut

Martina H. hat schon länger Diabetes. Die Krankheit liegt bei ihr in der Familie. Um Insulinspritzen zu vermeiden, setzt die Busfahrerin bei den Bewegungs-Docs auf Ausdauer- und Krafttraining, muss aber gleichzeitig ihre Knie wegen einer alten Verletzung schonen.

Ihre Arbeitstage sind lang und anstrengend, aber bewegungsarm. Martina H. ist Busfahrerin. Sie sitzt jeden Tag acht bis neun Stunden hinterm Steuer. Danach ist sie kaputt – und ihr innerer Schweinehund ganz groß. Jetzt noch zum Sport aufraffen? Dafür ist sie viel zu müde. Außerdem bereitet eine frühere Knieverletzung Schmerzen. Der Alltag im Sitzen hat bei der 47-Jährigen bereits gesundheitliche Schäden hinterlassen. Schon 2007 wurde Diabetes bei ihr festgestellt. Welche dramatischen Folgen das haben kann, weiß Martina H. aus der eigenen Familie. Dort hat die Zuckerkrankheit eine traurige Tradition. Der Vater erlitt dadurch einen Schlaganfall; beiden Eltern wurden die Zehen amputiert.

Diabetes und Knie behandeln

Diabetes Typ 2 ist nicht nur eine Folgeerkrankung von ungesunder Ernährung und Übergewicht, sondern auch von zu wenig Bewegung. Am Anfang kann die Erkrankung noch mit Tabletten behandelt werden. Wenn das nicht mehr ausreicht, müssen die Patienten Insulin spritzen. Das möchte Martina H. vermeiden und sucht Hilfe bei den Bewegungs-Docs. Das Team um Melanie Hümmelgen entscheidet, doppelgleisig zu fahren. Die Patientin soll mit einem maßgeschneiderten Programm gleichzeitig ihre Knieprobleme, die durch eine Verletzung entstanden sind, und den Diabetes behandeln. Außerdem muss sie Übergewicht abbauen und Bauchfett reduzieren.

Viermal pro Woche Ausdauer

Dafür soll Martina H. ihre Ausdauer verbessern und das viele Sitzen ausgleichen, zu dem sie durch ihren Beruf gezwungen ist. Mehr Bewegung ist also Pflicht, sie darf aber die Kniegelenke nicht überlasten. Deshalb sind hier Sportarten wie Walken, Schwimmen, Wassergymnastik oder Radfahren ideal. Um in Schwung zu kommen, raten die Bewegungs-Docs zu viermal pro Woche 40 Minuten Walken – am Stück, damit der Effekt für den Körper über das Training hinaus anhält. Zusätzlich soll sie 10 000 Schritte über den Tag verteilt absolvieren und zwischendurch Gymnastikübungen machen. Der Hintergrund: Je mehr Muskeln man hat, desto stärker sinkt der Blutzucker, denn Bewegung und Kraft lassen die Zellen durchlässiger werden, sodass die Muskeln überschüssigen Zucker aus dem Blut herausziehen.

Bessere Werte mit weniger Medikamenten

Die Abschlussuntersuchung nach sechs Monaten dokumentiert tolle Ergebnisse: Der Langzeitblutzuckerwert ist deutlich gesunken und zeigt vor allem nach dem Sport sehr gute Werte. Martina H. hat vier Kilo abgenommen und konnte Tabletten absetzen. Sie erzielt jetzt bessere Werte mit weniger Medikamenten. Das motiviert sie, sich noch weiter zu verbessern. Fazit von Melanie Hümmelgen: „Was die Pillen nicht geschafft haben, konnte sie jetzt mit Bewegung erreichen. So gut war ihr Diabetes noch nie eingestellt."

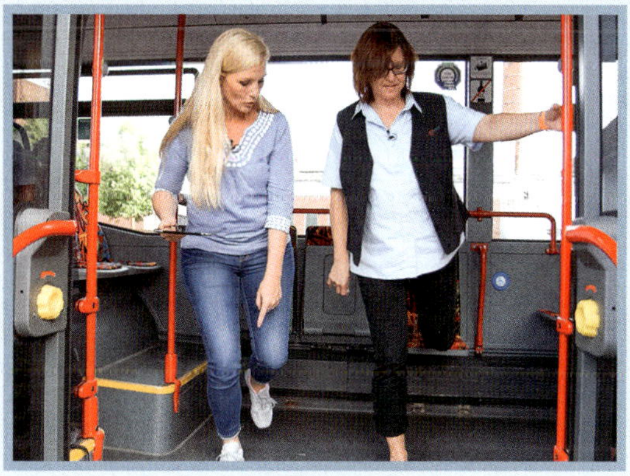

Fitness im Bus: Melanie Hümmelgen und Martina H.

Herz-Kreislauf-Erkrankungen: Finden Sie das richtige Maß fürs Herz

Die Zeiten, in denen Ärzte bei Herzproblemen pauschal zur Schonung rieten, sind vorbei. Das Risiko, eine Herz-Kreislauf-Erkrankung zu entwickeln, lässt sich oft mit Bewegung reduzieren und der Zustand bei den meisten Herzproblemen verbessern. Wichtig ist dabei das richtige Maß: Sie dürfen nicht übertreiben und sollten unter ärztlicher Aufsicht starten.

Unser heutiger Lebensstil begünstigt Herz-Kreislauf-Erkrankungen. Zu wenig Bewegung, Rauchen, ungesunde Ernährung, Übergewicht, stressförderndes Arbeiten am Bildschirm und digitale Beschäftigungen in der Freizeit – die Lebensgewohnheiten in den Industrieländern sind nicht gerade gesund für unser wichtigstes Organ. Herzerkrankungen sind immer noch die häufigste Todesursache in Deutschland. Nach Angaben des statistischen Bundesamtes sterben mehr Menschen an Krankheiten des Herzens als an Krebs. In der Bundesrepublik erleiden etwa 280 000 Menschen pro Jahr einen Herzinfarkt; knapp 60 000 sterben daran. Männer sind fast doppelt so oft betroffen wie Frauen. Ob Bluthochdruck, koronare Herzerkrankung, Herzinsuffizienz, Arteriosklerose oder Herzinfarkt – unter dem Begriff Erkrankungen des Herz-Kreislauf-Systems wird zusammengefasst, was das Herz bedroht.

Wenn Gefäße verkalken

Viele Herzkrankheiten beginnen mit einer Arteriosklerose, umgangssprachlich Gefäßverkalkung. Das Wort setzt sich aus dem griechischen arterio für „Gefäß" und skleros für „hart" zusammen. Dabei handelt es sich um eine krankhafte Veränderung der Arterien, die sich sehr langsam über Jahre und Jahrzehnte entwickelt, ohne dass man davon etwas merkt. Denn es dauert sehr lange, bis die Erkrankung spürbare Symptome zeigt. In dieser Zeit lagern sich bestimmte Stoffe (Kalk und Cholesterin) an den Innenwänden der Gefäße ab und bilden dadurch eine Schicht (Plaques), die die Gefäßwände von innen verdickt und die Gefäße zunehmend verengt. Das Blut kann dann nicht mehr so leicht hindurchfließen.

Zunehmend auch Frauen betroffen

Auch mechanische Verletzungen, Bakteriengifte, Viren oder Immunreaktionen können die Arterien verhärten. In der Folge wird das Herz schlechter mit Blut und lebensnotwendigem Sauerstoff versorgt. Bei etwa jedem fünften Deutschen über 65 Jahre zeigen sich Veränderungen an den Gefäßen. Während früher mehr Männer davon betroffen waren, sind es inzwischen auch vermehrt Frauen. Zu den Ursachen einer Arteriosklerose gehören unter anderem Bluthochdruck, Übergewicht, Diabetes, Rauchen, erhöhte Cholesterinwerte, genetische Veranlagung und Bewegungsmangel.

Koronare Herzkrankheit: Verengte Herzgefäße

Meist ist die sogenannte koronare Herzkrankheit die Grunderkrankung, die im schlimmsten Fall zum Herzinfarkt führt. Sie ist chronisch und muss dauerhaft behandelt werden. Was hat es damit auf sich? Von koronaren Herzerkrankungen sprechen Ärzte, wenn die Herzkranzgefäße, also alle Gefäße, die das Herz wie ein Kranz umgeben, sich mit zunehmendem Alter verengen. Das häufigste Symptom ist Angina pectoris (bedeutet Brustenge oder Enge des Brustkorbes). Ansonsten ist es ein typisches Zeichen, wenn körperliche Anstrengung oder Stress zu Beschwerden führen. Die Betroffenen klagen über Luftnot oder Schmerzen auf der Brust, die in den linken Arm, aber auch in beide Arme, in Unterkiefer, Schultern, Rücken oder Oberbauch ausstrahlen können. Häufig kommen Schweißausbrüche und Übelkeit dazu. Bei solchen Symptomen wird der Arzt oder die Ärztin die koronare Herzerkrankung – nach einer ausführlichen Anamnese – diagnostizieren. Dafür gibt es verschiedene Möglichkeiten (EKG, Ultraschall, MRT, CT oder Szintigraphie).

Stents halten die Gefäße offen

Auch wenn die Erkrankung nicht heilbar ist, können die Betroffenen bei angemessener Behandlung gut damit leben. Die Beschwerden lassen sich mit Medikamenten lindern und die Herzinfarktgefahr kann verringert werden. Reicht das nicht mehr oder im Fall eines akuten Infarkts, in dem ein Gefäß komplett verschlossen ist, können die Gefäße per Herzkatheter mit einem Ballon ausgedehnt und sogenannte Stents (Gefäßstützen) eingesetzt werden. Diese halten die Blutgefäße offen.

Erneute Infarkte verhindern

Sport kann nicht nur in der Prävention hilfreich sein, er kann auch weitere Infarkte verhindern. Denn Bewegung ermöglicht das Wachstum von neuen Gefäßen in Nebenkreisläufen (Kollateralen) und hilft insbesondere kleinen Gefäßen, die durch Ballons und Stents nicht behandelt werden können. In Einzelfällen ist es dann sogar möglich, dass sich die koronare Herzkrankheit zurückbildet. Und selbst wenn es nicht soweit kommt, profitieren die Patienten davon, denn sie verbessern mit moderatem Training ihre Belastbarkeit und ihre Leistungsfähigkeit.

Herzschwäche oder Herzinsuffizienz

Zu den Folgen der koronaren Herzkrankheit gehören eine ganze Reihe anderer Herzerkrankungen wie zum Beispiel Herzschwäche, Herzrhythmusstörungen und Herzinfarkt. Von einer Herzschwäche oder Herzinsuffizienz ist die Rede, wenn die Leistung des Herzmuskels geschwächt ist und der ganze Körper nicht mehr mit Sauerstoff und Blut versorgt wird. Die Betroffenen sind kurzatmig, fühlen sich schwach und lagern Wasser ein. Koronare Herzerkrankungen und Bluthochdruck sind die Hauptursache für Herzinsuffizienz.

Gefährliche Herzrhythmusstörungen

Wenn das Herz aus dem Takt gerät, spricht man von Herzrhythmusstörungen (medizinisch Arrhythmien). Es schlägt dann zu schnell, zu langsam und nicht mehr regelmäßig. Auch diesen

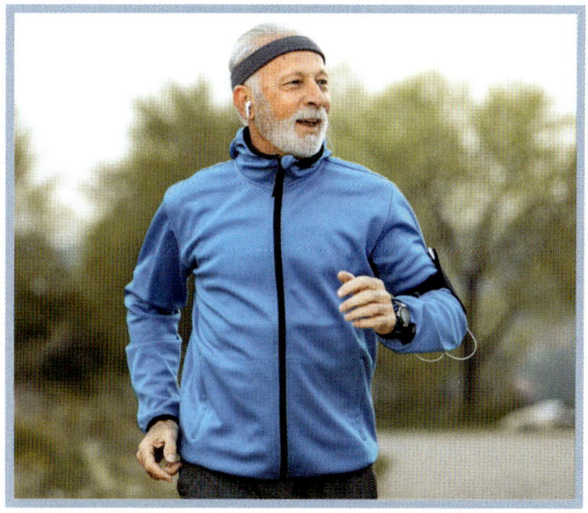

Bewegung im richtigen Maß ist gut fürs Herz.

Störungen liegt meist eine koronare Herzkrankheit zugrunde. Die Patienten spüren dabei nicht nur den unregelmäßigen Herzschlag, sondern auch Übelkeit, Schwindel und Unruhe; manchmal sind sie wie benommen, schlimmstenfalls verlieren sie das Bewusstsein. Liegt der Ursprung der Störung am Vorhof (Vorhofflimmern), ist das nicht gleich lebensbedrohlich, sollte aber trotzdem behandelt werden, da diese Form der Arrhythmie das Schlaganfallrisiko erhöht. Geht die Rhythmusstörung aber von einer Herzkammer (Kammerflimmern) aus, muss sofort notärztlich behandelt werden. Unter Belastung sind Rhythmusstörungen besonders gefährlich.

Bei Herzrasen sofort zum Arzt

Gefährliches Herzrasen liegt vor, wenn der Puls in Ruhe mehr als 100-mal pro Minute schlägt. Koronare Herzerkrankungen und Bluthochdruck gelten als Ursachen. Bei Herzrasen sollte man sofort zum Arzt, da es zu einem plötzlichen Herztod führen kann. Der reißt jedes Jahr 100 000 bis 200 000 Menschen aus dem Leben, weil das Gehirn nicht mehr mit Sauerstoff versorgt wird und deshalb abstirbt.

Wie ein „Elefant auf der Brust“

Typisch für eine Angina pectoris sind Schmerzen im Brustbereich, die bis in die Arme und in den Unterkiefer wirken und sich anfühlen, als ob die Körperteile eingeschnürt oder eingedrückt werden. Patienten beschreiben das häufig mit Worten wie „Elefant auf der Brust“, „Gefühl wie im

10 REGELN FÜR EIN HERZGESUNDES LEBEN

Jeder kann selbst dazu beitragen, das Herz gesund zu halten. Dazu gehören folgende Maßnahmen:

1. Rauchen Sie nicht. Wenn Sie bereits Raucher sind, versuchen Sie damit aufzuhören. Das gilt auch dann, wenn Sie schon mehrfach versucht haben, ohne Nikotin zu leben. Geben Sie nicht auf!
2. Treiben Sie Sport. Finden Sie dafür die richtige Sportart und das richtige Maß. Lassen Sie sich dabei von Ihrem Arzt oder Ihrer Ärztin beraten.
3. Auch im Alltag sollte Bewegung selbstverständlich sein. Treppen steigen, immer wieder ein Stück zu Fuß gehen, ein paar Fitnessübungen zwischendurch – Bewegung nebenbei hält gesund.
4. Ernähren Sie sich gesund. Orientieren Sie sich dabei an der mediterranen Küche. Essen Sie fünf Portionen frisches Gemüse und Obst am Tag, regelmäßig Fisch, wenig Fleisch, viel Vollkornprodukte und möglichst keine Fertiggerichte (mehr Informationen finden Sie auf Seite 38 f.).
5. Nehmen Sie Ihre Medikamente so, wie sie Ihnen verschrieben wurden, und setzen Sie sie nicht auf eigene Faust ab. Wenn Sie etwas nicht gut vertragen, besprechen Sie das mit Ihrem Arzt.
6. Achten Sie auf Ihre Werte. Ob Blutzucker, Blutfette oder Blutdruck – lassen Sie alles regelmäßig kontrollieren.
7. Betreiben Sie gutes Stressmanagement. Wer immer unter Druck steht und seinen Stress nicht abbauen kann, bringt das Herz in Gefahr. Mit Bewegung und gezieltem Entspannungstraining können Sie gegensteuern und einen gesunden Ausgleich zwischen An- und Entspannung schaffen.
8. Vermeiden Sie Übergewicht, indem Sie auf Ihr Gewicht achten. Der sogenannte Body-Mass-Index und der Bauchumfang geben Orientierung. Mehr dazu auf Seite 119.
9. Trinken Sie wenig Alkohol. Mehr als ein alkoholisches Getränk pro Tag bei Frauen und mehr als zwei bei Männern greifen das Herz an.

Und nicht vergessen!
Gehen Sie regelmäßig zum Gesundheits-Check. Auch wenn Sie sich noch rundum fit fühlen, sollten Sie die Angebote der Krankenkassen wahrnehmen, um mögliche Erkrankungen frühzeitig zu erkennen und mit einem gesunden Lebensstil vorzubeugen.

Schraubstock“ oder „Brennen hinter dem Brustbein“. Auch Beklemmungsgefühle im Hals und zwischen den Schulterblättern, Atemnot, Übelkeit, Oberbauch- und Rückenschmerzen oder Erbrechen können hinzukommen. Sie entstehen, weil der Herzmuskel nicht genügend mit sauerstoffreichem Blut versorgt werden kann. Angina pectoris ist meist die Folge, beziehungsweise ein Hauptsymptom einer koronaren Herzkrankheit, bei der Ablagerungen die Herzkranzgefäße verengen. Die Krankheit wird meist mit Medikamenten behandelt. Reicht das allein nicht, sind Stents oder eine Bypassoperation notwendig.
Wichtig zu wissen: Bei Frauen und bei älteren Menschen zeigt sich Angina pectoris nicht immer mit dem klassischen Brustschmerz, sondern auch mit Müdigkeit, Atemnot oder Leistungsabfall.

Infarkt: Bei Verdacht zum Notarzt

Ein Herzinfarkt (Myokardinfarkt) entsteht, wenn sich Ablagerungen in den Gefäßen lösen und als Blutgerinnsel die Gefäße des Herzmuskels verstopfen. Der Muskel wird dann nicht mehr mit Sauerstoff versorgt und kann nicht mehr arbeiten. Es besteht Lebensgefahr! Deshalb sollte man schon beim geringsten Verdacht den Notarzt (Telefon 112) rufen. Typische Symptome sind starke Schmerzen im vorderen linken Brustbereich und hinter dem Brustbein mit Ausstrahlungen in den Arm, meistens links, aber auch in den Unterkiefer, Rücken oder Oberbauch. Häufig zeigen sich erste Warnsignale schon vorher in Form von Herzbeschwerden, die auftreten, aber auch wieder weggehen. Viele Betroffene mit Herzinfarkt haben bereits Herzoperationen hinter sich. Doch auch ohne vorherige Erkrankung kann es plötzlich dazu kommen. Frauen haben im Infarkt und bei koronaren Herzerkrankungen häufig Oberbauchschmerzen und Übelkeit.

Bewegung: Ein Segen fürs Herz

Aber das sollte niemanden von angemessener Bewegung abschrecken. Denn selbst mit einem kranken oder geschwächten Herzen ist Sport nicht nur möglich, sondern erwünscht. Ein individuell abgestimmtes Training kann Symptome von Herzkreislauf-Erkrankungen lindern, den Gesundheitszustand verbessern, vorm Infarkt schützen und das Leben verlängern. Dazu kommt, dass Sport die körperliche Leistungsfähigkeit verbessert und die Lebensqualität steigert. Bei fast allen Herzerkrankungen ist Bewegung ein Segen. Mittlerweile wird Herzpatienten nicht nur Ausdauer-, sondern häufig auch gemäßigtes Krafttraining empfohlen. Vor allem ältere Patienten profitieren vom Muskelaufbau. Das darf man jedoch nicht mit Bodybuilding verwechseln. Statt mit viel Anstrengung zu pressen und Gewichte zu stemmen, sollten Herzpatienten eher im niedrig-intensiven Kraftausdauerbereich trainieren.

Kräftigere Atmung und starkes Immunsystem

Regelmäßige Bewegung verbessert die Fließeigenschaften des Blutes und macht das Herz stärker und unempfindlicher gegen Risiken – wie etwa das Thromboserisiko. Der Herzmuskel wird kräftiger und besser durchblutet. Das Herzschlagvolumen und das Herzminutenvolumen erhöhen sich. Die Atmung und das Immunsystem werden stärker. Das Herz arbeitet ökonomischer und das Blut kann mehr Sauerstoff aufnehmen. Durch Bewegung sinkt die Herzfrequenz im Ruhezustand ebenso wie unter Belastungen. Das Ziel bei Patienten mit koronaren Herzerkrankungen liegt bei 70 Schlägen pro Minute im Ruhezustand.

Vorm Wiedereinstieg zum Check-up

Optimal sind drei bis vier Ausdauereinheiten von 40 Minuten pro Woche, also 150 Minuten auf

Die Bewegungs-Docs

Wo finde ich eine Herzsportgruppe?

Ob Reha-Kliniken, Gesundheitszentren oder Sportvereine – viele Einrichtungen bieten spezielle Sportkurse für Patienten mit koronaren Herzkrankheiten oder nach einem Herzinfarkt. Fragen Sie Ihren Hausarzt danach, der eine Überweisung schreibt. Im Internet finden Sie unter **www.herzinform.de** Herzgruppen in Ihrer Nähe.

sieben Tage verteilt. Ob Walken, Radeln, Wandern, Joggen, Spazierengehen oder Tanzen – wichtig ist, dass die Bewegungsform Ihnen Spaß macht und die Hürden dafür möglichst niedrig sind. Starten Sie mit minimalen Belastungen und steigern Sie sich langsam. Wer nach Jahren ohne oder nur mit sehr wenig Sport wieder einsteigen will, sollte sich medizinisch durchchecken lassen. Der Arzt oder die Ärztin kann ermitteln, wie belastungsfähig jemand ist, und abhängig vom Alter und von eventuellen anderen Krankheiten einen Trainingsplan erstellen, der auch persönliche Vorlieben berücksichtigen sollte. Der beste Einstieg ist meist mehr Bewegung im Alltag, also 10 000 Schritte täglich, zu Fuß zur Arbeit oder zum Einkaufen gehen und Treppen steigen, statt den Fahrstuhl zu benutzen. Wenn Sie einen Infekt haben, sollten Sie immer eine Sportpause einlegen – und zwar so lange, bis Sie wieder richtig gesund sind und der Ruhepuls im normalen Bereich liegt.
Tipp: Gesetzliche und private Krankenkassen zahlen ab dem 35. Lebensjahr regelmäßig einen Gesundheits-Check, bei dem es auch um die Herzgesundheit geht.

Der Sechs-Minuten-Gehtest

Kommen Sie im Alltag häufig aus der Puste? Mit einem leichten Test können Sie selbst herausfinden, ob Sie ein schwaches Herz oder geschwächte Lungen haben und zum Arzt gehen sollten. Der sogenannte Sechs-Minuten-Gehtest wird normalerweise in Krankenhäusern und Arztpraxen gemacht. Er lässt sich aber auch beim Spaziergang ganz nebenbei durchführen. Gehen Sie dafür sechs Minuten lang auf einem möglichst ebenerdigen Weg und merken Sie sich am Ende der Gehzeit einen Orientierungspunkt. Gehen Sie die Strecke regelmäßig mit der Stoppuhr. Wenn Sie den Orientierungspunkt früher erreichen, haben Sie Ihre Belastbarkeit verbessert. Kommen Sie später an, hat sie nachgelassen. Wenn Sie untrainiert, aber gesund sind, schaffen Sie in sechs Minuten 700 bis 800 Meter. Bei mehr als einem Kilometer sind Sie gut in Form.
Achtung: Bei einer koronaren Herzkrankheit, Durchblutungsstörungen, Bluthochdruck (mehr als 160 mmHg im Ruhezustand) oder bei Schmerzen in der Brust sollten Sie den Test nur unter ärztlicher Aufsicht machen.

Wie steht es um Ihr Herz?

Ihr Herz ist in Gefahr, wenn Sie **...**

... erblich vorbelastet sind, also Verwandte ersten Grades (Eltern, Geschwister und Kinder) haben, die bereits vor dem 55. Lebensjahr einen Herzinfarkt oder Schlaganfall hatten.

... Raucher sind. Je mehr Zigaretten täglich, desto größer ist das Risiko.

... schon einmal wegen eines Herzinfarktes oder eines Verdachts darauf behandelt wurden.

... stark übergewichtig sind (siehe Seite 118).

... bei Stress oder Kälte Missempfindungen am Herzen haben, die bis in die Arme ausstrahlen.

... sich überwiegend von Fertigmahlzeiten, Fleisch, Zucker- und Weißmehlprodukten ernähren und kaum frisches Obst, Gemüse, Hülsenfrüchte und Vollkornprodukte essen.

... einen Blutdruck über 140/90 mmHg haben.

... erhöhte Cholesterinwerte haben. Sprechen Sie mit Ihrem Arzt über Ihren individuellen Zielwert, denn es gibt keine pauschalen Empfehlungen. Je niedriger der LDL-Wert, desto geringer ist das Artherosklerose-Risiko.

... Blutzuckerwerte nüchtern über 126 mg/dl oder 7,0 mmol/l und nicht nüchtern über 200 mg/dl oder 11,1 mmol/l haben.

... sich wenig bewegen und häufig unter negativem Stress stehen.

»Trotz Herzschwäche wieder fit«

Klaus G. hat eine schwere Herzschwäche. Mit gezieltem Ausdauertraining der Bewegungs-Docs kann der 78-Jährige wieder auf die Leistung eines gesunden Mannes in seinem Alter kommen.

Klaus G. ist ein unternehmungslustiger Mann, der noch viel vor hat. Doch sein Herz macht ihm immer wieder einen Strich durch die Rechnung. „Es hindert mich an allem, was ich gerne tun würde", sagt der pensionierte Ingenieur. Er sucht deshalb Rat bei den Bewegungs-Docs. Im Ultraschall erkennt Melanie Hümmelgen, dass es gar nicht gut um die Gesundheit des 78-Jährigen steht. Die Leistungsfähigkeit seines Herzens ist hochgradig eingeschränkt. Beim Sechs-Minuten-Gehtest schneidet Klaus G. nicht gut ab. Er legt in sechs Minuten 410 Meter zurück (600 wären angemessen).

Schnell in Atemnot

Der Herzmuskel des Patienten ist vergrößert. Und das hat Folgen: Organe und Muskeln werden nicht mehr ausreichend mit Sauerstoff versorgt. Kein Wunder, dass Klaus G. schnell in Atemnot gerät. Seine Beine fühlen sich schwer an. Seine Leistungsfähigkeit nimmt immer weiter ab. Ist eine Herzschwäche in diesem Ausmaß nicht ohnehin altersbedingt? Die Vermutung liegt nahe, doch Melanie Hümmelgen stellt klar: „Natürlich hat das Alter etwas damit zu tun. Doch die Messwerte sind bereits ans Alter angepasst."

Gezieltes Ausdauertraining

Es muss also etwas passieren. Das Ziel der Bewegungs-Docs: Der Körper kann sich auch in fortgeschrittenen Jahren noch an neue Bedingungen anpassen und ökonomischer mit dem altersbedingten Mangel umgehen. Dabei zieht er sich mehr Sauerstoff aus dem Blut und versorgt den Organismus effizienter mit dem geringen Angebot, das ihm zur Verfügung steht. Gezieltes Ausdauertraining kann dazu führen, dass Klaus G. weniger mit Luftnot zu kämpfen hat, besser Treppen steigen und länger gehen kann.

Training unter Aufsicht

Allerdings darf Klaus G. nicht jeden Sport betreiben. Zweimal in der Woche soll er unter ärztlicher Aufsicht eine Herzsportgruppe besuchen, privat spazieren gehen und leichte Radtouren machen. Ungeeignet sind hochintensives Muskeltraining und Wettkampfsport, da dabei herzbelastende Pressatmung verlangt wird.

Wieder laufen ohne Schnaufen

Fünf Monate später attestiert Melanie Hümmelgen ihrem Patienten einen sensationellen Erfolg: Klaus G. ist jetzt ein – seinem Alter entsprechend – gesunder Mann. Die Pumpfunktion liegt fast im normalen Bereich. Der Patient kann 580 Meter in sechs Minuten zurücklegen. Er gerät nicht so schnell außer Atem und ist viel besser trainiert. Klaus G. ist begeistert: „Ich kann wieder laufen, ohne zu schnaufen, und komme nicht so schnell an meine Grenzen."

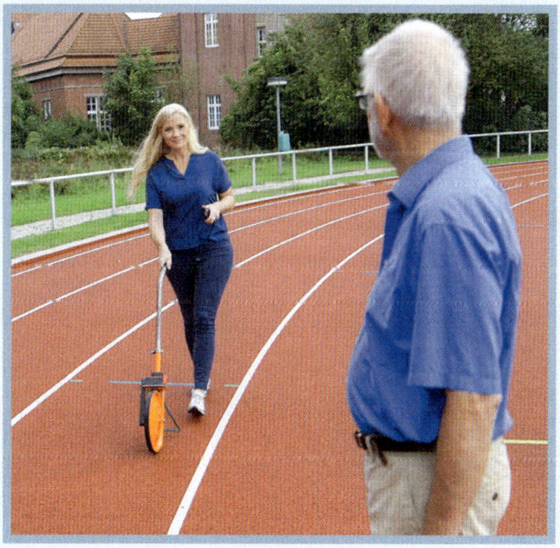

Zum Einstieg trainiert Klaus G. unter ärztlicher Aufsicht.

Mit Bewegung gegen Kopfschmerzen

Lockerungsübungen, Stressabbau, Fitnesstraining und Dehnen – bei Kopfschmerzen, die durch Verspannung entstanden sind, ist Bewegung wie Medizin. Kleine Änderungen des Lebensstils können große Wirkungen haben.

Kopfschmerzen hat fast jeder mal. Bei 70 Prozent der Deutschen treten sie regelmäßig auf, bei vielen sogar jeden zweiten Tag. In etwa 90 Prozent aller Fälle handelt es sich um Spannungskopfschmerzen oder Migräne. Wenn Verspannungen die Ursache sind, können gezielte Bewegungsprogramme oft Abhilfe schaffen.

Ein Kopfschmerztagebuch führen

Die Suche nach der Ursache beginnt in der Regel mit einem Kopfschmerztagebuch, das die Betroffenen am besten schon zum ersten Arztbesuch mitbringen. Darin notieren sie etwa einen Monat lang genau, wo es wehtut, wie sich der Schmerz anfühlt, wann und wie lange er auftritt und ob das im Zusammenhang mit Medikamenten steht. Auch alltägliche Belastungen sollte man aufschreiben. Waren Sie im Stress? Gab es Probleme oder Krankheiten? Erfahrene Ärzte können das einordnen. Ob die Schmerzen von Verspannungen im Schulter-Nacken-Bereich kommen, lässt sich feststellen, indem der Arzt Schädel, Schultern, Rücken und Nacken abtastet. Die Kaumuskulatur kann ebenfalls beteiligt sein, besonders wenn man nachts im Schlaf die Zähne stark zusammenpresst. Dieser sogenannte Bruxismus tritt bei mentalem Stress häufiger auf.

Dehn- und Kräftigungsübungen

Haben sich Muskeln so verhärtet, dass sie Kopfschmerzen auslösen, lässt sich das gut mit Bewegung lindern. Das Ziel dabei: Die Patienten müssen eine gesunde Haltung entwickeln und die muskuläre Balance wieder herstellen. Kräftigungstraining für die zu schwachen Muskeln und Lockerung für die verhärteten Muskeln sind dann wichtig. Zur Behandlung gehören zum Beispiel Dehnübungen, um die verkürzte Schulter- und Brustmuskulatur wieder zu normalisieren. Auch Massagen (von Therapeuten durchgeführt oder selbst mit einem kleinen Ball über den Schmerzpunkten) oder manuelle Therapien sind hilfreich. Wichtig zu wissen: Bei einem Migräneanfall hilft Bewegung typischerweise nicht.

Entspannungsübungen gegen Stress

Gegen Kopfschmerzen, die durch Stress entstehen, helfen vor allem Entspannungstechniken (Autogenes Training, Progressive Muskelentspannung nach Jacobson und vieles mehr). Ausdauersport ist ebenfalls eine effektive Methode, um zu starken Druck abzubauen. Wer häufig Kopfschmerzen hat, sollte Sportarten meiden, bei denen die Schultern viel gehoben, der Kopf oft im Nacken gehalten oder zur Seite gedreht werden muss, zum Beispiel Tennis, Klettern, Badminton, Volleyball oder Rennradfahren (tiefer Lenker).

Büroarbeit ohne Kopfschmerzen

Wer bei der Arbeit am Schreibtisch häufig Kopfschmerzen hat, kann mit folgenden Maßnahmen Linderung schaffen:

- ➔ Arbeiten Sie in wechselnden Positionen – zum Beispiel mal im Stehen am Stehpult, mal im Sitzen am Schreibtisch.
- ➔ Stellen Sie Ihren Bildschirm so hoch, dass Sie nicht zu stark von oben nach unten schauen müssen.
- ➔ Achten Sie auf ausreichende Schriftgröße und/oder lassen Sie gegebenenfalls ihre Sehkraft überprüfen. Oft wird der Kopf zu nah am Bildschirm gehalten, weil einem das Lesen sonst zu schwer fällt.

Ohne Beschwerden durch den Alltag

Als Fotografin muss Astrid L. häufig schwere Taschen tragen und die Kamera halten – das hat bei ihr zu starken Kopf- und Schulterschmerzen geführt. Sie befürchtet, bald nicht mehr arbeiten zu können. Bewegungs-Doc Helge Riepenhof hat ein Programm für sie entwickelt.

Astrid L. bezeichnet sich selbst als „Bewegungslegasthenikerin" – so schwer fällt es ihr, in Schwung zu kommen. Ihre Kopfschmerzen hat die 54-Jährige bisher mit Tabletten, kühlen Waschlappen, ein bisschen Yoga und Pfefferminz auf den Schläfen bekämpft. Leider alles vergeblich. Jetzt besteht die Gefahr, dass sie ihren Beruf als Fotografin aufgeben muss. Ihre Schulter- und Kopfschmerzen sind so stark geworden, dass sie ihre Arbeitstage oft kaum noch durchstehen kann.

Die Grundfitness fehlt

Kein Wunder, schließlich fehlt Astrid L. eine Grundfitness, wie Bewegungs-Doc Helge Riepenhof mit einem kurzen Test feststellt. In 30 Sekunden kann seine Patientin 24-mal aufstehen und 23-mal eine Hantel heben. Da ist noch Luft nach oben. Jeweils 30 wären ein gutes Resultat. Weil er untrainiert ist, reagiert der Körper von Astrid L. auf verschiedene Belastungen mit Verspannungen. Das fängt bei den berufsbedingten Herausforderungen an. Wenn sie unterwegs ist, muss die Fotografin fast immer eine schwere Tasche tragen. Und auch die Kamera, die sie stets in der gleichen Position hält, ist kein Leichtgewicht. Die Halswirbelsäule und die Muskulatur in diesem Bereich werden deshalb stark belastet.

Enge im Schulterdach verursacht Schmerzen

Der Orthopäde ertastet schmerzhafte Verspannungen (Triggerpunkte). Ein wichtiger Muskel ist verkrampft und hat sich durch andauernde Fehlbelastungen zusammengezogen. Das überträgt sich auf den Kopf und löst Kopfschmerzen aus, die häufig als Migräne fehlgedeutet werden. Auch für die Schulterschmerzen lässt sich eine Ursache finden: Weil der große Muskel der Schulterkappe im Verhältnis zu den anderen Muskeln zu stark ist, entsteht im Schulterdach eine Enge, die Schmerzen verursacht. Das heißt: Astrid L. muss Fehlhaltungen vermeiden, gezielt trainieren und allgemein fitter werden.

„Es ist fast unglaublich"

Das tut sie auch: Was sie früher nicht durchgehalten hat, klappt jetzt wie am Schnürchen. Ob Liegestütze an der Wand, Übungen mit einem Gymnastikball, Krafttraining oder Entspannung – nach ein paar Monaten ist die nötige Fitness da. Die Fotografin schafft jetzt 33 Armbeugen und 31-mal Aufstehen in 30 Sekunden. Obwohl die Muskulatur viel stärker ist als vorher, sind ihre Muskeln entspannt. „Es ist fast unglaublich", sagt Astrid L. Sie hat zwar manchmal noch Kopfschmerzen, aber viel seltener: Während die Schmerzen früher zwei bis drei Wochen blieben, spürt sie diese jetzt nur noch drei- bis viermal nachts und einmal für einen Tag im Monat. Und die Schmerzen sind längst nicht mehr so heftig wie früher. In ihrem Job hat sie keine Einschränkungen mehr. Helge Riepenhof ist zufrieden: „Man muss keine Sportskanone werden, sondern so fit sein, dass man den täglichen Anforderungen bei der Arbeit ohne Beschwerden gewachsen ist."

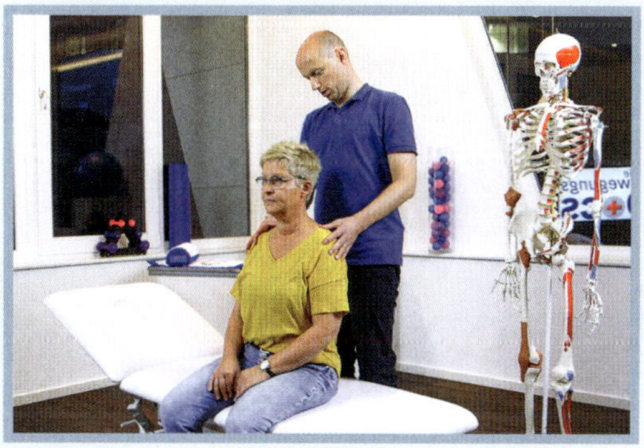

Helge Riepenhof korrigiert die Haltung bei Astrid L.

Vier Übungen gegen Kopfschmerzen

KOPF ZUR SEITE DEHNEN

Um Teile der Nackenmuskulatur zu dehnen, stellen Sie sich aufrecht hin und neigen Sie den Kopf nach rechts. Die linke Schulter bleibt unten. Unterstützen Sie die Dehnung vorsichtig mit dem rechten Arm, den Sie dafür seitlich über den Kopf führen. 30 Sekunden halten und wieder lösen. Dann ist die andere Seite dran.

Dehnen Sie jede Seite 3-mal.

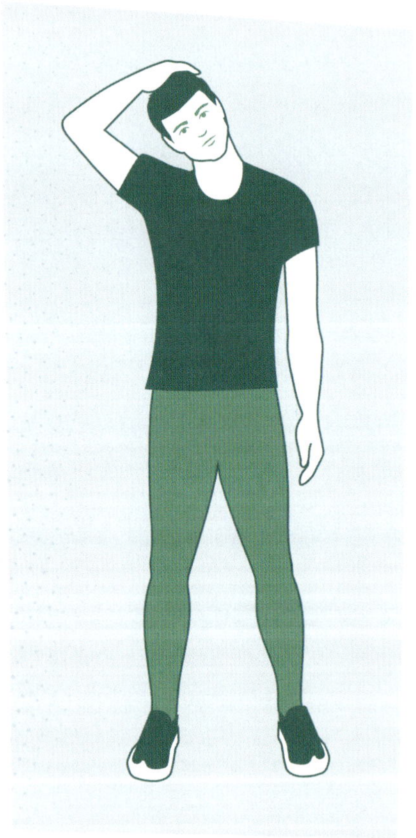

SCHULTERN HOCHZIEHEN

Mobilisieren Sie Ihren Nacken. Dafür stehen Sie aufrecht in der Ausgangsposition und ziehen die Schultern hoch bis zu den Ohren. Dann lassen Sie sie nicht einfach wieder fallen, sondern entlasten sie bewusst, indem Sie sie im Halbkreis langsam erst nach hinten und dann wieder nach unten ziehen. Halten Sie die untere Position zwei bis drei Atemzüge und wiederholen Sie.

Insgesamt ziehen Sie die Schultern 5-mal hoch und runter.

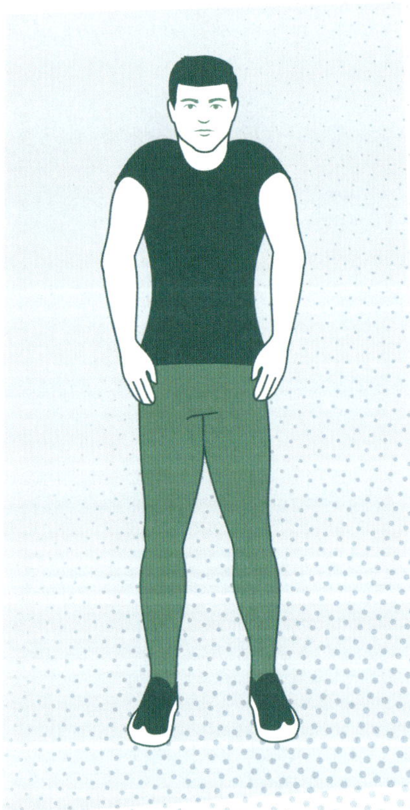

SCHULTERKREISEN

Wenn die Kopfschmerzen von Nackenverspannungen kommen, hilft diese Übung, die Sie auch zwischendurch machen können. Lassen Sie die Arme hängen und kreisen im Stand die Schultern im weiten Bogen vorwärts und rückwärts.

Kreisen Sie 15-mal in jede Richtung.

DEHNUNG DES BRUSTMUSKELS

Stellen Sie sich vor einen Wandvorsprung oder in einen Türrahmen, sodass Sie einen Arm im rechten Winkel mit dem Unterarm auf Schulterhöhe gegen die Wand drücken. Verstärken Sie die Bewegung, indem Sie vorsichtig einen Schritt nach vorne machen. Die Dehnung wird mindestens 30 Sekunden gehalten, dann erfolgt ein Seitenwechsel.

Dehnen Sie beide Seiten 5-mal.

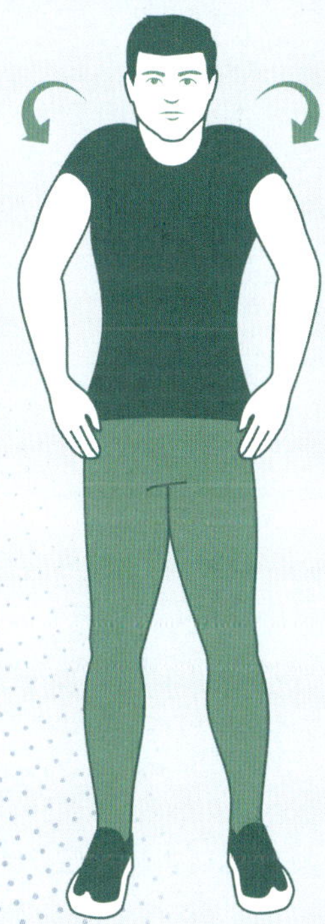

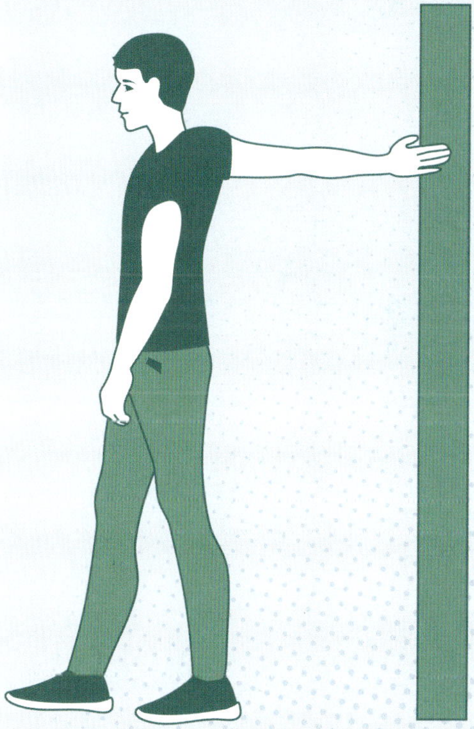

Sport statt Krankenbett: Aktiv bleiben bei Krebs

Ob vorbeugend, während der Behandlung oder in der Zeit danach – Bewegung kann die tückische Krankheit zwar nicht vollständig verhindern oder komplett heilen, doch Sport senkt das Krebsrisiko, verbessert die Prognose, lindert Nebenwirkungen der Therapie, stärkt das Immunsystem und reduziert die Rückfallgefahr.

Es ist wenig bekannt und wird bis heute oftmals unterschätzt: Regelmäßige Bewegung ist nicht nur eine wirksame Prophylaxe gegen Krebs, sondern verbessert auch die Heilungschancen. Schätzungsweise 10 bis 15 Prozent aller Krebsfälle in Europa wären vermeidbar, wenn die Menschen aller Altersklassen sich mehr bewegen würden. Bei bestimmten Krebsarten dürfte der Anteil der Erkrankungen, die sich mit mehr Sport verhindern ließen, noch höher sein, nämlich 20 bis 30 Prozent. Das World Cancer Research Fund in London kam zu der Erkenntnis, dass körperliche Aktivitäten der Neubildung von bösartigen Tumoren vorbeugen können. Das gilt vor allem für Magenkrebs und für hormonabhängig wachsenden Brustkrebs bei Frauen in der letzten Phase der Wechseljahre.

Stärkung des Immunsystems

Um das Krebsrisiko durch Bewegung zu senken, sind keine allzu großen Anstrengungen nötig. Eine halbe bis eine Stunde moderate körperliche Aktivität täglich reicht aus. Mehr kann noch mehr bringen. Zum einen, weil Bewegung der Seele guttut. Zum anderen gibt es einen Rückkopplungsmechanismus auf das Immunsystem. Sport stärkt die körpereigene Abwehr – auch bei Menschen, die bereits eine Tumorerkrankung haben. Das heißt aber nicht, dass Sportler keinen Krebs bekommen. Die Krankheit kann jeden treffen.

Risiken reduzieren

Ein Forscherteam aus Stockholm und Boston hat die Daten von mehr als 40 000 Männern mit Krebs zwischen 45 und 79 Jahren im Hinblick auf körperliche Aktivitäten ausgewertet. Das Ergebnis: Eine Stunde täglich schnelles Gehen vermindert die Häufigkeit von Neuerkrankungen bei allen Tumoren um 16 Prozent. Wer sich jeden Tag eine halbe Stunde bewegt, senkt demnach sein Sterberisiko um 33 Prozent – im Vergleich zu Probanden, die sich nach eigenen Angaben so gut wie gar nicht bewegen. Außerdem wurde festgestellt: Je aktiver jemand ist, desto stärker steigen seine Überlebenschancen. Bei Dickdarmkrebs zeigte sich die Wirkung von Bewegung besonders deutlich: Jede Woche fünf bis sechs Stunden Sport senken das Risiko um 21 bis 30 Prozent, wie eine Metaanalyse von 52 Studien zeigte. Das Fazit der Autoren: „Die Daten lassen vermuten, dass Menschen durch physische Aktivität ihr Risiko für Kolonkarzinome reduzieren können."

Die Bewegungs-Docs

Training mit Gleichgesinnten

Suchen Sie sich über Sportvereine, Rehazentren, Krankenhäuser oder Gesundheitszentren spezielle Krebssportgruppen, in denen Sie mit Gleichgesinnten trainieren und neue Kontakte schließen können. Denn: Gerade Krebspatienten neigen dazu, sich zurückzuziehen. In der Krebsnachsorge übernehmen die gesetzlichen Krankenkassen die Kosten für Rehabilitationssport – auch über die Physiotherapie hinaus. Jeder niedergelassene Arzt kann das verordnen.

Krebs tritt häufiger bei Älteren auf

Krebs entsteht auf Zellebene – und zwar dann, wenn Zellen unkontrolliert wachsen und neues Gewebe bilden. Gesunde Zellen teilen sich, kopieren ihre eigene DNA, bilden Tochterzellen, sterben und werden abgebaut. Fehler im Erbgut verändern diesen Prozess, indem sie aus gesunden Zellen bösartige Tumorzellen machen, die sich anders verhalten. Die Anfälligkeit dafür ist bei jedem Menschen unterschiedlich – und damit auch die Wahrscheinlichkeit, an Krebs zu erkranken. Statistisch gesehen tritt Krebs eher bei älteren Menschen auf; das Durchschnittsalter liegt bei 70 Jahren, was aber nicht ausschließt, dass es auch jüngere und Kinder treffen kann. Männer bekommen etwas häufiger Krebs als Frauen.

Überlebensraten haben sich verbessert

In den letzten Jahrzehnten haben sich die Überlebensraten immer weiter verbessert. Krebs ist zwar immer noch eine sehr schwere, lebensbedrohliche Krankheit, doch die Fortschritte in der medizinischen Behandlung sind enorm. Früherkennungsprogramme und Diagnostik wurden besser. Medikamente wirken effektiver und sind verträglicher. Manche Krebsformen gelten inzwischen als heilbar, bei anderen verlängert sich die Überlebenszeit zunehmend, sodass Krebs für immer mehr Menschen als chronische und nicht mehr als tödliche Krankheit eingestuft wird. Zwar erhalten heute mehr Patienten eine Krebs-Diagnose, doch das liegt vor allem am demografischen Wandel. Je älter wir werden, desto häufiger tritt die Krankheit auf, da sie vor allem im Alter zuschlägt.

Bewegung als Teil der Therapie

Ähnlich wie bei Herz-Kreislauf-Erkrankungen galt auch bei Krebs vor zwei Jahrzehnten noch die ärztliche Empfehlung an Patienten: „Schonen Sie sich, so gut es geht." Der von der Krankheit ohnehin geschwächte Organismus könnte sonst noch schwächer werden, befürchtete man. Die Betroffenen sollten lieber ihre Kräfte sparen, um Operationen, Bestrahlungen oder Chemotherapien zu überstehen. Heute gilt das Gegenteil: Bewegung gehört nicht nur in die Reha und zur Prophylaxe, sondern sollte immer auch ein fester Teil der Therapie sein. Zahlreichen neuen wissenschaftlichen

Wie wirkt Sport gegen Krebs?

Welche biologischen Mechanismen Bewegung bei Krebs auslöst, ist noch nicht abschließend geklärt. Einige Vermutungen sind aber naheliegend:

- ➔ Bewegung stärkt das Immunsystem und die Immunabwehr.
- ➔ Körperliche Aktivitäten blocken sogenannte freie Radikale im Körper. Das sind Sauerstoffmoleküle, die der Körper selbst bildet und die durch Umweltgifte, schlechte Ernährung, Zigarettenrauch oder zu viel Sonne entstehen und neben Krebs auch zu anderen Krankheiten führen können.
- ➔ Sport wirkt dem Muskelabbau entgegen, was insbesondere bei krebsbedingter Mangelernährung (Tumorkachexie, siehe Seite 106) wichtig ist.
- ➔ Sport hat positive Effekte auf die Psyche, setzt Glückshormone frei, hebt die Stimmung und wirkt wie ein leichtes Antidepressivum. Das gilt vor allem für Bewegung draußen an der frischen Luft.
- ➔ Körperliche Aktivität verringert das Risiko für weitere Krankheiten.
- ➔ Bewegung regt fast alle Organe zu Aktivitäten an und fördert die Blutbildung.
- ➔ Wer aktiv ist, verbessert die Körperwahrnehmung, sodass man Symptome früher wahrnehmen kann.
- ➔ Wer sich viel bewegt, beugt Infekten vor.
- ➔ Sport verbessert Herz-Kreislauf-Funktionen.
- ➔ Sport baut Stress und Ängste ab und verbessert den Schlaf.
- ➔ Trainingsprogramme in einer Gruppe haben auch eine wichtige soziale Komponente: Man kommt zu festen Terminen unter Leute und kann sich mit anderen austauschen.

Studien zufolge sollten Krebspatienten mit einem sanften Bewegungsprogramm beginnen, sobald sie in der Lage dazu sind. Krankengymnastik allein reicht dabei nicht aus.

Für jeden Patienten das richtige Maß

Allerdings ist das Trainingsprogramm genau mit den behandelnden Therapeuten abzustimmen. Damit es nicht zu Überlastungen kommt, muss jeder das individuell richtige Maß finden. Denn Übertraining kann das Immunsystem schwächen. Optimal ist eine Mischung aus Kraft-, Ausdauer-, Beweglichkeits- und Koordinationstraining; bei Kraftübungen sollte immer eine Regenerationsphase eingeplant werden. Selbst Krebskranke, die vorher keinen Sport getrieben haben, können ihren Lebensstil nach der Diagnose ändern und damit die Rückfallgefahr mindern.Man sollte aber immer bedenken, dass Krebs ein komplexes Geschehen ist und Sport nur ein Baustein in der gesamten Therapie ist. Bei Infekten, Fieber und anderen Krankheiten ist es angeraten, mit den Ärzten Rücksprache zu halten.

Selbst etwas bewirken können

In letzter Zeit wurde in klinischen Studien untersucht, was Bewegung bei Krebspatienten bewirkt. Dabei zeigt sich, dass körperliche Aktivitäten die Nebenwirkungen von Chemo- oder antihormonellen Therapien reduzieren kann. Krebspatienten profitieren davon, dass sie sich leistungsfähiger fühlen und ihr Selbstbewusstsein steigt. Ganz entscheidend ist: Sie empfinden mehr Lebensqualität. Es ist ein gutes Gefühl, der Krankheit nicht ohnmächtig ausgeliefert zu sein, sondern selbst etwas tun zu können. Auch die bei Krebs häufig auftretende Müdigkeit (Fatigue) lässt sich mit körperlichen Aktivitäten lindern. Hinzu kommt: Wer Sport treibt, schafft es leichter, seinen gesamten Lebensstil zu verbessern. Also zum Beispiel mit dem Rauchen aufzuhören, weniger Alkohol zu trinken und sich gesünder zu ernähren.

Für mehr Lebensqualität

Das Entstehungsrisiko kann bei einigen Krebsarten durch Sport also reduziert werden. Bewegung erleichtert die Therapie, weil sie Nebenwirkungen von Medikamenten lindert. Die Prognose wird bei einigen Krebsarten (leider nicht bei allen) verbessert. Aktiv zu sein steigert die Lebensfreude und die Lebensqualität. Sportgruppen fördern soziale Kontakte im Sinne einer Schicksalsgemeinschaft, die stark macht.

Flächendeckende Angebote

Auf Initiative des American College of Sports Medicine in Indianapolis wurden kürzlich alle international verfügbaren Daten zu Sportangeboten in der Krebsnachsorge ausgewertet, um konkrete Empfehlungen zu veröffentlichen. Das Ziel: Jedes Land soll flächendeckende Sportangebote machen können, die auf Krebspatienten abgestimmt sind. Nicht nur die Patienten werden davon profitieren, sondern auch Berufsgruppen, die sich mit der Behandlung und Betreuung von Krebskranken befassen.

Muskelaufbau bei Tumorkachexie

Häufig geht eine Krebserkrankung mit starkem Gewichtsverlust einher. Lässt er sich nicht mit Medikamenten und einer speziellen Nährstoffzufuhr lindern, kann es zu einer sogenannten Tumorkachexie kommen, einer lebensbedrohlichen Stoffwechselstörung, die zur Auszehrung führt. Oft sterben Krebspatienten nicht am Krebs, sondern daran. Moderates Training (in enger Absprache mit dem Onkologen) kann dem Muskelschwund entgegenwirken. In einer Studie konnten Betroffene ihre Muskelkraft mit 16 Trainingseinheiten um 20 Prozent erhöhen. Das zeigt, dass der Muskelabbau bei Tumorkachexie aufhaltbar ist.

Mit Schwung zurück ins Leben

Die Belastungen einer Brustkrebstherapie haben Jeannette R. (54) schwer zu schaffen gemacht. Sie kann sich kaum noch bewegen – und soll jetzt ausgerechnet eine Bewegungstherapie machen. Wie kann das gelingen?

Auf dem Tiefpunkt nach der Therapie gibt es Tage, an denen Jeannette R. den Weg vom Sofa zur Toilette nur mit Mühe schafft. „Ich hatte das Gefühl, nicht mehr am Leben teilzunehmen", sagt die 54-Jährige rückblickend. Eine schwere Zeit lag hinter ihr. Diagnose Brustkrebs, Verzweiflung, Angst, Therapien – all das nahm ihr nicht nur die Kraft, sondern auch den Lebensmut. Die große Müdigkeit, die sogenannte Fatigue, trifft fast jeden nach einer Krebstherapie – mit Schwindel, Müdigkeit, Konzentrations- und Leistungsschwäche. Wie kann sie das Erschöpfungssyndrom lindern? Mit dieser Frage kommt Jeannette R. auf das Hausboot der Bewegungs-Docs.

Der Ruhepuls ist viel zu hoch

Kardiologin Melanie Hümmelgen und Orthopäde Helge Riepenhof bestätigen sofort in Zahlen, was die Patientin spürt. Um ihre Fitness ist es schlecht bestellt. Ihr Puls liegt schon bei 104 Schlägen pro Minute, bevor sie sich überhaupt bewegt hat. Das ist viel zu hoch. Zum Vergleich: Ein Ruhepuls von mehr als 70 erhöht die Wahrscheinlichkeit um 60 Prozent, in den nächsten neun Jahren zu sterben. Spitzenathleten kommen auf 40, Freizeitsportler auf 60 bis 70 und Untrainierte auf mehr als 80. Auch weitere Tests bestätigten, dass Jeannette R. unbedingt etwas tun muss. Da sie aber zusätzlich unter Übergewicht und Bluthochdruck leidet, kann eine falsche Trainings-Dosierung gefährlich werden.

Ein schonendes Programm

Jeannette R. absolviert zunächst in der Rehaklinik ein kompaktes Programm, das ideal ist, um langsam wieder fit für den Alltag zu werden. Für die Zeit danach entwickeln die Bewegungs-Docs ein besonders schonendes individuelles Konzept, das die Patientin langsam steigern soll. Gleichgewichts- und Muskelübungen mit Videoanleitungen zu Hause, dazu leichtes Krafttraining im Fitnessstudio. Für die Stimmung verschreibt Melanie Hümmelgen Zumba-Tanzen – denn Bewegung ist auch Balsam für die Seele.

Positive Bilanz nach sechs Monaten

Jeannette R. zieht das durch. Sie trainiert und tanzt, angepasst an ihre Tagesform – anfangs immer mit Blick auf die Uhr, denn sie kommt schnell an ihre Grenzen, später mit zunehmender Leichtigkeit. Nach sechs Monaten zieht sie eine positive Bilanz. Jeannette R. fühlt sich fitter, geht wieder raus und unter Leute. Der Schwindel hat sich gelegt. Sie kann wieder Fahrrad fahren. Ihre Herzfrequenz steigt nicht mehr so rasant. Der Ruhepuls ist auf 73 Schläge pro Minute gesunken. Im nächsten Schritt will sie die Ausdauer verbessern, Übergewicht abbauen und ihren Blutdruck durch Bewegung senken. Dafür hat sie sich bereits ein Ergometer für zu Hause gekauft, auf dem sie regelmäßig trainiert. Jeannette R. ist zuversichtlich und resümiert: „Ohne die Bewegungs-Docs hätte ich es nicht so weit geschafft."

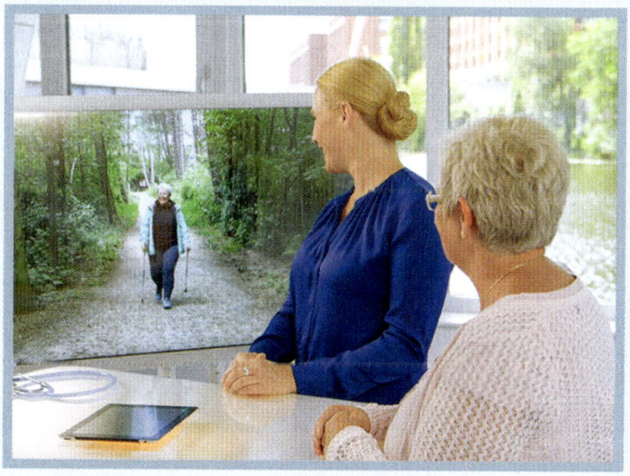

Mit leichtem Sport wird Jeannette R. langsam wieder fit.

Osteoporose: Sport gegen spröde Knochen

Mit den Jahren werden die Knochen schwächer, das ist normal. Wer Kraft und Gleichgewicht trainiert, kann den Abbau verlangsamen und Stürze und Brüche verhindern. Das Osteoporoserisiko ist bei Frauen doppelt so hoch wie bei Männern.

Osteoporose bedeutet „poröse Knochen" – das Stützgerüst im Knochen wird schwächer, das Risiko für Brüche steigt. Verursacht wird das manchmal durch Krankheiten wie entzündliche Gelenkerkrankungen, Diabetes oder Darmerkrankungen und manchmal durch Medikamente wie Kortison. Weit häufiger als diese sekundäre Osteoporose ist jedoch die primäre Osteoporose, die mit dem Alter zusammenhängt. Weltweit haben etwa 200 Millionen Menschen Osteoporose. Das Erkrankungsrisiko ist für Frauen doppelt so hoch. Das liegt an der feineren Knochenstruktur, aber auch am Rückgang des knochenschützenden Hormons Östrogen nach der Menopause. Mit 50 bis 60 Jahren haben rund 15 Prozent der Frauen Osteoporose, bei den über 70-Jährigen ist es nahezu jede zweite. Knochenschwund macht anfällig für Frakturen. Vor allem an den Wirbeln entstehen häufig Brüche, nicht selten bleiben sie unbemerkt.

Stiller Dieb am Knochen

Da man den allmählichen Abbau der Knochensubstanz weder sehen noch spüren kann, bleibt die Osteoporose meist lange unerkannt. Rückenschmerzen können ein Symptom sein, auch Brüche aus nichtigem Anlass. Ansonsten bleibt das Leiden lange symptomlos. „Stiller Dieb am Knochen" wird es deshalb auch genannt. Osteoporose wird mithilfe einer Knochendichtemessung diagnostiziert, üblicherweise mit der DXA-Methode, bei der zwei Energiestrahlen unterschiedlicher Intensität durch das Skelett geschickt werden. Verglichen wird dabei die gemessene Knochendichte erstens mit einem jungen und gesunden Erwachsenen und zweitens mit einer Person des gleichen Alters und Geschlechts. Man spricht von T-Score und Z-Score. Liegt die Knochendichte zwischen ein bis zweieinhalb Standardabweichungen unter den durchschnittlichen Werten, spricht man von Osteopenie, also einer Minderung der Knochendichte. Bei mehr als zweieinhalb Standardabweichungen handelt es sich um Osteoporose. Das Fortschreiten einer Osteopenie lässt sich oft durch Veränderungen im Lebensstil positiv beeinflussen.

Lebendes Gewebe

Knochen sind keine feste, unveränderliche Substanz, sondern lebendiges Gewebe, das sich anpasst und ständig erneuert. Geschädigte oder gealterte Knochensubstanz wird entfernt und durch neues Gewebe ersetzt. Knochenmasse und -dichte verändern sich im Lauf des Lebens. Am meisten Knochenmasse besitzt der Mensch im Alter von etwa 30 Jahren; danach geht sie allmählich zurück. Das Ausmaß des Abbaus hängt von der Veranlagung und der Lebensweise ab.

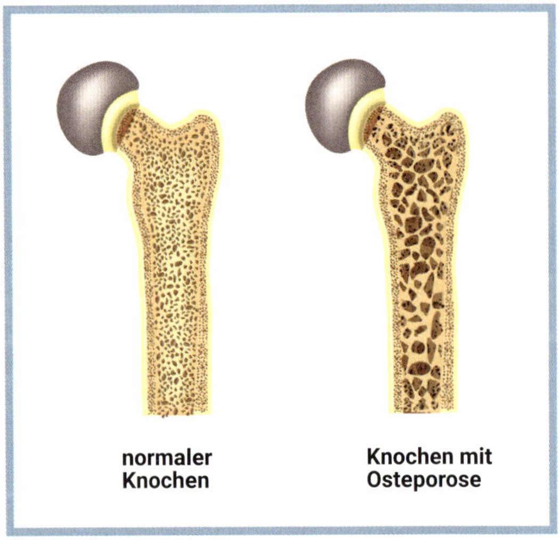

Bei Osteoporose verlieren die Knochen ihre Festigkeit.

Was die Knochen schwächt

Ein ungesunder Lebensstil begünstigt den Knochenabbau. Rauchen, chronisch hoher Alkoholkonsum, wenig Sonnenlicht, Vitamin-D-Mangel und fehlende Bewegung zählen zu den Hauptrisikofaktoren. Bestimmte Medikamente wirken sich schädlich aus: Magensäureblocker verringern die Mineralstoffaufnahme. Antiepileptika und Steroidhormone bedeuten ein höheres Osteoporoserisiko. Beruhigungsmittel, Blutdrucksenker, Antidepressiva und Neuroleptika erhöhen die Gefahr zu stürzen. Mit einer geringeren Knochenmineraldichte verknüpft sind Cola und wahrscheinlich das Desinfektionsmittel Triclosan, das in Zahnpasta, Kosmetika und Reinigungsmitteln steckt.

Auf Mikronährstoffe achten

Eine gute Ernährung sorgt für starke Knochen. Die Knochenmatrix besteht zum Beispiel fast gänzlich aus Kollagen. Das Strukturprotein ist reichlich in Knochenbrühe enthalten. Eine große Rolle spielen auch Vitamin D, Kalzium, Magnesium und die Vitamine K1 und K2. Diese Mikronährstoffe wirken im Knochenstoffwechsel synergistisch zusammen – vielleicht ein Grund, warum sich die isolierte Einnahme von Kalziumpräparaten in Studien nicht bewährt hat. Kalzium, zum Beispiel in Milchprodukten enthalten, kann über eine gute Ernährung ausreichend zugeführt werden, ebenso Vitamin K1, das in grünem Blattgemüse steckt. Vitamin D wird durch den Einfluss von Sonnenlicht in der Haut gebildet – allerdings nur wenn die Sonne hoch genug am Himmel steht. Das ist in Deutschland nur im Sommerhalbjahr der Fall. Die zusätzliche Einnahme von Vitamin D ist daher oft sinnvoll, die von Kalzium, Vitamin K2 und Magnesium abhängig von der Ernährungssituation.

Ran an die Gewichte

Knochen müssen gebraucht und beansprucht werden, sonst verlieren sie an Festigkeit und Elastizität. „Use it or lose it“ nennen Biologen das Prinzip: „Benutze es oder es geht verloren.“ Knochen, der belastet wird, baut sich auf. Knochen, der nicht belastet wird, baut sich ab. Bei Astronauten ist dies eindeutig festzustellen. Sie kommen durch lange Aufenthalte in der Schwerelosigkeit mit einer Osteoporose auf die Erde zurück, die sich aber wieder rasch beheben lässt. Jede Bewegung tut gut, doch nicht jede Sportart kräftigt die Knochen gleichermaßen. Es braucht intensive Zug- und Druckeinwirkung der Muskulatur, damit die knochenaufbauenden Zellen aktiviert werden. Besonders effizient sind Krafttraining und Hochintensitätstraining, bei dem man wiederholt für kurze Zeit an die Grenze der Belastbarkeit geht. Von den Ausdauersportarten sind Laufen und Wandern günstiger als Schwimmen oder Radfahren, weil das gesamte Körpergewicht auf den Knochen lastet. Treppen bieten Trainingsgelegenheiten im Alltag, auch abwärts: Wie beim Bergabwandern werden die Knochen dabei gestaucht und dadurch gefordert. Auch die Astronauten trainieren auf der Raumstation mit Vibrationsplattformen, auf denen sie sich in der Schwerelosigkeit festschnallen, gegen die Osteoporose an. Alle Arten von Ballspielen und Sprüngen führen zu wiederholten hohen Belastungen des Skeletts, die den Knochenaufbau fördern. Für Menschen mit bereits fortgeschrittenem Knochenschwund ist jedoch das Risiko von Frakturen hoch. Tanzen, Tai-Chi oder Qigong verbessern Gleichgewicht, Koordination und Reaktionsvermögen und beugen damit Stürzen vor.

Öfter große Sprünge machen

Kinder lieben es, zu hüpfen und zu springen. Auch Erwachsenen tut es gut, mal „den Hampelmann“ zu machen. Denn Springen stärkt die Knochen auf besonders effektive Weise, das haben Untersuchungen gezeigt. Nach 16 Wochen mit zweimal Springen pro Tag nahm die in der Hüfte gemessene Knochendichte von Frauen signifikant zu – und zwar bei 20 Sprüngen pro Trainingseinheit deutlich mehr als bei je zehn Sprüngen. Falls Ihnen große wie kleine Sprünge schwerfallen: Auf einem weich federnden Minitrampolin macht Schwingen und Springen auch Übergewichtigen und Sportmuffeln Spaß. Knochen, Muskeln und Gleichgewicht profitieren, die Gelenke werden geschont.

Vier Übungen bei Osteoporose

STRECKEN IN ALLE RICHTUNGEN

Diese Übungen dürfen Sie im Bett oder auf dem Boden machen. Auch eine Gymnastikmatte eignet sich als Unterlage. Legen Sie sich auf den Rücken und räkeln Sie sich, indem Sie Arme und Beine in alle Richtungen strecken. Danach drücken Sie beide Fersen nebeneinander fest auf den Boden oder die Matratze (die Beine bleiben dabei gestreckt) und heben Beine und Gesäß leicht an.

Machen Sie das Räkeln und Heben 3-mal jeweils 15 Sekunden lang mit kurzen Pausen dazwischen.

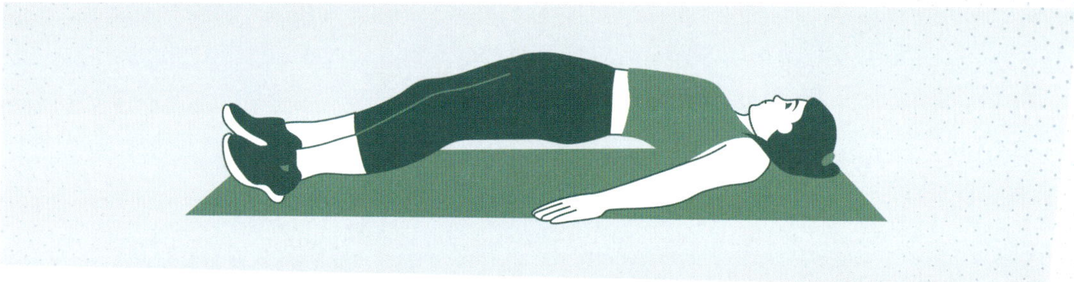

FERSE AUF FERSE

Stärken Sie die tiefliegende Hüftmuskulatur. Legen Sie sich seitlich auf den Boden und winkeln die Knie an. Heben Sie das obere Bein mit dem Knie nach oben an und halten Sie dabei die Fersen aneinander. Halten Sie die Position 15 Sekunden und wechseln Sie die Seite.

Wiederholen Sie die Übung 3-mal.

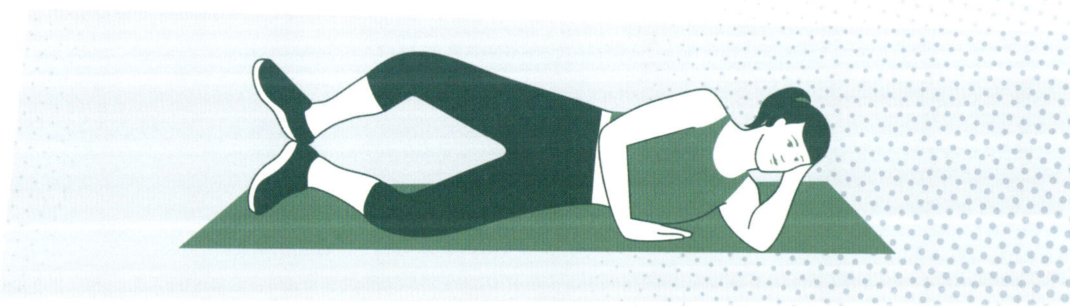

KNICKSE

Machen Sie aus dem Stand einen kleinen Schritt nach vorne und stellen Sie die Füße voreinander. Nun „knicksen" Sie so tief, dass das hintere Bein fast den Boden berührt, dann drücken Sie sich langsam wieder hoch. Das Knie darf nicht über den Fuß ragen. Dann machen Sie den ersten Schritt nicht nach vorne, sondern zur Seite und senken sich ab, bis die Beine im 90-Grad-Winkel stehen. Bei Knieproblemen sollten Sie nicht zu tief gehen.

Machen Sie beide Übungen 7-mal zu jeder Seite.

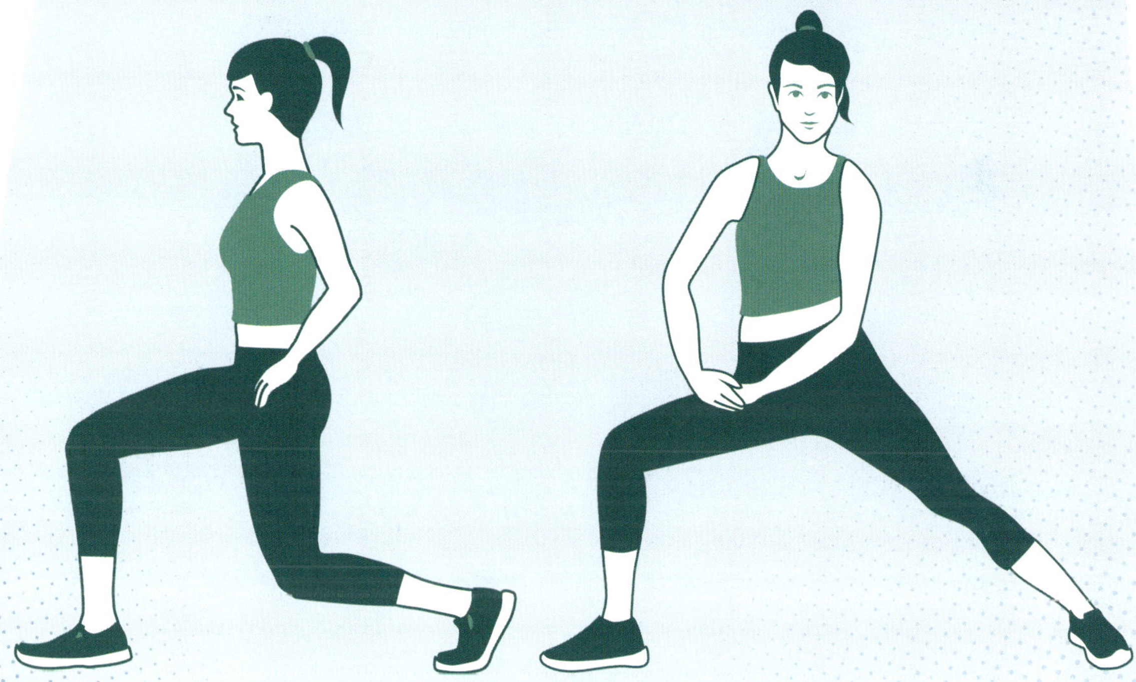

SPRINGEN

Belastungen stärken die Knochen und beugen Osteoporose vor. Springen Sie auf der Stelle nach links und rechts und vor und zurück. Die Arme dabei leicht anwinkeln und den Körper anspannen.

Springen Sie abwechselnd 30-mal vor und zurück, 30-mal nach links und rechts.

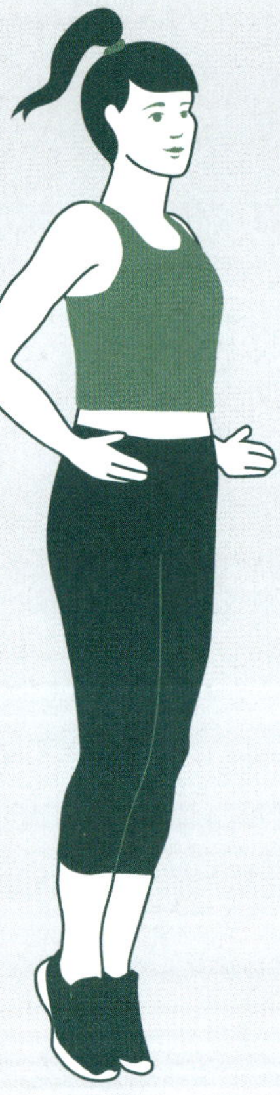

Herausforderungen für die Knochen schaffen

Holger H. leidet an Osteoporose. Macht er eine falsche Bewegung, brechen seine Knochen. Das hat dramatische Folgen für seinen Beruf als Reitlehrer. Bei den Bewegungs-Docs lernt er, wie man die Knochen wieder stark machen kann.

Man sieht ihm seine Krankheit nicht an. Doch jede Bewegung ist eine Gefahr für Holger H. Seine Knochen sind so empfindlich, dass der 51-Jährige sich sogar schon mal beim Niesen eine Rippe gebrochen hat. Als Reitlehrer muss er viel körperlich arbeiten: Er hilft Kindern beim Aufsatteln und hebt sie aufs Pferd, begleitet Anfänger bei Ausritten zu Fuß – alles Tätigkeiten, die ihm viel Spaß machen, die aber nicht mehr gehen, wenn seine Krankheit weiter fortschreitet. Schon jetzt plagen ihn Rückenschmerzen, wenn er sich bücken muss. Der leidenschaftliche Sportschütze kann selbst nur noch mit Einschränkungen reiten. Sollte es dabei zu Knochenbrüchen kommen, wäre seine berufliche Existenz gefährdet. Dazu hat er noch andere Sorgen: Der ansonsten sportliche Mann befürchtet, eines Tages im Rollstuhl zu sitzen oder im hohen Alter einen Buckel zu haben.

Eine Krankheit als Ursache?

Das Ausmaß der Osteoporose ist ungewöhnlich für einen Mann in seinem Alter. Deshalb will Bewegungs-Doc Christian Sturm erst einmal herausfinden, ob die Ursache eine Krankheit sein könnte, von der der Patient bisher nichts weiß. Der Orthopäde schickt ihn zu einem Spezialisten für Osteoporose. Doch der kann nichts Ungewöhnliches feststellen. Warum die Knochen von Holger H. in vergleichsweise jungen Jahren schon so brüchig sind, weiß niemand. Der Orthopäde kann messen, wie weit der Knochenabbau fortgeschritten ist. Die Dichte lag bei seinem Patienten schon vor ein paar Jahren weit unterhalb des Normalbereiches. Und sie sinkt weiter. Es muss also schnell etwas passieren. Die Knochen brauchen Herausforderungen, damit der Körper sie nicht einfach abbaut (siehe Seite 108).

Bewegung und Ernährung

Holger H. muss Muskeln aufbauen, damit sein Körper wieder stabiler wird, und sein Gleichgewicht trainieren, um Stürze und häufige Verletzungen zu verhindern. Gleichzeitig geht es darum, die Knochen durch kräftige Belastungen zu stauchen, damit der Organismus das Signal zum Knochenaufbau gibt. Dafür trainiert er dreimal wöchentlich sehr vielfältig im Fitnessstudio. Eine Vibrationsplatte gibt den Knochen kleine Stöße und Reize. Holger H. muss immer wieder an seine Grenzen gehen. Zusätzlich braucht der Körper Kalzium für starke Knochen aus der Nahrung. Das heißt: Der Patient soll viel Milchprodukte essen und kalziumreiches Mineralwasser trinken.

Die Bilanz nach einem halben Jahr: Obwohl Holger H. viel aktiver ist als vorher, hat er zwei Monate lang keinen Bruch mehr. Seine Knochen haben sich nicht weiter abgebaut, die Schmerzen ließen deutlich nach. Es geht ihm insgesamt viel besser. Jetzt muss der Reitlehrer mit dem Schwung weitermachen, mit dem er angefangen hat.

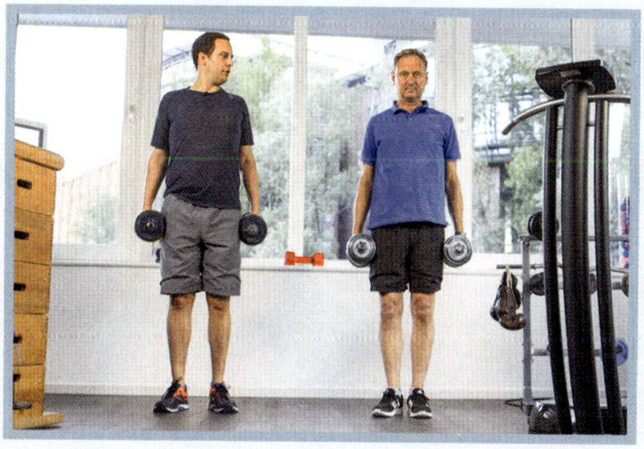

Christian Sturm zeigt Holger H. Training mit Gewichten.

Rücken: Das Kreuz mit dem Kreuz

Rückenschmerzen sind längst eine Volkskrankheit. Ein Fünftel der Krankschreibungen in Deutschland geht darauf zurück. Sich schonen ist das falsche Rezept – Bewegung heißt die beste Therapie.

Rückenbeschwerden sind so verbreitet wie Schnupfen. Es trifft fast jeden: Ein verspannter Nacken, ein Ziehen im Kreuz, ein Hexenschuss – etwa jeder vierte Deutsche sucht deshalb einmal im Jahr eine Arztpraxis auf. Meist verschwinden die Beschwerden in ein bis zwei Wochen von allein. In hartnäckigen Fällen kann es auch einmal sechs Wochen dauern. In etwa der Hälfte aller Fälle kehren die Schmerzen jedoch irgendwann zurück. Rückenschmerzen, die bis zu 30 Tage anhalten, werden in der Medizin als akut eingestuft. Ziehen sie sich länger als drei Monate hin, spricht man von chronischen Rückenschmerzen. Davon sind etwa 15 Prozent der Männer und 22 Prozent der Frauen betroffen.

Schmerzen sind nur ein Symptom

Rückenschmerzen sind keine Krankheit, sondern nur ein Hinweis darauf, dass die Zusammenarbeit von Nerven, Wirbelknochen, Gelenken, Sehnen, Bändern, Knorpeln und Bandscheiben an irgendeiner Stelle beeinträchtigt ist. Nur selten, in schätzungsweise fünf Prozent der Fälle, gehen die Schmerzen tatsächlich auf eine Erkrankung zurück, wie etwa Osteoporose oder rheumatoide Arthritis. Weit häufiger liegt der Grund für Rückenschmerzen in so genannten funktionellen Störungen wie Muskelverspannungen oder Gelenkblockaden. Diese Störungen entstehen oft durch Mangel an Bewegung. Das Muskelkorsett, das den Rücken stabilisiert, verkümmert, wenn wir den Alltag vor allem im Sitzen verbringen. Übergewicht begünstigt den frühzeitigen Verschleiß von Gelenken und Knochen. Ungewohnte oder zu einseitige Belastung, monotone Arbeitspositionen oder Muskelzerrungen durch Überlastung – all dies kann mittelfristig zu Muskelverhärtungen und damit Verspannungsbeschwerden führen. Aber auch Stress spielt in diesem Kreislauf eine Rolle.

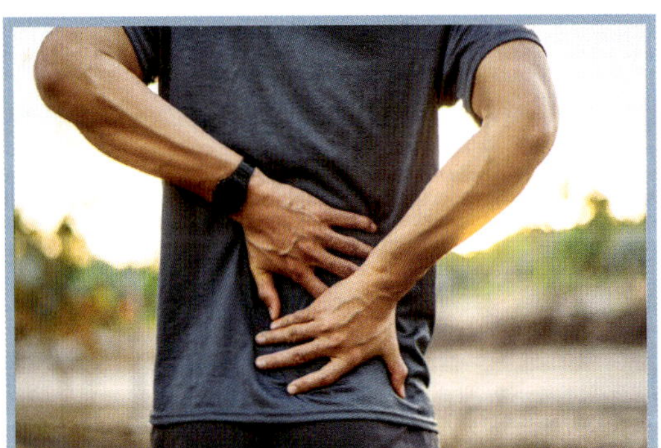

Volkskrankheit: Fast jeder hat mal Kreuzschmerzen.

Wenn der Stress im Nacken sitzt

Bei Nervosität und Angst erhöht sich die Muskelspannung – eine Reaktion des vegetativen Nervensystems, die uns hilft, gegen Gefahren gut gewappnet zu sein. Bleibt der erhöhte Muskeltonus auf Dauer bestehen, weil wir permanent unter Stress stehen, wird aus der vorübergehenden Anspannung leicht eine schmerzhafte Verspannung. In vielen Studien wurde nachgewiesen, dass neben Bewegungsmangel vor allem psychische Belastungen Auslöser für Rückenschmerzen sind. Versuchen Sie, den seelischen Ursachen für Ihre Rückenschmerzen nachzuspüren: Welche Sorgen und Probleme könnten eine Rolle spielen? Was könnten Sie tun, um abzuschalten oder einen Ausgleich zu schaffen? Neben Entspannungs- und Meditationstechniken sind auch Ausdauersportarten wie Laufen und Schwimmen oder Yoga und Tai-Chi geeignet, um den Kopf frei zu kriegen. Um Verspannung zu vermeiden, ist es wichtig, sich nach dem Sport zu dehnen.

Bilder mit Nebenwirkungen

Schmerzen beunruhigen Patienten in der Regel. Wenn etwas so wehtut, muss ja wohl ein ernsthafter Schaden vorliegen, oder? Der Wunsch, die Wirbelsäule mittels Röntgen- oder MRT-Bildern diagnostisch abzuklären, erscheint folgerichtig. In den medizinischen Leitlinien wird jedoch inzwischen vom routinemäßigen Einsatz bildgebender Verfahren abgeraten – aus gutem Grund: Zum einen sind sie in 85 Prozent der Fälle überflüssig. Zum anderen finden sich im Röntgenbild bei vielen Menschen Abnormitäten und Abnutzungserscheinungen. Das verleitet dazu, die Ursache für die Beschwerden in der Anatomie zu suchen: „Mein Rücken ist eben kaputt, da kann man nichts machen." Einer Genesung steht das im Wege. Gerade bei Rückenschmerzen gibt es oft keinen Zusammenhang mit dem anatomischen Befund. Ein Rücken kann heftig schmerzen, auch wenn auf dem Röntgenbild alles in Ordnung ist. Andererseits kann man auch mit deutlichen Verschleißerscheinungen und krankhaften Veränderungen beschwerdefrei leben.

Hexenschuss und Ischias

Ein Hexenschuss tritt plötzlich und oft heftig auf. Die Wucht der Schmerzen macht Angst. Da ist es gut zu wissen, dass es sich fast immer um Verspannungsschmerzen handelt: quälend, aber harmlos, ähnlich wie ein Wadenkrampf. Wenn Schmerzen entlang des Ischiasnervs auftreten, spricht man von Ischialgie. Es handelt sich um bohrende oder stechend-brennende Schmerzen, die in der Hüftgegend einschießen und an der Oberschenkelrückseite bis in die Füße ausstrahlen können. Ursachen für die Reizung des Ischiasnervs können Muskelverspannungen sein, aber auch Bandscheibenvorfälle, Verengungen im Wirbelkanal oder Entzündungen. Wenn ein Muskel (zum Beispiel der Piriformismuskel) Ursache ist, verschaffen Dehnübungen schnell Linderung. Zum Beispiel: in Rückenlage das Knie umfassen und in Richtung gegenseitiger Brust ziehen.

Bloß nicht schonen

Früher empfahlen Ärzte ihren Patienten, sich zu schonen. Das entspricht dem Bedürfnis vieler Patienten, denn es ist sehr bequem. Wer will schon aufstehen, wenn jede Bewegung wehtut und offenbar alles noch schlimmer macht? Doch Bettruhe hilft keineswegs. Die Schmerzen verstärken sich mittelfristig. Der Körper wird steif, unbeweglich und schwach. Durch die fehlende Ablenkung bleibt die Aufmerksamkeit erst recht auf die Schmerzen gerichtet. Hilfreicher ist es, den gewohnten Alltag so gut wie möglich beizubehalten und den Rücken sehr wohl zu bewegen und zu belasten. „Falsche" Bewegungen gibt es nur in wenigen Ausnahmefällen. Der Rücken ist keine empfindliche Schwachstelle, wie mancher glaubt, sondern ganz im Gegenteil eine robuste Konstruktion, die das Heben und Tragen von Lasten problemlos verkraftet.

Lümmeln erlaubt

„Sitz gerade!" hieß es früher. Inzwischen weiß man, dass dynamisches Sitzen besser ist. Um Rückenschmerzen vorzubeugen, gönnen Sie Ihrem Körper Abwechslung. Verändern Sie häufig die Sitzposition: wackeln, federn, kippeln, lümmeln – alles ist erlaubt. Auch auf Sitzmöglichkeiten ohne Rückenlehne sollten Sie gezielt auf die Körperhaltung achten und nicht zu lange darauf sitzen bleiben. Denn dabei besteht das Risiko des Rundrückens. Stehen Sie bei jeder Gelegenheit auf und dehnen und strecken Sie sich. Sehen Sie jede Treppe als willkommene Möglichkeit, sich zu bewegen. Auch Hausarbeit tut gut.

Bewegung hilft am besten

Das beste Heilmittel gegen Rückenschmerzen ist und bleibt Bewegung. Sobald die ersten akuten Beschwerden ein wenig abgeklungen sind (gern auch mithilfe von Schmerzmitteln), sollten Sie einen Spaziergang wagen. Leichte Bewegung wirkt besser als eine Massage, sie lockert die Muskeln und Wirbelgelenke. Ein gezieltes Training der Rückenmuskulatur, gerade der tief liegenden, ist sinnvoll. Sie dürfen sich aber auch eine Sportart aussuchen, die Ihnen einfach nur Freude macht. Ihr Rücken wird es Ihnen danken.

Drei Übungen gegen Rückenschmerzen

KOBRA

Diese Übung stärkt und dehnt den Rücken. Dafür legen Sie sich auf den Bauch (Fußrücken auf dem Boden, Handflächen nach unten, Stirn auf dem Boden). Nun winkeln Sie die Arme an und heben den Oberkörper hoch. Der Kopf geht in den Nacken, der Rücken ins Hohlkreuz, der Blick nach oben. Die Ellenbogen bleiben eng am Körper.

Halten Sie die Position 3-mal 15 Sekunden.

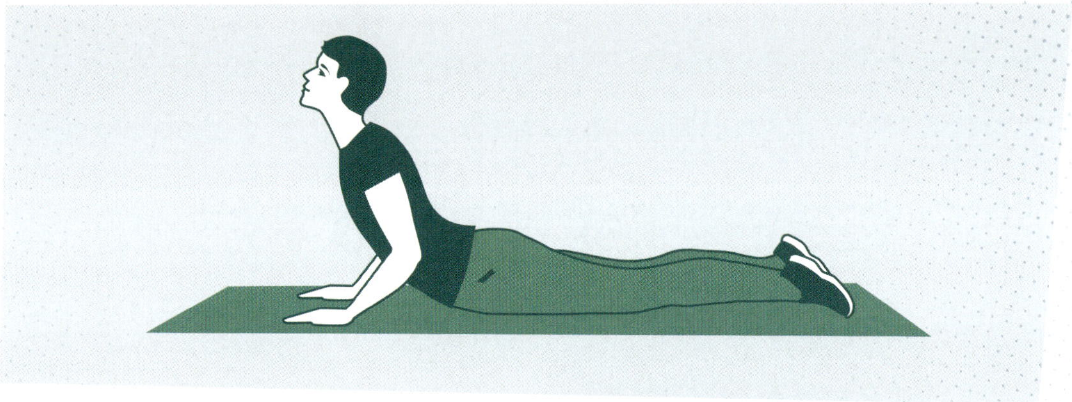

FLANKE DEHNEN

Um den Rücken seitlich, also an den Flanken, zu dehnen, setzen Sie sich auf einen Hocker, neigen sich nach vorne und legen einen Unterarm auf den Beinen ab. Den anderen Arm schieben Sie langsam über den Kopf nach oben zur Seite.

30 Sekunden halten, dann die Seite wechseln.

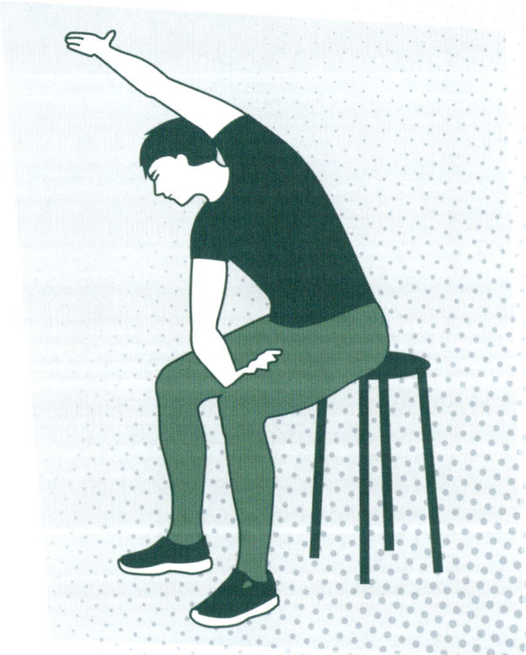

KATZE

Die Katze ist eine super Übung gegen Rückenschmerzen und Verspannungen. Sie mobilisiert die Wirbelsäule und dehnt den Nacken. Begeben Sie sich dafür in den Vierfüßlerstand und machen Sie abwechselnd einen runden Buckel (wie eine Katze) – mit dem Kinn zur Brust. Ziehen Sie den Bauchnabel nach innen, um die Bewegung zu verstärken. Danach wechseln Sie ins Hohlkreuz. Dabei geht der Kopf in den Nacken.

Führen Sie die Katze 30-mal langsam durch.

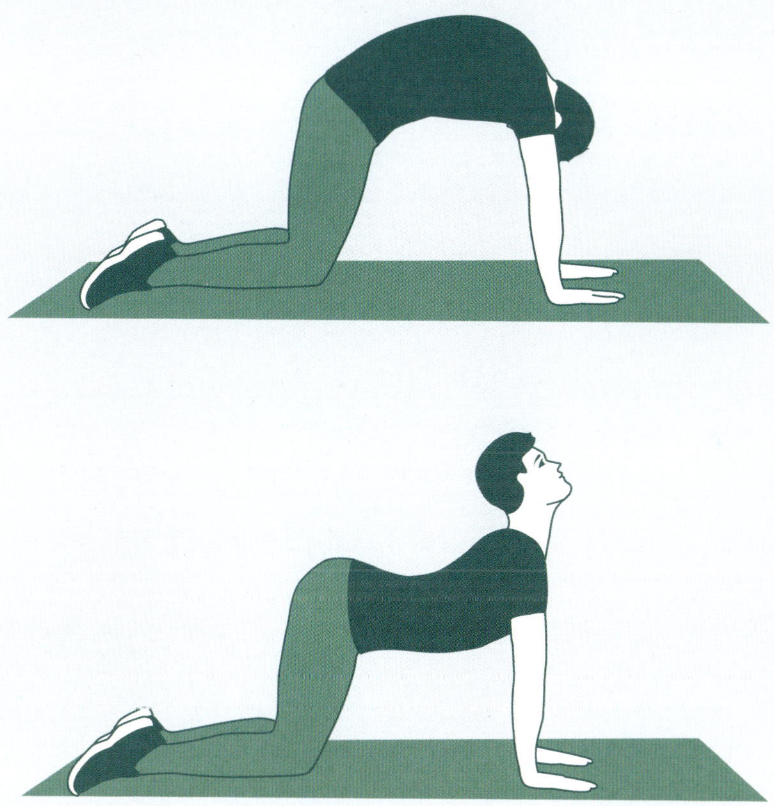

Leichter werden mit leichtem Sport

Bewegung hilft gegen Übergewicht, aber Übergewicht macht es schwerer, sich zu bewegen. Dabei schadet zu wenig Bewegung der Gesundheit mehr als ein paar Pfunde zu viel. Beim Sport zählt jeder Schritt – um fit zu bleiben und um abzunehmen.

Ein gesundes Gewicht zu halten, fällt den Deutschen offenbar sehr schwer. Nach Angaben des statistischen Bundesamtes ist mehr als die Hälfte aller Bundesbürger zu dick. Und mit dem demografischen Wandel werden es immer mehr. Schon jetzt bringen etwa 70 Prozent der Männer über 55 und mehr als die Hälfte der Frauen im gleichen Alter zu viel auf die Waage. Zusätzlich ist der Anteil derer, die extremes Übergewicht (Adipositas) haben, seit der Jahrtausendwende bei Männern um 40 Prozent und bei Frauen um knapp 25 Prozent gestiegen.

Gesundheitliche Risiken ohne Bewegung

Das Dilemma: Zu viel Gewicht macht es schwerer, Sport zu treiben. Übergewichtige fühlen sich in Sportgruppen mit Schlanken häufig nicht wohl. Sie sind meist schneller aus der Puste. Insbesondere im Kniebereich kommt es leicht zu Problemen, weil die Gelenke übermäßig starken Belastungen ausgeliefert sind. Deshalb sollten ältere und stark Übergewichtige gelenkschonende Sportarten wie Radfahren oder Schwimmen wählen. Beim Walken können Walkingstöcke die Gelenke entlasten. Wichtig ist, dass man überhaupt in Bewegung kommt. Denn Sport senkt auch bei Übergewichtigen viele gesundheitliche Risiken. Dünne Menschen, die sich nicht bewegen, leben gefährlicher als Übergewichtige, die regelmäßig in Schwung kommen. Wissenschaftler der Universität Cambridge fanden heraus, dass die Zahl der Todesfälle durch zu wenig Bewegung

Übergewicht bei Kindern

Jedes Kind braucht Bewegung, um gesund erwachsen und nicht zu dick zu werden. Die Zahl der übergewichtigen Kinder hat sich nach Informationen der Weltgesundheitsorganisation in den letzten 40 Jahren weltweit verzehnfacht. Bewegungsmangel gilt als einer der Hauptgründe, aber auch die Ernährung spielt eine Rolle: Das liegt vor allem daran, dass es heute viel einfacher ist, kalorienreich und ungesund zu essen. Vor allem Fast Food ist fast überall und jederzeit verfügbar. Um Übergewicht zu verhindern, sollten Eltern zeitig vorbeugen und folgende Punkte beachten:

1. Ob zu Fuß zur Kita, Toben auf dem Spielplatz, Fußball im Verein oder Sport in der Schule: Kinder sollten mindestens 90 Minuten am Tag körperlich aktiv sein.
2. Die Zeit, die ein Kind vorm Computer, Fernseher oder am Handy verbringen darf, sollte begrenzt sein. Zur Orientierung: Drei- bis Fünfjährige dürfen 30, Sechs- bis Zehnjährige 60 und Elf- bis Dreizehnjährige 90 Minuten täglich.
3. Gesunde ausgewogene Mahlzeiten mit frischen unverarbeiteten Lebensmitteln sind zu Hause und in der Kita selbstverständlich. Kinder können gut zwei bis drei Stunden ohne Snacks aushalten und sollten sich früh daran gewöhnen, ihren Durst mit Wasser, statt mit Säften zu löschen. Süßigkeiten sind nicht verboten, dürfen aber keine Mahlzeit ersetzen und bleiben Ausnahmen.

Gesundes Gewicht

Habe ich ein gesundes Gewicht? Eine Antwort auf diese Frage gibt der sogenannte Body-Mass-Index (BMI). Dafür setzen Sie Ihr Körpergewicht in Relation zu Ihrer Größe. Sie rechnen **Ihr Gewicht in Kilogramm geteilt durch Ihre Körpergröße in Metern zum Quadrat.** Ein Mann, der bei einer Größe von 1,85 Metern 90 Kilo auf die Waage bringt, rechnet so:

90 / (1,85 x 1,85) = 26,3

Bei einem BMI von weniger als 18,5 hat man Untergewicht. Der Bereich des Normalgewichts liegt zwischen 18,5 und 24,9. Zahlen zwischen 25 und 29,9 deuten auf Übergewicht hin. Liegt der BMI höher (30 bis 34,9), spricht man von Übergewicht, bei Werten darüber von extremem Übergewicht. Mit dem Älterwerden darf der BMI ruhig etwas höher werden. Zwischen 45 und 54 Jahren liegt ein gesunder BMI bei 22 bis 27, zwischen 55 und 65 Jahren bei 23 bis 28 und mit über 65 Jahren bei 24 bis 29.

doppelt so hoch ist wie die durch Übergewicht. Der Studie zufolge kann bereits ein Spaziergang von 20 Minuten täglich das vorzeitige Sterberisiko um 16 bis 30 Prozent senken.

Ernährungsumstellung statt Crash-Diät

Um abzunehmen, kommt es nicht nur auf mehr Bewegung an. Die Ernährung spielt die größte Rolle bei Gewichtsproblemen, die langfristig behoben werden müssen. Setzen Sie dabei nicht auf einseitige Crash-Diäten, sondern auf eine langfristige Ernährungsumstellung mit Kalorienreduktion nach den Regeln auf Seite 38 f. Vermeiden Sie Snacks zwischendurch und essen Sie nicht mehr als drei Mahlzeiten am Tag. Wirksam ist auch das Teilzeit- oder Intervallfasten mit zwei Mahlzeiten und einer langen Esspause über Nacht.

Kraft- und Ausdauertraining

Beginnen Sie in kleinen Schritten und orientieren Sie sich zum Einstieg an folgenden Regeln:

➔ Verbrennen Sie mindestens 1 000 Kalorien pro Woche mehr, indem Sie sich bewegen. Zur Orientierung: Wenn Sie eine Stunde Fenster putzen, verbrauchen Sie 200 Kalorien. Gemütliches Radfahren bringt im Durchschnitt 330, Schwimmen beachtliche 800 und Joggen bei einem Tempo von 12 km/h bis zu 1 000.

➔ Das wäre aber für den Anfang noch zu viel. Bewegen Sie sich lieber an fünf Tagen pro Woche jeweils eine halbe Stunde. Dabei sollten Sie nicht mehr von sich verlangen, als Sie mit 70 bis 80 Prozent Ihrer maximalen Herzfrequenz schaffen (siehe auch Seite 79 f.).

➔ Wenn Sie die Kalorienaufnahme reduzieren, besteht die Gefahr, dass Sie Muskeln verlieren. Deshalb gehört auch Krafttraining zum Programm, bei dem Sie sich anstrengen, aber nicht überanstrengen sollten. Wichtig zu wissen: Regelmäßiges Krafttraining erhöht den Grundumsatz, da Muskulatur mehr Kalorien verbraucht als Fettgewebe.

➔ Wenn Ihre Gelenke bereits geschwächt sind, empfiehlt sich Training im Wasser: Schwimmen, Aquajogging, Aquafitness, Wassergymnastik. Eine gute gelenkschonende Alternative zum Laufen ist Radfahren.

➔ Oftmals ist nicht allgemeine Fettleibigkeit das Problem, sondern Übergewicht mit viel Bauchfett. Das führt meist zu krankhaften Veränderungen im Fett- und Kohlenhydratstoffwechsel. Deshalb sollte jeder seine Risikofaktoren streng im Blick behalten und selbst regelmäßig darauf achten: Messen Sie dafür Ihren Bauchumfang an der dicksten Stelle. Der Taillenumfang sollte bei Frauen nicht mehr als 88 Zentimeter und bei Männern nicht mehr als 102 Zentimeter betragen.

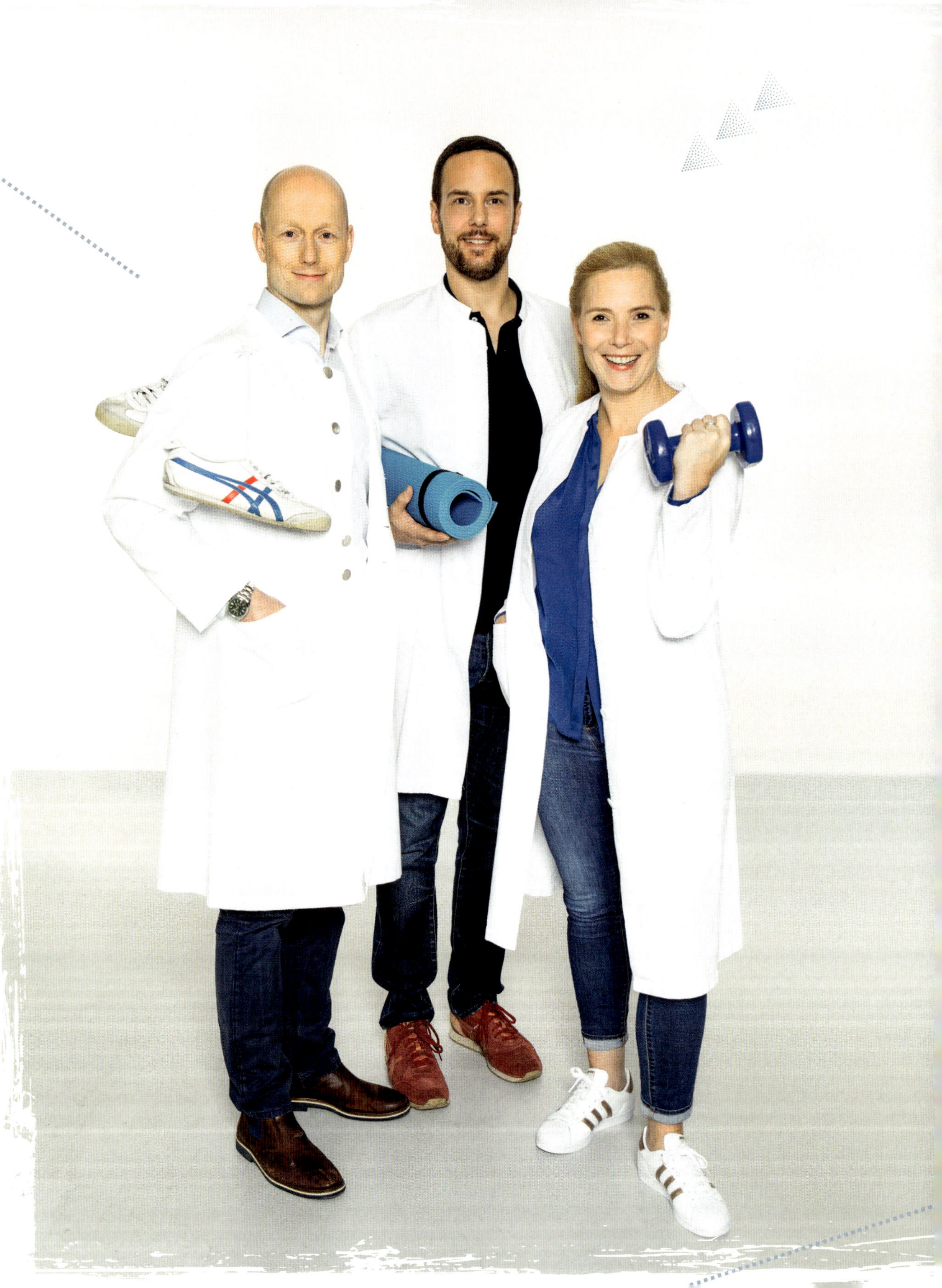

Übungen für zu Hause: Jetzt sind Sie dran

Sie haben dieses Buch bis hierhin gelesen? Prima! Dann ist Ihre Motivation hoffentlich groß genug, um möglichst bald loszulegen. Zeigen Sie ein bisschen Disziplin und erlauben Sie sich keine Ausreden. Vor allem das Argument „keine Zeit" gilt nicht länger. Denn unsere Workouts können Sie ohne großen Zeitaufwand absolvieren. Und wenn es wirklich mal knapp wird, haben wir noch ein Kurzprogramm für Eilige auf Lager.

Ein besonderes Equipment ist nicht nötig, denn alle Übungen funktionieren ohne Geräte nur mit dem eigenen Körpergewicht. Wenn Sie (noch) keine Gymnastikmatte haben, trainieren Sie erst mal auf dem Teppich.

Bauen Sie Muskeln auf

Krafttraining? Da denken die meisten gleich an Bodybuilding und Muskelberge. Doch das muss gar nicht sein. Muskeln unterstützen das Abnehmen, stärken Knochen, Sehnen und Bänder. Sie halten jung und beugen vor gegen Stürze, Rückenschmerzen und andere Beschwerden.

PLANK

Diese höchst effektive Übung stärkt den **ganzen Körper.** Dafür stützen Sie den gestreckten Körper auf den Unterarmen und den Zehen ab und halten ihn in der Luft. Der Kopf wird dabei nicht abgeknickt, sondern ist die Verlängerung der Wirbelsäule. Anfänger dürfen zwischendurch ruhig Pausen machen. Lust auf mehr? Sie können die Übung erweitern, indem Sie in der Plank abwechselnd das rechte und das linke Bein heben.

ANFÄNGER	30 Sekunden halten
FORTGESCHRITTENE	60 Sekunden halten
KÖNNER	Mehrere Minuten halten

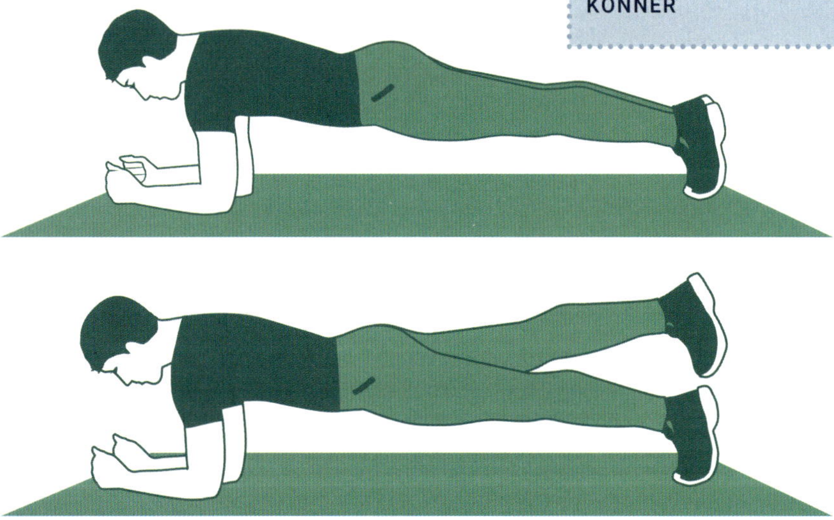

Tipp! Achtung, typische Fehler: Manche halten das Gesäß zu hoch (sodass die Plank fast eine Brücke ist), andere lassen den Po durchhängen, sodass ein Hohlkreuz entsteht. Meiden Sie beides und halten Sie den Körper gestreckt wie ein Brett.

SEITLICHE PLANK

Eine weitere Variante ist der seitliche Unterarmstütz, bei dem Sie sich seitlich auf den Boden stützen und dabei ein Bein und einen Arm gestreckt hochheben. Dann die Seite wechseln.

ANFÄNGER	30 Sekunden (jede Seite 15 Sekunden)
FORTGESCHRITTENE	60 Sekunden (jede Seite 30 Sekunden)
KÖNNER	Mehrere Minuten mit Seitenwechseln

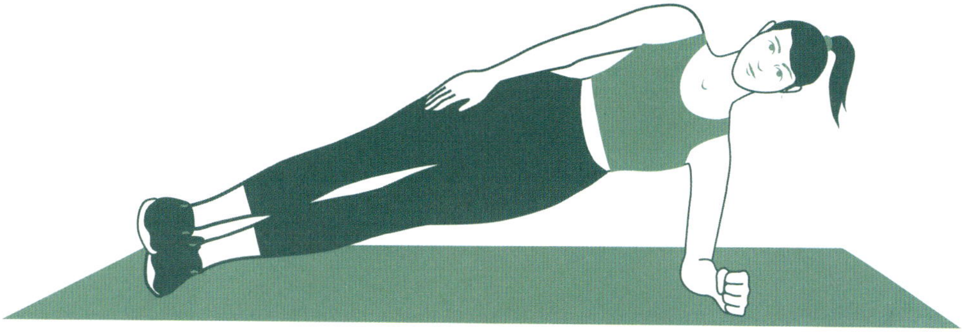

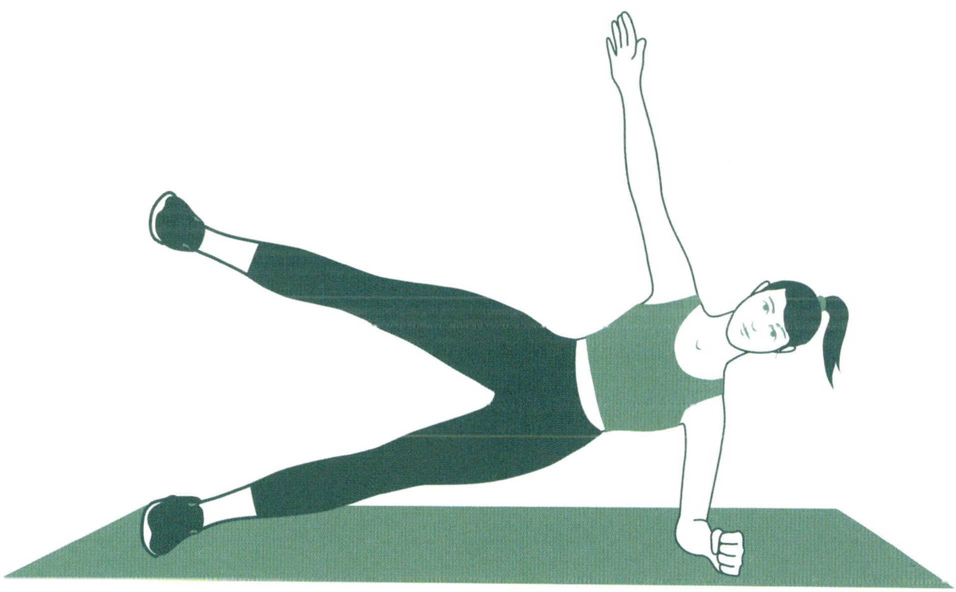

LIEGESTÜTZ

Den Klassiker unter den Kraftübungen kennen Sie bestimmt. Damit stärken Sie vor allem die **Arme,** aber auch die **Brust- und Schultermuskulatur.** Begeben Sie sich auf dem Boden in den Stütz und drücken Sie sich langsam und kontrolliert auf und ab. Der Körper bleibt gerade und angespannt, der Blick geht nach unten. Lassen Sie sich nicht in den Schultern hängen. Beim Liegestütz tun Frauen sich meist schwerer als Männer. Leichter kann es zunächst sein, den Liegestütz auf den Knien statt auf den Füßen zu trainieren.

ANFÄNGER	5 Liegestütze auf den Knien
FORTGESCHRITTENE	5 Liegestütze (Frauen), 10 Liegestütze (Männer)
KÖNNER	Machen Sie Liegestütze, bis die Muskeln brennen

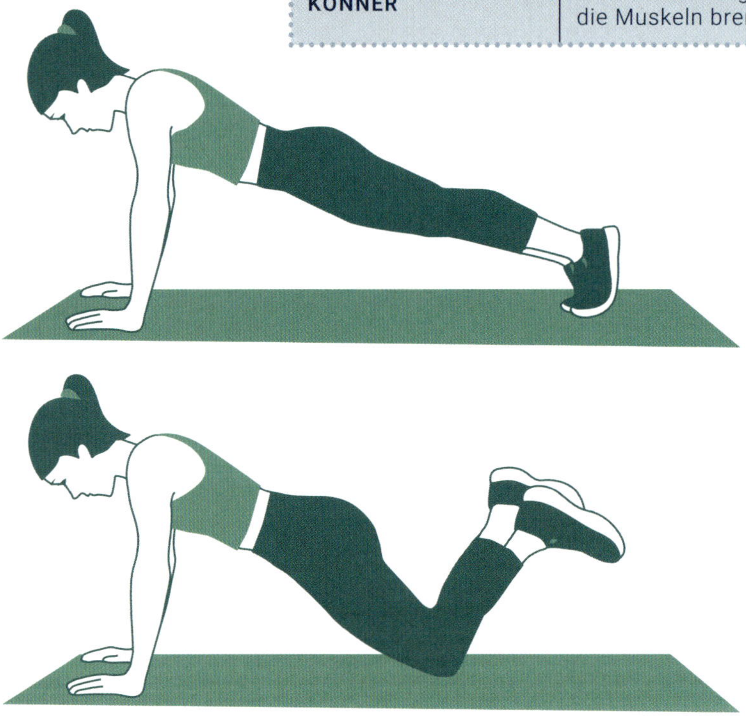

Tipp! Um die Kniegelenke bei Liegestützen auf den Knien zu schonen, legen Sie ein Kissen darunter. Auch das ist für Sie noch zu schwierig? Dann machen Sie die Liegestütze erst einmal an der Wand oder an einem anderen festen Gegenstand.

DIPS AM STUHL

Mit dieser Übung wird der **Trizeps** (also die Rückseite der Oberarme) gestärkt. Dafür setzen Sie sich auf die Kante eines stabilen Stuhls oder einer Bank und greifen mit den Händen um die Sitzfläche. Die Beine sind gestreckt, die Fersen möglichst weit vom Stuhl weg. Jetzt beugen Sie langsam die Arme, bis das Gesäß fast den Boden berührt. Anschließend drücken Sie sich wieder in die Ausgangsposition. Die Arme dabei nicht komplett durchdrücken, wenn Sie oben sind.

ANFÄNGER	5 Dips
FORTGESCHRITTENE	10 Dips
KÖNNER	15 Dips und mehr

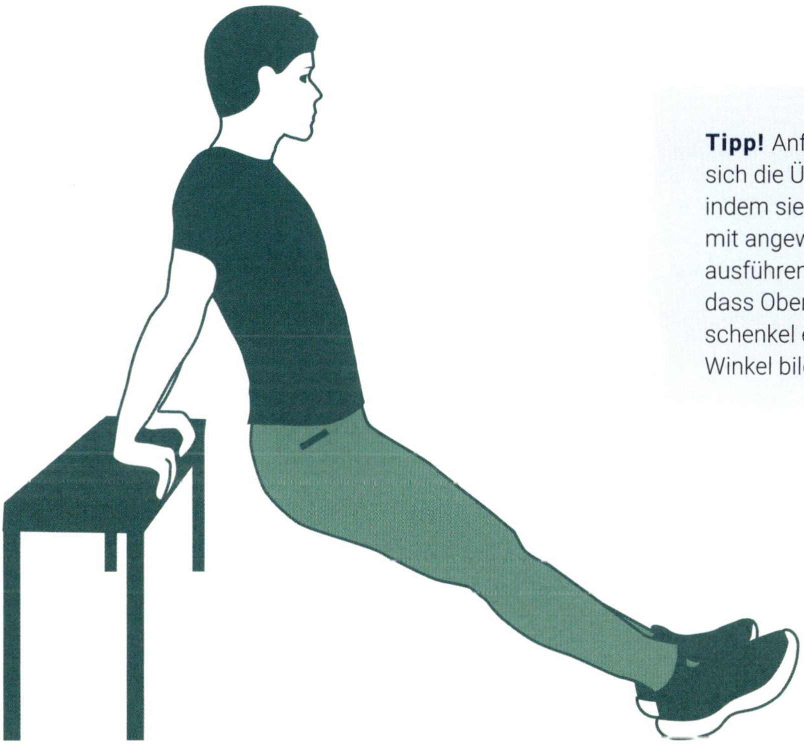

Tipp! Anfänger können sich die Übung erleichtern, indem sie sie erst einmal mit angewinkelten Beinen ausführen – und zwar so, dass Ober- und Unterschenkel einen rechten Winkel bilden.

NEGATIVER SIT-UP

Jetzt geht's an die **Bauchmuskeln.** Für den negativen Sit-up setzen Sie sich auf den Boden. Der Oberkörper ist in der Luft, die Beine sind im 90-Grad-Winkel gebeugt, die Füße auf dem Boden. Aus dieser Position senken Sie den Oberkörper so langsam wie möglich ab, bis Sie auf dem Rücken liegen. Danach kehren Sie in die Ausgangsposition zurück (dabei dürfen Sie sich abstützen). Anschließend geht es erneut nach unten.

Achtung: Lassen Sie sich nicht dazu verleiten, die Arme hinter dem Kopf zu verschränken und den Kopf mit der Kraft der Arme zu halten.

ANFÄNGER	5 negative Sit-ups
FORTGESCHRITTENE	10 negative Sit-ups
KÖNNER	15 negative Sit-ups und mehr

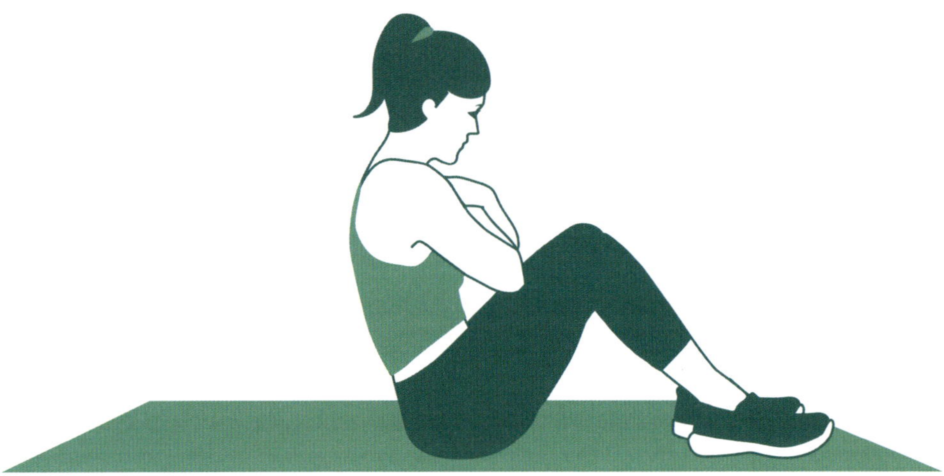

Tipp! Machen Sie diese Übung nicht mit Schwung, sondern mit Kraft. Schwungholen entlastet zwar die Bauchmuskeln, verringert aber den Trainingseffekt und belastet unnötig den Rücken.

SCHERE

Bei dieser Übung sind nicht nur die Bauchmuskeln, sondern auch die **Beine** und die **untere Rückenmuskulatur** gefordert. Setzen Sie sich dafür auf den Boden. Stützen Sie die Arme hinter dem Körper ab und neigen Sie den Oberkörper leicht nach hinten. Dann heben Sie die gestreckten Beine in die Luft, um sie abwechselnd über- und unterzukreuzen. Der ganze Körper muss dabei unter Spannung stehen.

Etwas einfacher wird die Übung, wenn Sie die Beine am Anfang leicht anwinkeln. Später sollten Sie sie aber zunehmend durchstrecken, um den Effekt für die **Innenseite der Oberschenkel** zu erhalten.

ANFÄNGER	30 Sekunden
FORTGESCHRITTENE	60 Sekunden
KÖNNER	Länger als 60 Sekunden

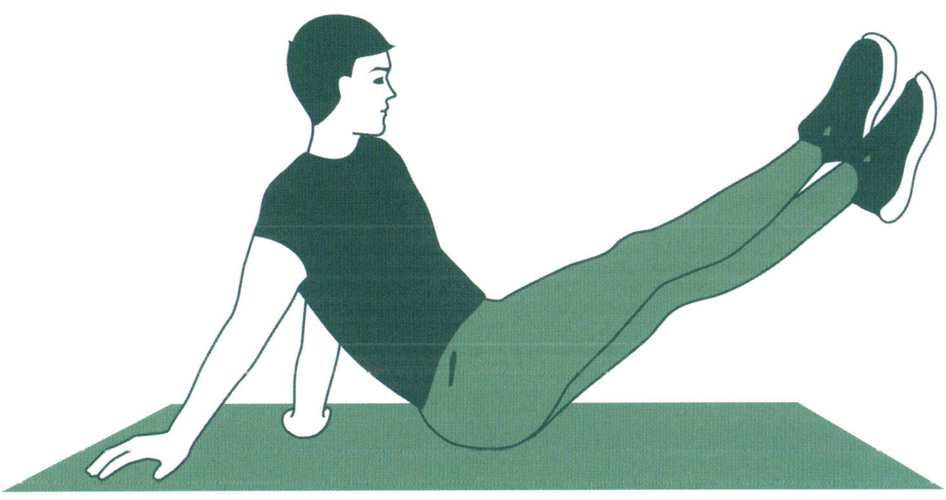

Tipp! Die Übung ist Ihnen zu leicht? Das lässt sich ändern. Lösen Sie die Hände vom Boden und halten Sie sie während der Schere mit gestreckten Armen seitlich in der Luft.

WANDHOCKE

Mit der Hocke an der Wand stärken Sie das **Gesäß,** die **Bein-** und die **Rückenmuskulatur.** Stellen Sie sich mit hüftbreit geöffneten Beinen mit dem Rücken aufrecht etwa 30 Zentimeter vor eine Wand oder vor einen Türrahmen. Kopf, Rücken und Schultern werden locker gegen die Wand gehalten. Rutschen Sie mit dem Rücken soweit an der Wand herunter, bis die Knie im 90-Grad-Winkel sind. Spannen Sie die Bauch- und Rückenmuskulatur fest an, um die Lendenwirbelsäule an die Wand zu drücken. Halten Sie die Position. Anschließend schieben Sie den Rücken an der Wand entlang wieder nach oben.

ANFÄNGER	15 bis 30 Sekunden halten
FORTGESCHRITTENE	30 bis 60 Sekunden halten
KÖNNER	Länger als 60 Sekunden halten

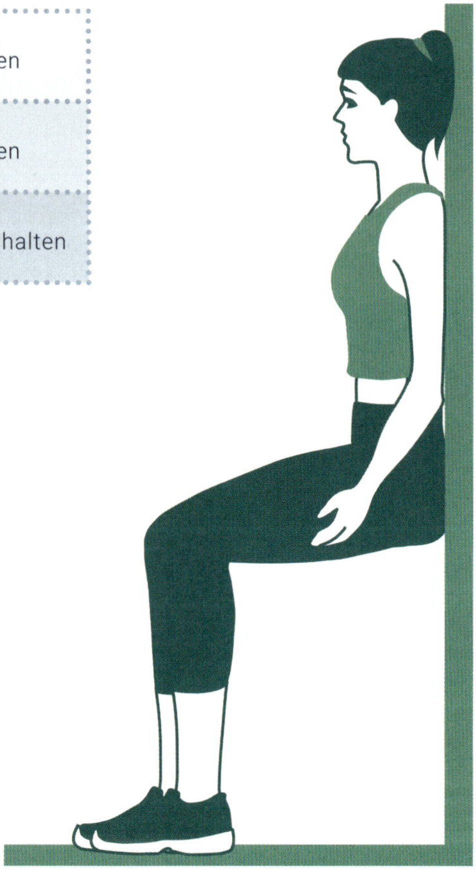

Tipp! Bei der Wandhocke müssen die Knie immer hinter den Fußspitzen bleiben. Verändern Sie den Abstand der Füße zur Wand, wenn das nicht der Fall ist.

KNIEBEUGEN

Sie sind die Königinnen unter den höchst effizienten Grundübungen, denn Kniebeugen stärken neben der **Oberschenkelmuskulatur** auch noch andere Muskeln und fördern den Gleichgewichtssinn. Aus dem aufrechten Stand senken Sie das Gesäß mindestens so weit, bis Sie die Oberschenkel parallel zum Boden halten. Strecken Sie die Arme dabei nach vorne. Der Kopf bleibt die Verlängerung der Wirbelsäule. Die Belastung ist auf dem ganzen Fuß. Die Ferse bleibt immer am Boden.

Tipp! Damit der Rücken bei dieser Übung in einer neutralen Position bleibt und nicht „zusammengerollt" wird, richten Sie den Blick nach vorne und nicht nach unten.

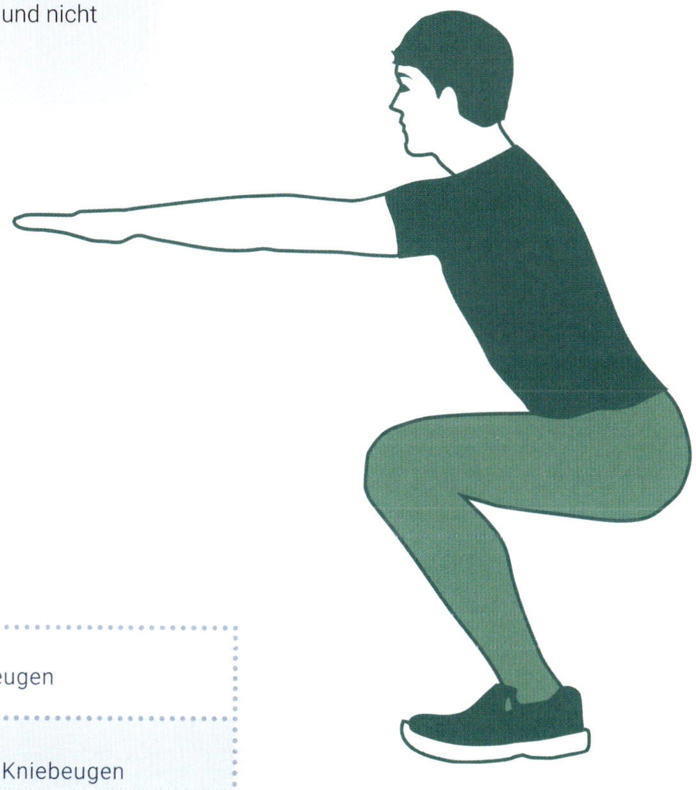

ANFÄNGER	10 Kniebeugen
FORTGESCHRITTENE	10 bis 20 Kniebeugen
KÖNNER	Mehr als 20 Kniebeugen – so viele Sie schaffen

AUSFALLSCHRITTE

Gesäß, Oberschenkel, Beine, Beweglichkeit, Gleichgewicht, Koordination – mit Ausfallschritten trainieren Sie **vielseitig.** Stellen Sie ein Bein aus dem hüftbreiten Stand im 90-Grad-Winkel nach vorne. Der Fuß bleibt auf der ganzen Sohle. Dann beugen Sie das Knie des hinteren Beins fast bis auf den Boden und drücken sich wieder hoch. Die Übung wird mit beiden Seiten gemacht. Bei Gleichgewichtsproblemen halten Sie sich an der Wand oder an einem Stuhl fest.

Wichtig: Das vordere Knie darf nicht über die Zehenspitzen hinausragen.

ANFÄNGER	5-mal rechts, 5-mal links
FORTGESCHRITTENE	7-mal rechts, 7-mal links
KÖNNER	10-mal rechts, 10-mal links

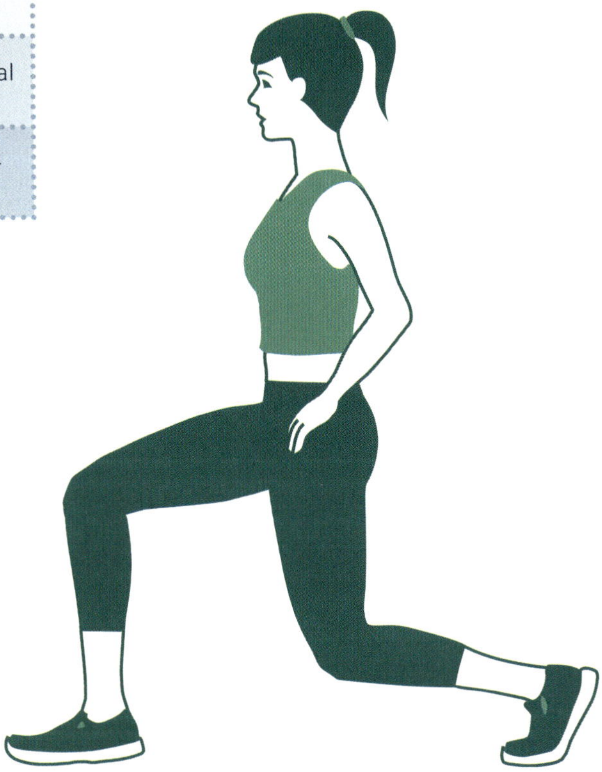

Tipp! Machen Sie nicht einfach schwungvolle Knickse, sondern achten Sie auf die richtige Ausführung, indem Sie am Anfang vor einem Spiegel trainieren oder einen Partner bitten, Ihre Haltung zu kontrollieren. Wichtig ist, dass Sie die Knie gerade halten und nicht nach innen abweichen.

EINBEINIGES AUFSTEHEN

Das ist Training für die **Beinmuskeln.** Stellen Sie sich gerade mit hüftbreit geöffneten Beinen rückwärts vor einen Stuhl. Nun strecken Sie ein Bein nach vorne und senken das Gesäß langsam ab auf den Stuhl. Dann geht's wieder hoch. Strecken Sie dabei die Arme nach vorne. Kopf, Rumpf, Rücken und Schultern bleiben gerade. Wenn Sie das nicht schaffen, legen Sie am Anfang ein Kissen auf den Stuhl. Oder Sie trainieren erst einmal, mit beiden Beinen freihändig aufzustehen.

ANFÄNGER	2-mal mit jedem Bein aufstehen
FORTGESCHRITTENE	4-mal mit jedem Bein aufstehen
KÖNNER	6-mal mit jedem Bein aufstehen

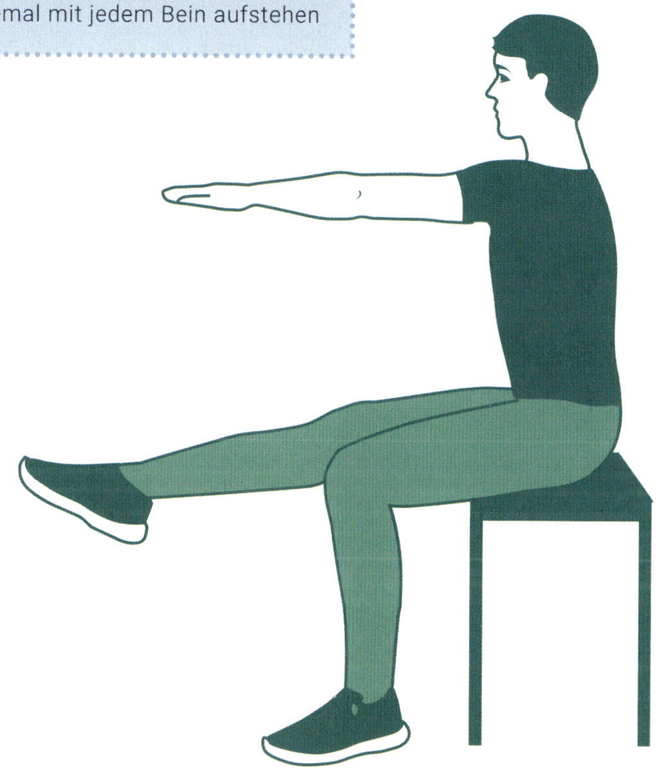

Tipp! Sie sind so fit, dass Sie sich dabei gar nicht anstrengen müssen? Dann wechseln Sie auf ein niedriges Sofa oder einen tiefen Sessel.

BECKENLIFT

Diese Wohltat für den Rücken stärkt die **Pomuskeln** und **Rückseite der Oberschenkel.** Für den Beckenlift legen Sie sich mit angewinkelten Beinen (90 Grad) auf den Rücken. Nun heben Sie das Becken, halten es 30 Sekunden in der Luft und senken es wieder ab. Könner machen den einbeinigen Beckenlift, bei dem das linke und das rechte Bein abwechselnd gestreckt gehalten wird, ohne dass das Becken nach unten sinkt.

ANFÄNGER	3-mal 30 Sekunden mit Pausen
FORTGESCHRITTENE	5-mal 30 Sekunden mit Pausen
KÖNNER	Jedes Bein mehr als 30 Sekunden hochhalten, ohne das Gesäß zwischendurch zu senken

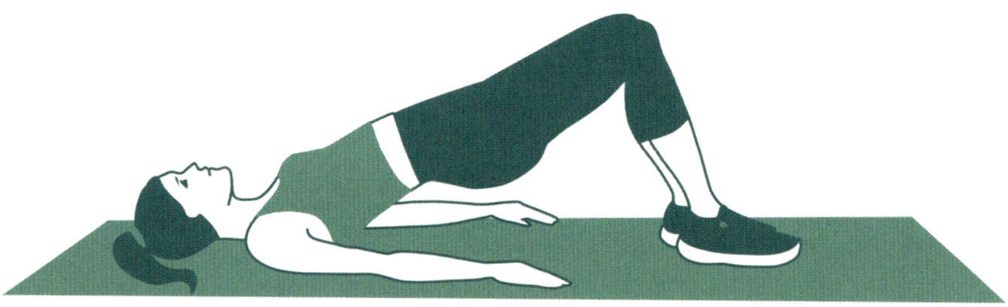

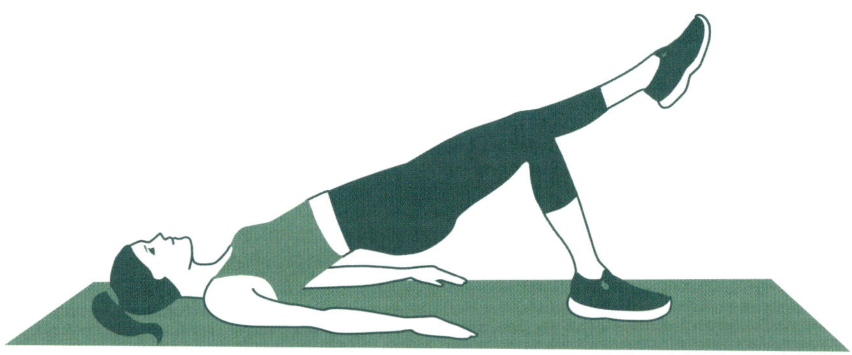

Tipp! Zu langweilig? Schieben Sie die Füße weiter vom Körper weg oder beschweren Sie Ihr Becken mit einem gefüllten Rucksack.

HYPEREXTENSION RÜCKEN

Kräftigen Sie mit dieser Übung den **unteren Rücken** und bringen Sie den **Rumpf** in Bestform. Dafür legen Sie sich auf den Bauch, halten die Hände seitlich am Kopf und heben Kopf und Arme hoch, während die Füße und der Rest des Körpers am Boden bleiben. Dann senken Sie Kopf und Arme wieder und legen sie kurz auf dem Boden ab. Das ist ein Durchgang. Machen Sie die Übung nicht mit Schwung, sondern langsam und kontrolliert mit Kraft.

ANFÄNGER	5 Durchgänge
FORTGESCHRITTENE	10 Durchgänge
KÖNNER	20 Durchgänge

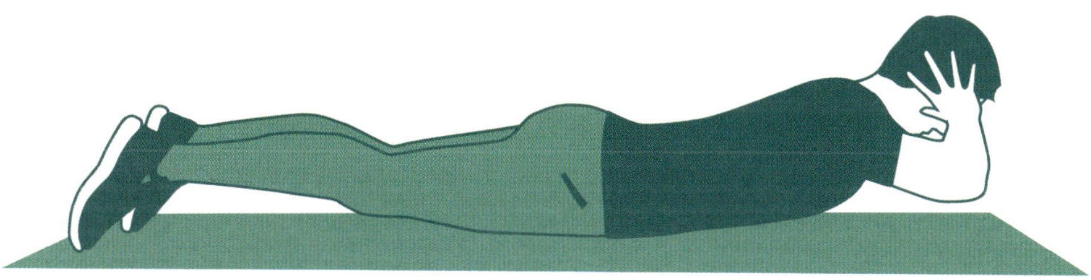

Tipp! Sie wollen mehr? Dann strecken Sie die Arme nach vorne und heben gleichzeitig die gestreckten Beine hoch. Beim Absenken bremsen Sie kurz vorm Boden ab (also nicht auf dem Boden ablegen) und heben die gestreckten Arme und Beine erneut.

Von Kopf bis Fuß: Bleiben Sie beweglich

Ob für den Sport oder für den Alltag – es lohnt sich, Zeit in Dehnübungen zu investieren und die Beweglichkeit zu verbessern. Das reduziert das Verletzungsrisiko, verbessert die Durchblutung und hält den Körper in Form. So bleiben Sehnen und Bänder elastisch.

ARMKREISEN

Diese Übung erfüllt gleich zwei Funktionen: Dehnen und Warmwerden in einem. Armkreisen eignet sich prima für den Start. Sie dehnen damit die **Schultermuskulatur** und bringen den Kreislauf in Schwung. Da die Schultern sehr anfällig für Verletzungen sind, sollten sie gründlich erwärmt werden. Stellen Sie sich mit leicht geöffneten Beinen auf den Boden und kreisen Sie die gestreckten Arme vorwärts und rückwärts.

Tipp! Bei dieser Übung sollten Sie locker bleiben und nicht zu viel Kraft aufwenden. Achten Sie darauf, dass Sie die Schultern nicht ständig nach oben ziehen, sondern sie beim Ausatmen hängen lassen. Armkreisen hilft auch gegen Nackenschmerzen und löst Verspannungen.

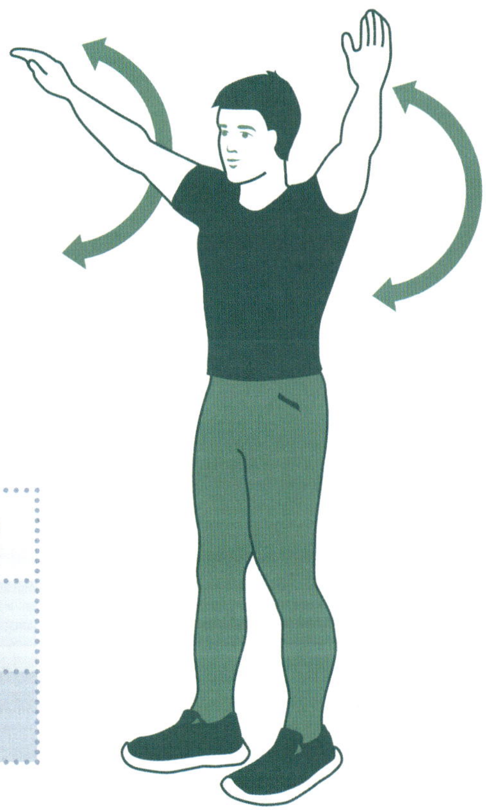

ANFÄNGER	10 Kreise vorwärts, 10 Kreise rückwärts
FORTGESCHRITTENE	15 Kreise vorwärts, 15 Kreise rückwärts
KÖNNER	30 Kreise vorwärts, 30 Kreise rückwärts

TRIZEPS DEHNEN

Jetzt ist der **Trizeps** auf der Rückseite des Oberarms dran. Stellen Sie sich mit leicht geöffneten Beinen auf den Boden. Im schulterbreiten Stand strecken Sie einen Arm nach oben und winkeln ihn im Ellbogen an. Die Hand des angewinkelten Armes liegt zwischen den Schulterblättern. Ziehen Sie sie so weit, dass Sie den Dehnungsreiz spüren. Dann schieben Sie den Ellenbogen sanft Richtung Nacken. Halten Sie die Dehnung 20 Sekunden lang – mit Seitenwechsel (ein Durchgang).

ANFÄNGER	Halten Sie jede Seite 20 Sekunden.
FORTGESCHRITTENE	Halten Sie jede Seite 2-mal 20 Sekunden mit Lockerungspause.
KÖNNER	Halten Sie jede Seite 3-mal 20 Sekunden mit Lockerungspausen.

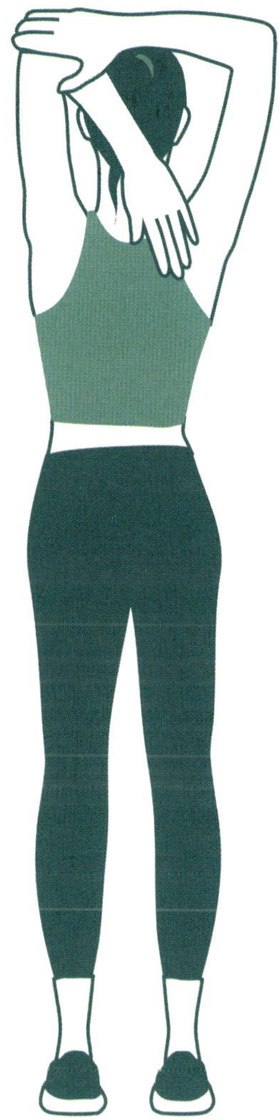

Tipp! Achten Sie bei dieser Übung auf eine gute Haltung. Der Kopf bildet eine gerade Linie mit dem Rücken, der Blick wird nach vorne gerichtet.

DEHNUNG IM VIERFÜSSLERSTAND

Den **Brustmuskel** und die **Lendenwirbelsäule** dehnen Sie im Vierfüßlerstand. Schieben Sie die Arme so weit wie möglich nach vorne und ziehen Sie gleichzeitig das Gesäß nach hinten. Wenn Sie die Dehnung in der Mitte des Körpers spüren, halten Sie sie 20 Sekunden, machen dann 10 Sekunden Pause und wiederholen die Dehnung (ein Durchgang).

ANFÄNGER	Halten Sie die Streckung 20 Sekunden lang (1 Durchgang).
FORTGESCHRITTENE	Halten Sie die Streckung 2-mal 20 Sekunden lang (2 Durchgänge).
KÖNNER	Halten Sie die Streckung 3-mal 20 Sekunden lang (3 Durchgänge).

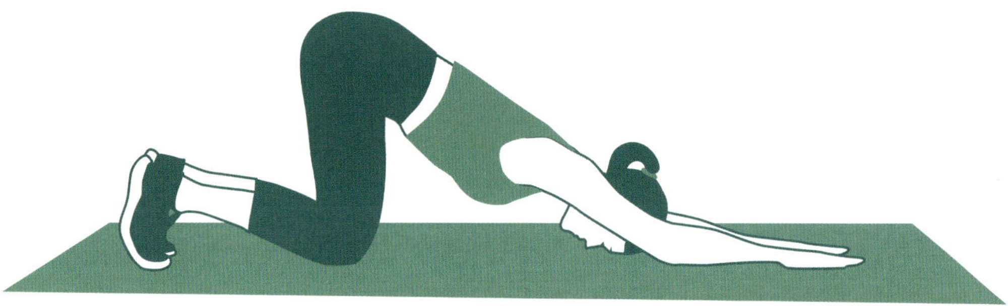

Tipp!

➔ Wenn es etwas anspruchsvoller sein soll, stellen Sie nur die Fingerspitzen auf und nicht die ganze Hand.

➔ Sie leiden unter Verspannungen im Rücken und im Schulter-Nacken-Bereich? Dann ist diese Übung ebenfalls hilfreich.

ANGEWINKELTES BEIN ANZIEHEN

Um die **hintere Hüfte** zu dehnen, legen Sie sich auf den Rücken. Ein Bein bleibt lang gestreckt auf dem Boden, das andere ziehen Sie mit beiden Armen angewinkelt an den Oberkörper heran. Die Zehenspitzen zeigen Richtung Nase. Halten Sie die Spannung – je nach Schwierigkeitsstufe, in der Sie trainieren – 15, 30 oder 60 Sekunden. Dann wechseln Sie die Seite.

ANFÄNGER	Beide Seiten jeweils 15 Sekunden halten
FORTGESCHRITTENE	Beide Seiten jeweils 30 Sekunden mit kurzen Lockerungspausen halten
KÖNNER	Beide Seiten jeweils 60 Sekunden mit kurzen Lockerungspausen halten

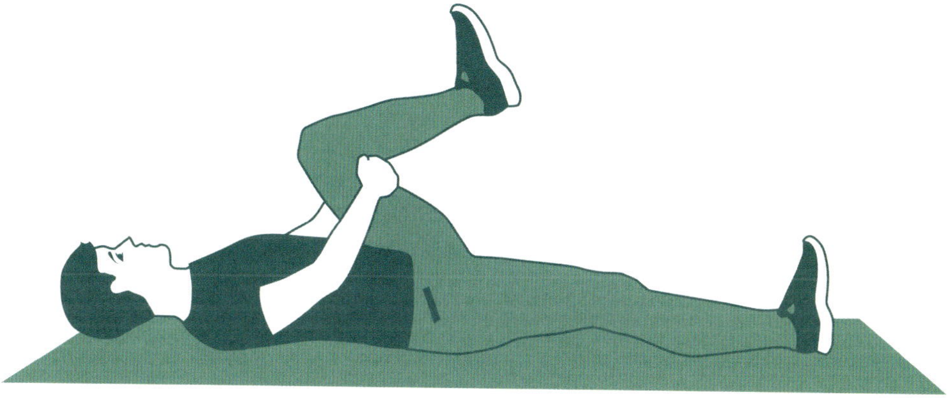

Tipp! Die Übung hilft auch bei Rückenbeschwerden, denn verspannte Rückenmuskeln werden dabei gelockert.

GESTRECKTES BEIN ANZIEHEN

Die Übung für den **hinteren Oberschenkel** ist so ähnlich wie die für die hintere Hüfte. Legen Sie sich auf den Rücken, umfassen Sie einen Oberschenkel mit beiden Händen. Jetzt ziehen Sie nicht das angewinkelte Bein, sondern das gestreckte zum Körper Richtung Brust. Halten Sie die Spannung so lange, wie es Ihrer Schwierigkeitsstufe entspricht. Dann wird die Seite gewechselt.

Tipp! Halten Sie das obere Bein möglichst gerade und versuchen Sie, die Muskulatur die ganze Zeit entspannt zu lassen.

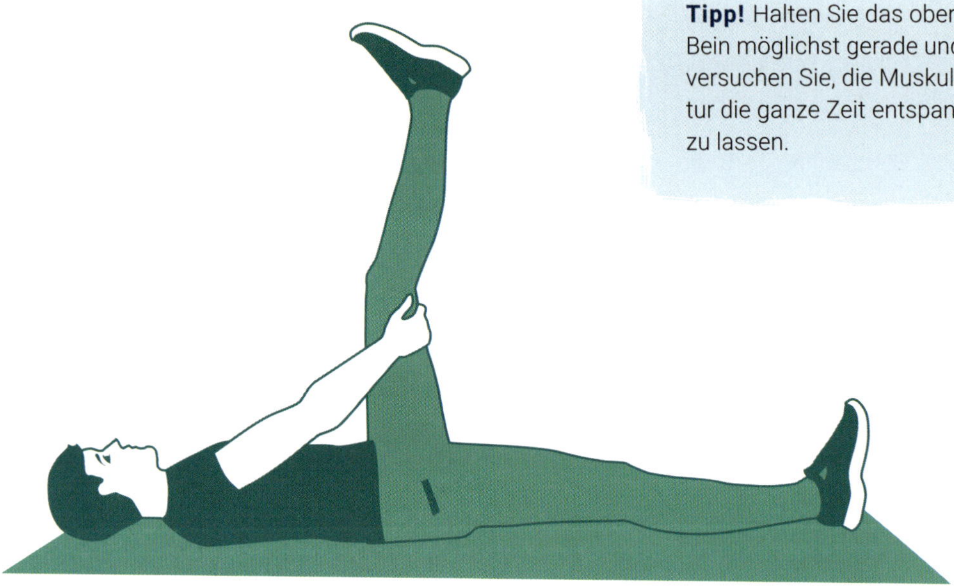

ANFÄNGER	Beide Seiten jeweils 15 Sekunden halten, mit kurzer Lockerungspause vorm Seitenwechsel
FORTGESCHRITTENE	Beide Seiten jeweils 30 Sekunden halten, mit kurzer Lockerungspause vorm Seitenwechsel
KÖNNER	Beide Seiten 2-mal jeweils 30 Sekunden halten, mit kurzer Lockerungspause vorm Seitenwechsel

HÜFTMUSKEL-DEHNUNG

Um die **äußere Hüftmuskulatur** zu dehnen, legen Sie sich auf den Rücken. Heben Sie die Beine und kreuzen Sie den rechten Fuß vors linke Knie, sodass das Sprunggelenk des rechten Beins das linke Bein etwas oberhalb des Knies berührt. Nun ziehen Sie den Oberschenkel mit den Händen zur Brust, bis Sie eine Dehnung spüren. Der Oberkörper bleibt die ganze Zeit am Boden. Halten Sie die Position 15, 20 oder 30 Sekunden, dann wechseln Sie das Bein.

Tipp! Mit dieser Übung können Sie auch gegen Rückenschmerzen vorbeugen.

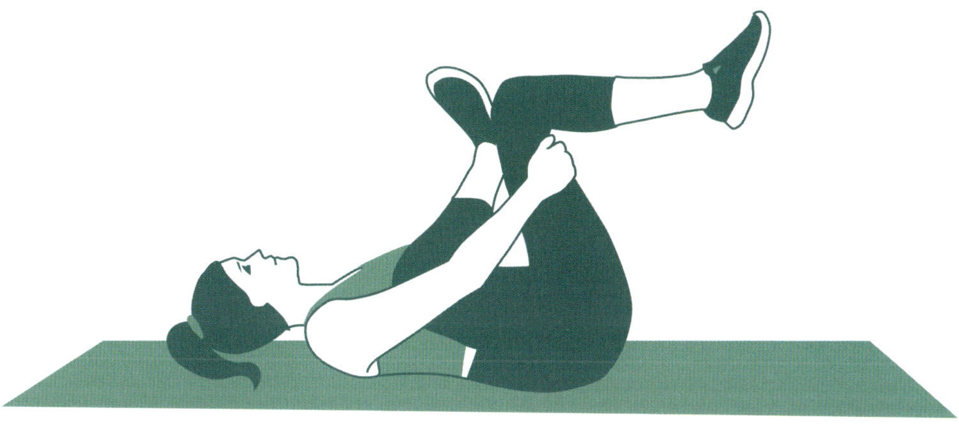

ANFÄNGER	Jede Seite 15 Sekunden halten, mit kurzer Lockerungspause vorm Seitenwechsel
FORTGESCHRITTENE	Jede Seite 20 Sekunden halten, mit kurzer Lockerungspause vorm Seitenwechsel
KÖNNER	Jede Seite 30 Sekunden halten, mit kurzer Lockerungspause vorm Seitenwechsel

BEINSTRECKER

Um die **Vorderseite der Oberschenkel** zu dehnen, ziehen Sie im Stand eine Ferse zum Gesäß, während das Standbein leicht gebeugt bleibt. Die Hüfte strecken Sie nach vorne, der Po wird fest angespannt. Mit dieser Übung trainieren Sie auch Ihr Gleichgewicht. Wenn Sie nicht einbeinig stehen können, halten Sie sich an der Wand fest.

ANFÄNGER	Jede Seite 15 Sekunden mit Festhalten
FORTGESCHRITTENE	Jede Seite 20 Sekunden ohne Festhalten
KÖNNER	Jede Seite 30 Sekunden ohne Festhalten

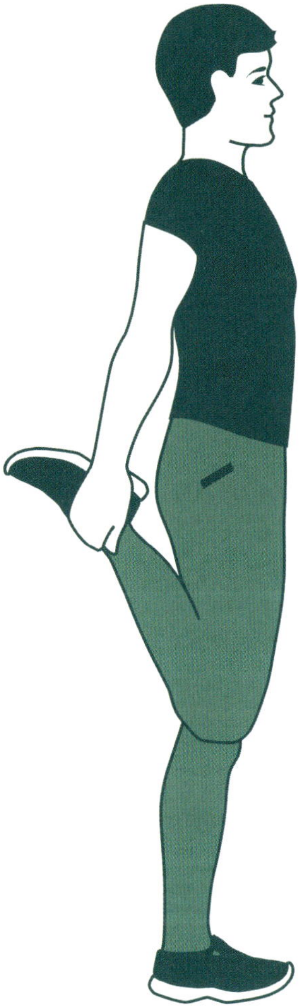

Tipp! Sie wollen nicht nur Ihre Beweglichkeit schulen, sondern gleichzeitig das Gleichgewicht noch stärker trainieren? Dann probieren Sie den Beinstrecker ohne Festhalten mit geschlossenen Augen.

ZEHEN BERÜHREN

Jetzt ist die **Rückseite der Oberschenkel** dran. Setzen Sie sich mit gestreckten Beinen auf den Boden und greifen mit den Händen so weit wie möglich nach vorne. Versuchen Sie, Ihre Füße zu erreichen – entweder an den Fußgelenken oder an den Zehen. Die Beine bleiben dabei gestreckt.

ANFÄNGER	15 Sekunden an die Fußgelenke fassen
FORTGESCHRITTENE	15 Sekunden an die Zehen fassen
KÖNNER	30 Sekunden an die Zehen fassen

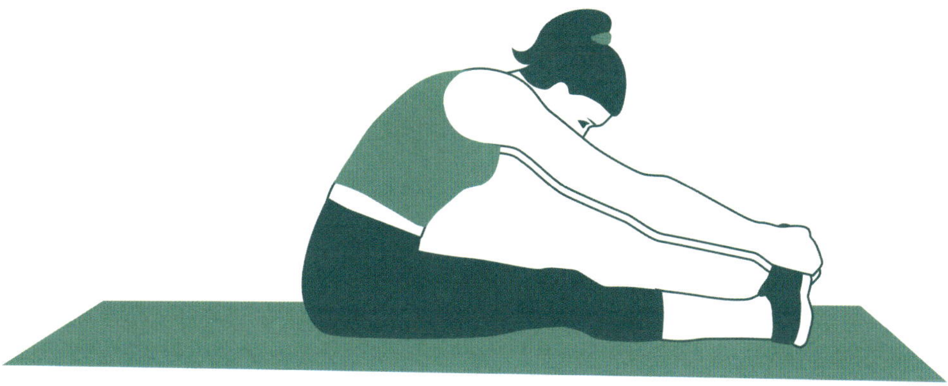

Tipp! Diese Übung erscheint Ihnen unmöglich? Dann lernen Sie erst einmal langsam, Ihre Füße mit durchgestreckten Zehen zu erreichen. Das geht schrittweise:

1. Gehen Sie zunächst in die Hocke und stellen Sie sich dabei auf die Zehen.
2. Nun greifen Sie mit den Fingern von der Seite unter die Fußsohlen und „treten" sich selbst auf die Finger (das dient dazu, dass Sie Ihr Gewicht nach vorne verlagern).
3. Strecken Sie langsam die Beine (bei jedem Training ein bisschen weiter), bis die Knie durchgedrückt sind, und halten die Stellung 30 Sekunden.

Später müssen Sie sich nicht mehr auf die Finger treten, sondern können den Boden ohne Trick erreichen. Dann klappt die Übung auch im Sitzen.

SCHULTER DEHNEN

Gutes für die **Schultern:** Stellen Sie sich aufrecht hin und greifen Sie mit der rechten Hand von unten an den linken Ellenbogen. Ziehen Sie den Arm vor dem Kopf zur entgegengesetzten Schulter – mit Seitenwechsel. Achten Sie darauf, dass die Schultern auch nach unten gezogen werden. Halten Sie die Position entsprechend der Vorgaben für Ihren Fitnesslevel.

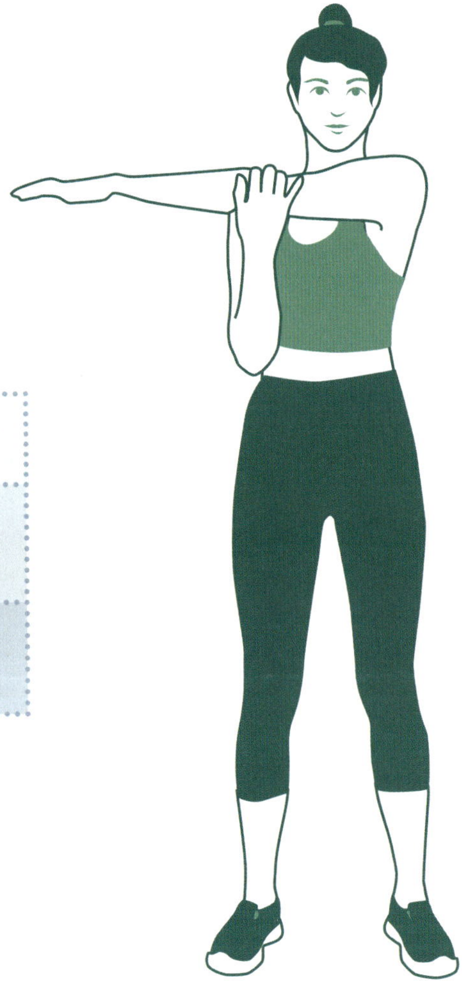

ANFÄNGER	Jede Seite 10 Sekunden halten
FORTGESCHRITTENE	Jede Seite 2-mal 10 Sekunden halten, mit kurzer Pause
KÖNNER	Jede Seite 3-mal 10 Sekunden halten, mit kurzen Pausen

Tipp! Das Schultergelenk ist sehr komplex aufgebaut. Wird es einseitig belastet, entstehen leicht Schulterschmerzen. Mit dieser Übung können Sie die Muskulatur wohltuend lockern, Verletzungen vorbeugen und Schulterschmerzen verhindern.

HÄNDE AUF DEN BODEN

Um den **hinteren Oberschenkel** zu dehnen, stellen Sie sich im Grätschstand mit gestreckten Beinen auf und versuchen Sie, abwechselnd mit der rechten Hand den Boden vorm linken Fuß und mit der linken Hand den Boden vorm rechten Fuß zu berühren. Wenn Sie nicht bis zum Boden kommen, gehen Sie so weit, wie Sie es schaffen. Bleiben Sie dabei locker.

ANFÄNGER	Halten Sie jede Seite 20 Sekunden.
FORTGESCHRITTENE	Halten Sie jede Seite 30 Sekunden.
KÖNNER	Halten Sie jede Seite 60 Sekunden.

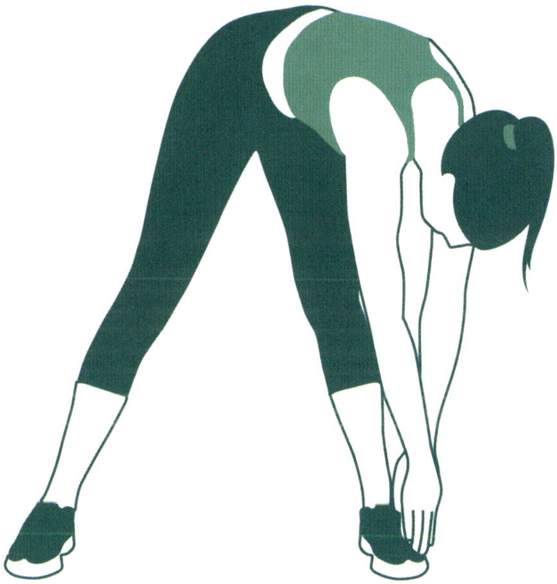

Tipp! Sie wollen mehr erreichen? Dann versuchen Sie, nicht nur mit den Fingerspitzen bis zum Boden zu kommen, sondern mit der ganzen Handfläche.

Koordination: Sicherheit mit Leichtigkeit

Die Fähigkeit, den eigenen Körper ökonomisch zu bewegen, braucht jeder im Alltag. Koordinationstraining ist effizient, schützt vor Verletzungen und gibt uns Sicherheit. Und nicht zu vergessen: Jede Bewegungseinheit ist auch Training fürs Köpfchen.

STANDWAAGE

Die Übung sieht harmlos aus, hat es aber in sich: Heben Sie ein Bein und beugen Sie sich für diese klassische Gleichgewichts- und Koordinationsübung für den ganzen Körper so weit nach vorne, dass Bein und Rücken parallel zum Boden gehalten werden. Bei der Standwaage sind die Arme zur Seite gestreckt. Der Fuß in der Luft wird Richtung Nase gezogen. Das Standbein bleibt leicht angewinkelt.

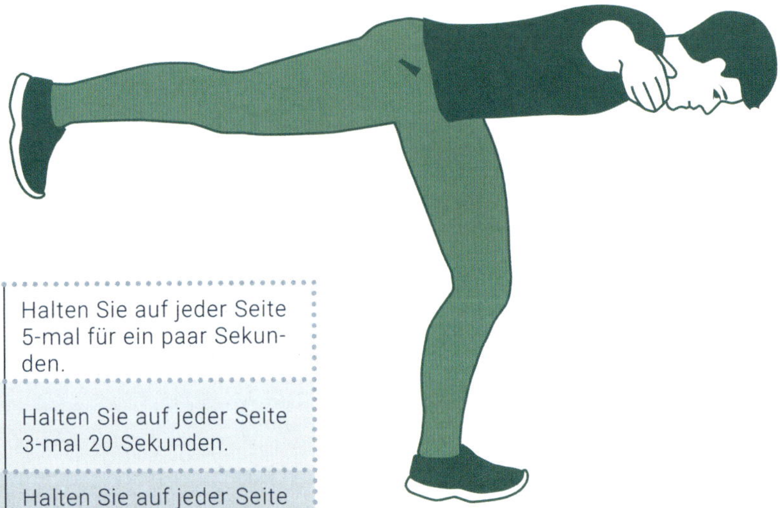

ANFÄNGER	Halten Sie auf jeder Seite 5-mal für ein paar Sekunden.
FORTGESCHRITTENE	Halten Sie auf jeder Seite 3-mal 20 Sekunden.
KÖNNER	Halten Sie auf jeder Seite 3-mal 20 Sekunden, während Sie die Arme nach vorne strecken und auf- und abbewegen.

Tipp! Achten Sie darauf, dass Sie die Hüfte parallel zum Boden halten und nicht seitlich eindrehen. Spannen Sie den Bauch an, um stabil zu stehen.

SCHWEBESITZ

Diese Übung ist gut für die Koordinationsfähigkeit und die Muskulatur. Setzen Sie sich auf den Boden und heben Sie den Oberkörper und die gestreckten Beine an, sodass der Hüftwinkel etwa 90 Grad beträgt. Die Arme werden seitlich ausgestreckt.

ANFÄNGER	Halten Sie den Sitz 3-mal 5 Sekunden.
FORTGESCHRITTENE	Halten Sie den Sitz 3-mal 10 Sekunden.
KÖNNER	Halten Sie den Sitz 3-mal 20 Sekunden.

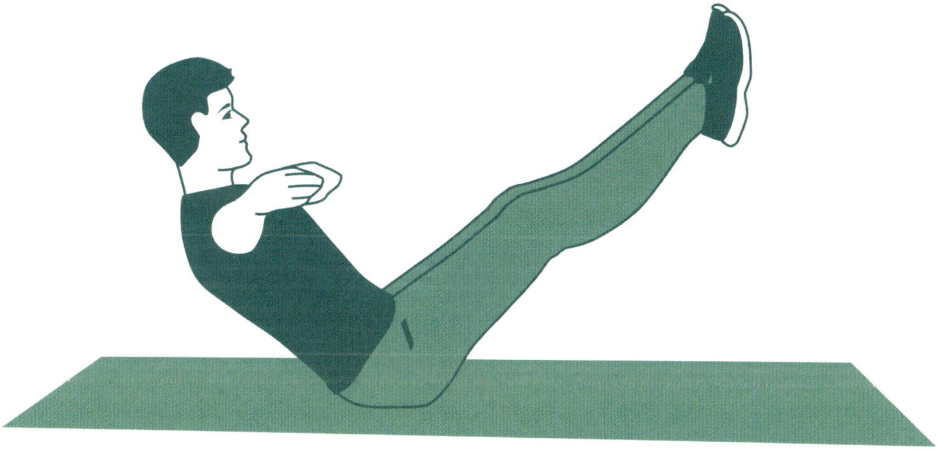

Tipp! Wenn Sie sich noch steigern wollen, heben Sie die Beine so hoch, wie es geht, und wieder herunter, ohne umzukippen – so oft, wie Sie es schaffen.

ARME SCHWINGEN

Stellen Sie sich auf einem Bein auf. Nun schwingen Sie das andere Bein im Gegenrhythmus zu den Armen nach links und nach rechts, ohne aus dem Gleichgewicht zu kommen. Dann wechseln Sie die Seite.

Tipp! Die Übung passt nicht nur ins Trainingsprogramm, Sie können sie auch zur Lockerung immer mal wieder zwischendurch machen, ohne ins Schwitzen zu kommen.

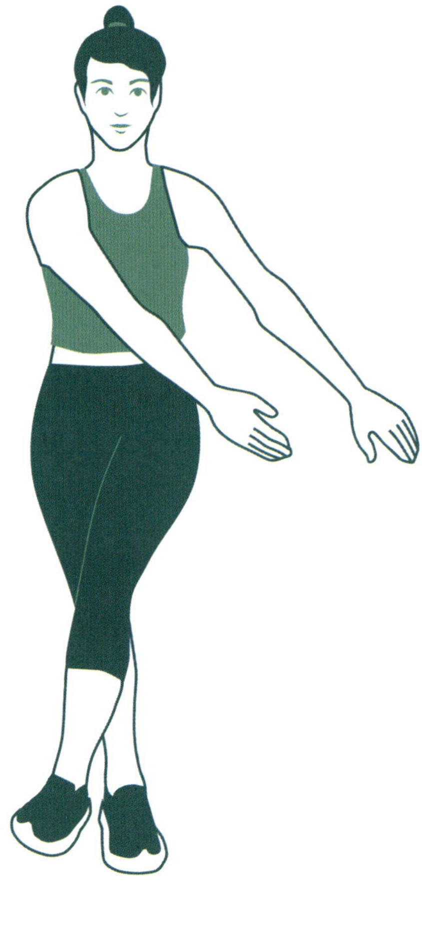

ANFÄNGER	Schwingen Sie die Arme 5-mal auf dem rechten und 5-mal auf dem linken Bein.
FORTGESCHRITTENE	Schwingen Sie die Arme 10-mal auf dem rechten und 10-mal auf dem linken Bein.
KÖNNER	Schwingen Sie die Arme 15-mal auf dem rechten und 15-mal auf dem linken Bein.

KOPF IN DEN NACKEN

Stellen Sie den rechten Fuß dicht vor den linken und halten Sie die Arme gestreckt zur Seite. Bewegen Sie den Kopf langsam in den Nacken und zurück nach vorne. Dann machen Sie das Gleiche mit dem linken Fuß vor dem rechten.

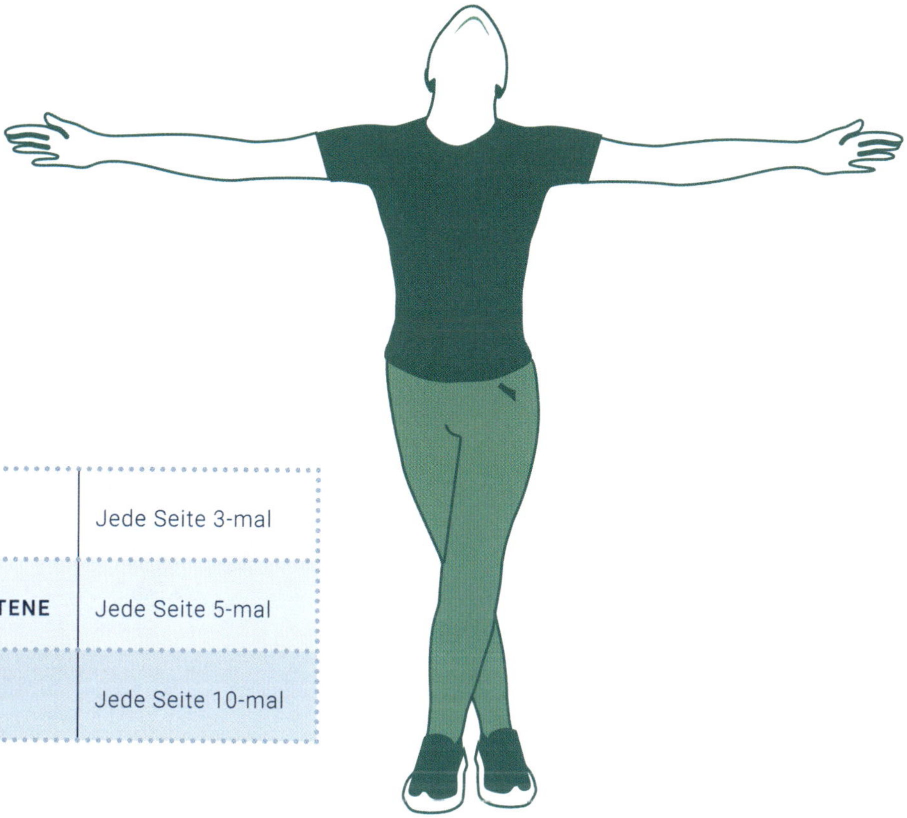

ANFÄNGER	Jede Seite 3-mal
FORTGESCHRITTENE	Jede Seite 5-mal
KÖNNER	Jede Seite 10-mal

Tipp! Gleichgewichtsübungen sind Ihre große Stärke? Dann steigern Sie sich, indem Sie die Übung mit geschlossenen Augen machen.

Ausdauer: Warmwerden und durchhalten

Ausdauertraining fordert das Herz-Kreislauf-System und dient dazu, dass man durchhält, auch wenn es ein bisschen anstrengend wird. Unsere Übungen für Zuhause eignen sich nicht nur zur Stärkung der Kondition, sondern auch zum Aufwärmen.

SPRINGEN AUF DER STELLE

Ob drinnen oder draußen – diese Übung können Sie überall machen. Springen Sie sich warm, regen Sie gleichzeitig den Kreislauf an und stärken Sie Ihre Ausdauer. Hüpfen Sie mit geschlossenen Beinen auf der Stelle auf und ab. Die Arme bleiben dabei eng am Körper.

ANFÄNGER	30 Sekunden springen
FORTGESCHRITTENE	60 Sekunden springen
KÖNNER	120 Sekunden springen

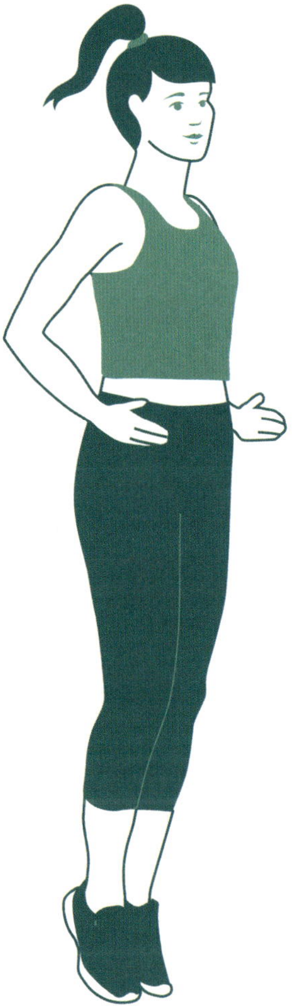

Tipp!

➔ Bewegen Sie die Arme bei dieser Übung mit – und zwar so, als hätten Sie ein Springseil in der Hand. Das tut den Schultergelenken gut.

➔ Sie möchten etwas Abwechslung? Dann springen Sie abwechselnd auf der Stelle, vor und zurück und nach links und rechts.

KNIE NACH OBEN

Springen Sie auf der Stelle und heben Sie bei jedem Sprung ein Knie hoch. Abwechselnd links und rechts. Halten Sie die Oberarme eng am Körper, ziehen Sie die Zehenspitzen Richtung Nase und bewegen Sie die Unterarme im Gegenrhythmus zu den Beinen.

ANFÄNGER	30 Sekunden springen mit leicht hochgezogenen Knien (Joggen auf der Stelle)
FORTGESCHRITTENE	15 Sekunden springen mit mindestens hüfthoch angezogenen Knien
KÖNNER	30 Sekunden springen mit mindestens hüfthoch angezogenen Knien

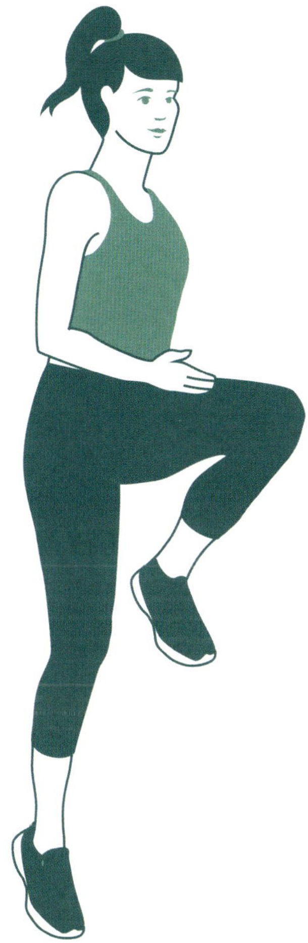

Tipp!

➔ Beim Springen werden Sie nicht nur warm und verbessern Ihre Kondition, sondern stärken auch die Beinmuskulatur und die Schultern.

➔ Darf's noch mehr Anstrengung sein? Dann ziehen Sie in der Luft beide Beine gleichzeitig an und machen ein paar Hochsprünge hintereinander.

JUMPING JACKS

Machen Sie den Hampelmann und trainieren Sie Ihr Herz-Kreislauf-System. Springen Sie aus dem Stand mit geschlossenen Beinen in die Grätschstellung und wieder zurück. Die Füße zeigen dabei leicht nach außen. Heben Sie die Arme gleichzeitig über den Kopf.

ANFÄNGER	5 Jumping Jacks
FORTGESCHRITTENE	10 Jumping Jacks
KÖNNER	20 Jumping Jacks

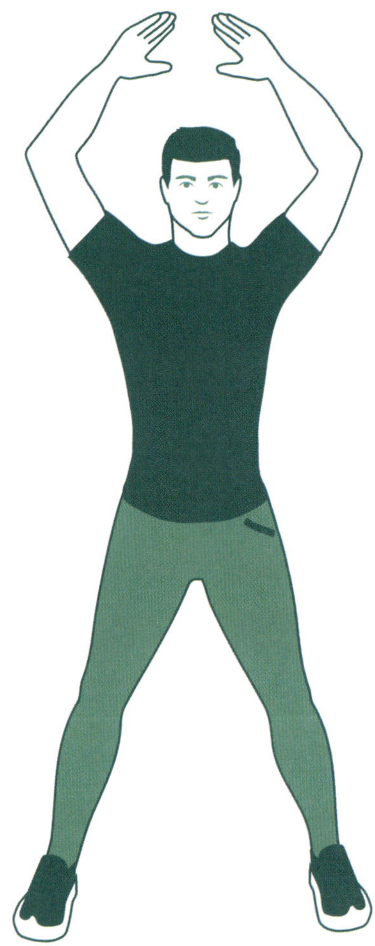

Tipp!

➔ Achten Sie darauf, dass der ganze Körper fest angespannt ist. Die Landung sollten Sie gut abfedern („leise landen").

➔ Klatschen Sie über dem Kopf kräftig in die Hände, wenn Sie mehr wollen.

MOUNTAIN CLIMBER

Der Mountain Climber (Bergsteiger) ist so umfassend, dass er als kleines Ganzkörper-Workout in einer einzigen Übung gilt. Dafür ist ganzer Körpereinsatz gefragt. Begeben Sie sich in den Stütz mit Händen und Füßen auf dem Boden. Die Arme stehen schulterbreit. Dann ziehen Sie ein Knie mit einer sprunghaften Bewegung so nah wie möglich an die Brust und zurück in die Ausgangsstellung. Der Rücken bleibt gerade. Danach ist das andere Bein dran.

ANFÄNGER	Machen Sie 4 Mountain Climber (jeweils 2 mit jedem Bein).
FORTGESCHRITTENE	Machen Sie 10 Mountain Climber (jeweils 5 mit jedem Bein).
KÖNNER	Machen Sie 20 Mountain Climber (jeweils 10 mit jedem Bein).

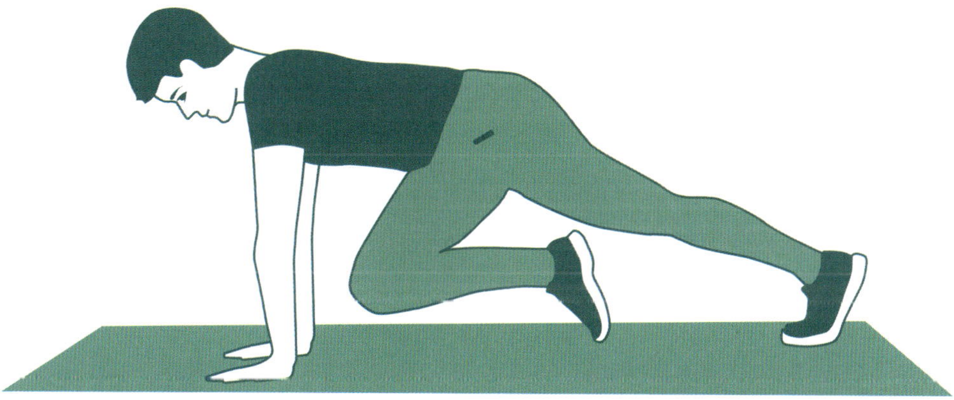

Tipp! Achten Sie darauf, dass Sie die Hüfte gerade halten und die Schultern über den Händen bleiben. Der Oberkörper darf nicht zu stark in die Bewegung einbezogen werden. Die Kraft kommt aus der Hüfte und den Beinen.

Leicht, mittel und schwer: Workouts für alle

Hier haben wir aus unseren Übungen Workouts in drei Schwierigkeitsstufen zusammengestellt. Orientieren Sie sich an Ihrem Testergebnis von Seite 16 und absolvieren Sie 2- bis 3-mal in der Woche ein Workout, das zu Ihnen passt.

WORKOUT LEICHT

1.

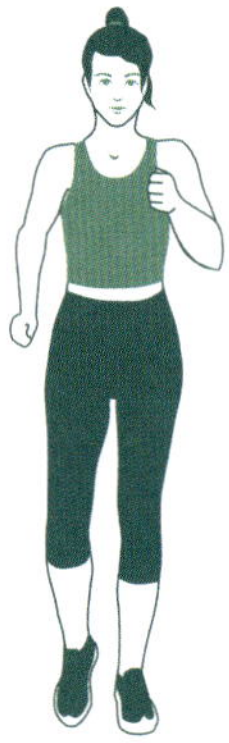

Gehen Sie 1 Minute lang in schnellen Schritten auf der Stelle.

2.

Kreisen Sie die gestreckten Arme 10-mal vorwärts und 10-mal rückwärts.

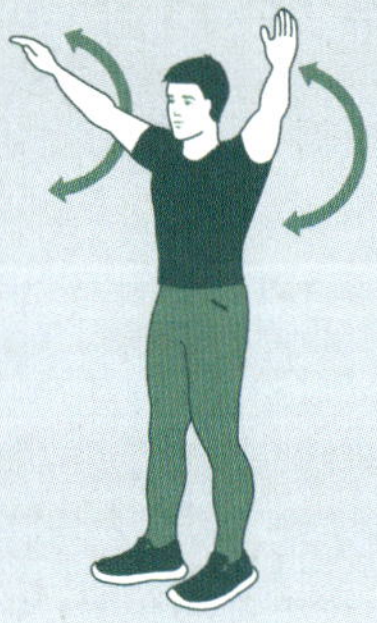

Bitte beachten: Verstehen Sie unsere Workouts vor allem als Anregung und Orientierung. Wenn Sie eine Übung nicht mögen, lassen Sie sie weg und suchen Sie sich eine andere aus dem entsprechenden Bereich. Auch wenn Ihnen eine Übung zu schwer oder zu leicht ist, dürfen Sie sich Ideen aus anderen Workouts holen, die Übungen verlängern oder verkürzen, intensivieren oder leichter machen. Wichtig ist, dass Sie überhaupt aktiv werden, dranbleiben und sich langsam steigern.

3.

Halten Sie die Plank (Unterarmstütz) 30 Sekunden.

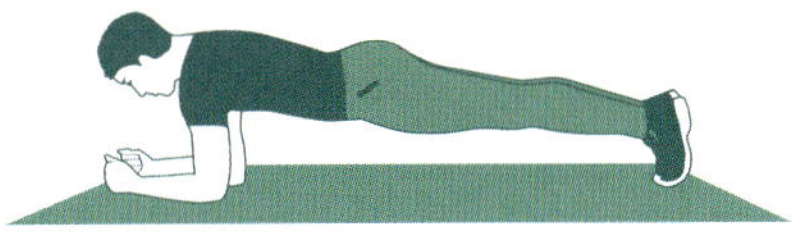

4.

Gehen Sie 5-mal mit dem rechten Bein vorne in den tiefen Ausfallschritt und 5-mal mit dem linken Bein vorne.

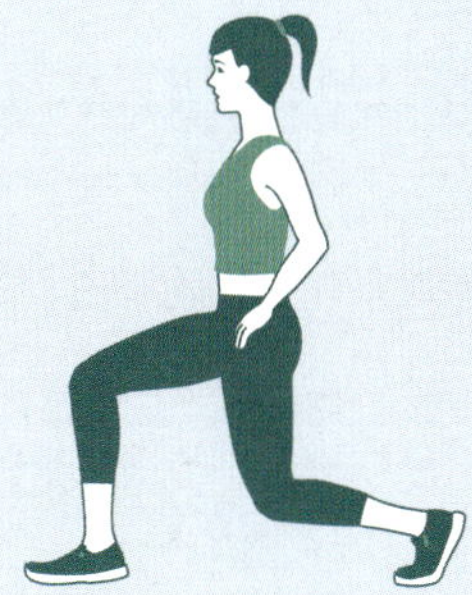

5.

Legen Sie sich auf den Rücken und halten Sie 30 Sekunden den Beckenlift.

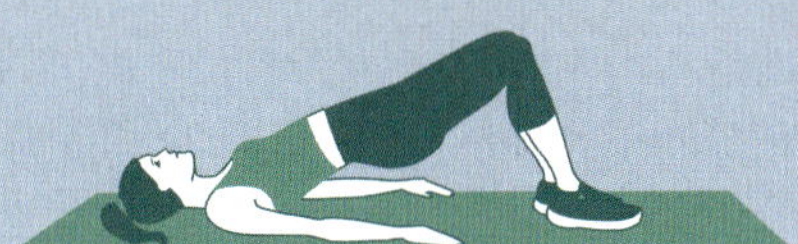

6.

Bleiben Sie auf dem Rücken und ziehen Sie nacheinander jedes Bein angewinkelt zum Körper – jeweils 15 Sekunden lang.

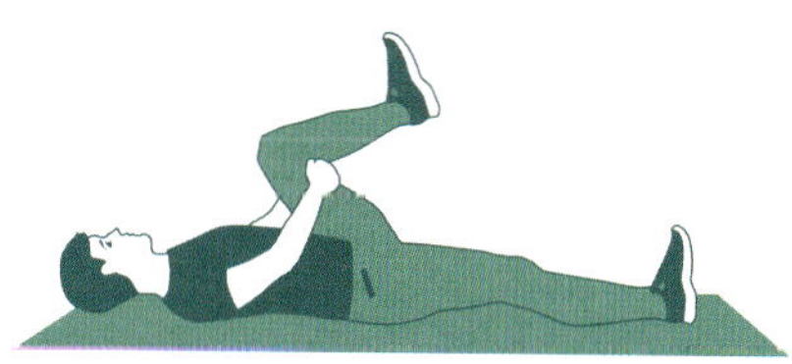

7.

Suchen Sie sich eine Linie (eine Teppichkante, ein Seil auf dem Boden) und balancieren Sie 3-mal darüber, ohne auf den Boden zu blicken.

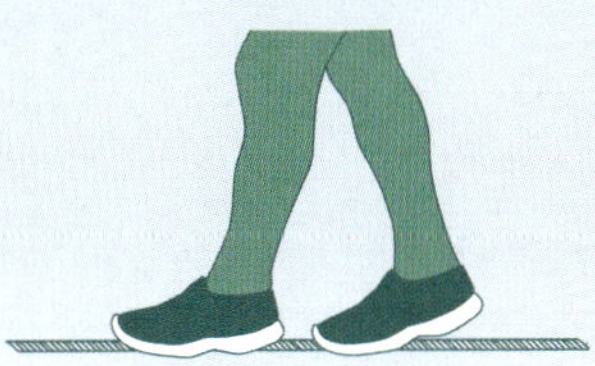

WORKOUT MITTEL

1.

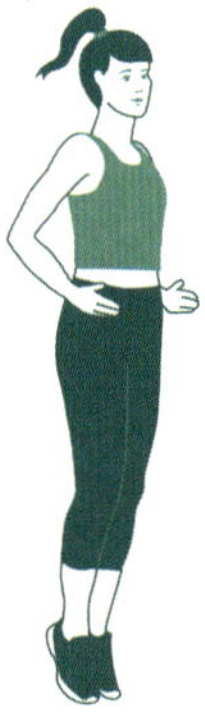

Springen Sie 60 Sekunden lang mit geschlossenen Beinen auf der Stelle, abwechselnd vor, zurück, nach links und nach rechts.

2.

Halten Sie die Plank (Unterarmstütz) 1 Minute. Heben Sie dabei abwechselnd das rechte und das linke Bein.

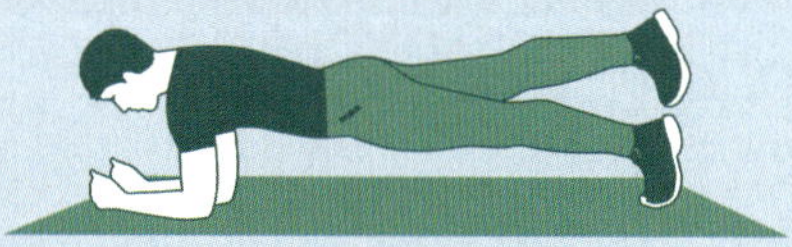

3.

Machen Sie 7 Liegestütze auf den Knien.

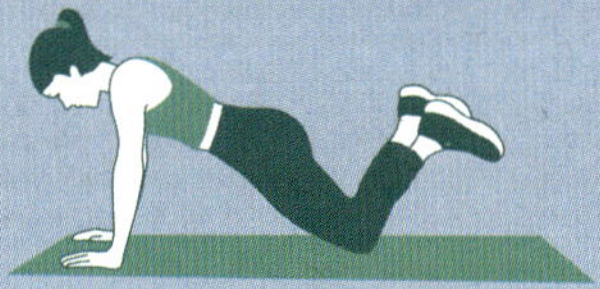

4.

Absolvieren Sie 5-mal einen Beckenlift auf dem rechten Bein und 5-mal auf dem linken Bein.

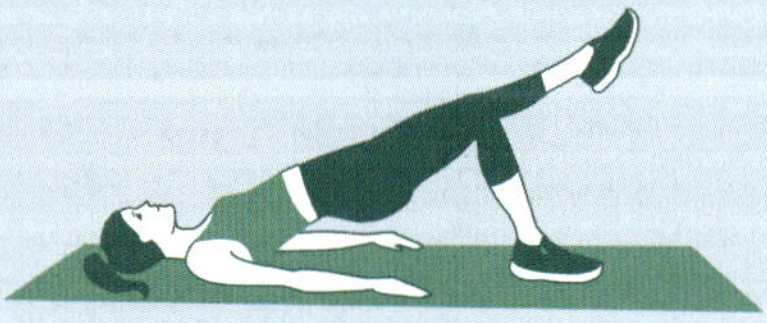

5.

Dehnen Sie die Arme, indem Sie jede Seite 2-mal 10 Sekunden vorm Kopf zur entgegengesetzten Schulter ziehen – mit einer kurzen Lockerungspause dazwischen.

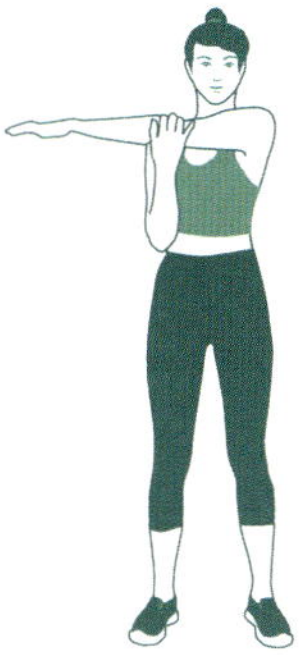

6.

Ziehen Sie im Stand erst den rechten, dann den linken Fuß von hinten ans Gesäß und halten Sie den Beinstrecker jeweils 20 Sekunden, ohne dass Sie sich festhalten.

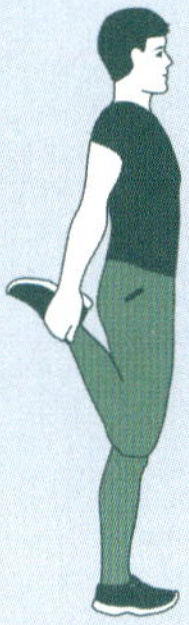

7.

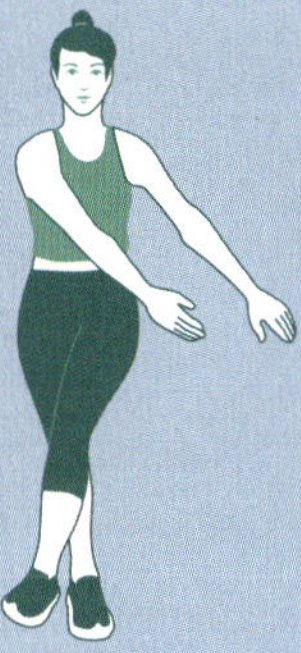

Stellen Sie sich auf ein Bein und schwingen Sie das andere im Gegenrhythmus zu den Armen – 10-mal auf dem rechten und 10-mal auf dem linken Bein.

8.

Stellen Sie die Füße voreinander. Halten Sie die Arme zur Seite und bewegen Sie den Kopf 5-mal langsam in den Nacken und zurück.

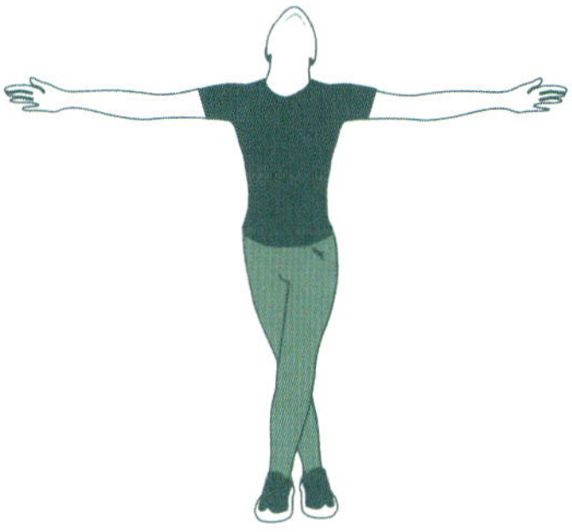

WORKOUT SCHWER

1. Mountain Climber machen warm: Starten Sie mit 10 „Bergsteigern“.

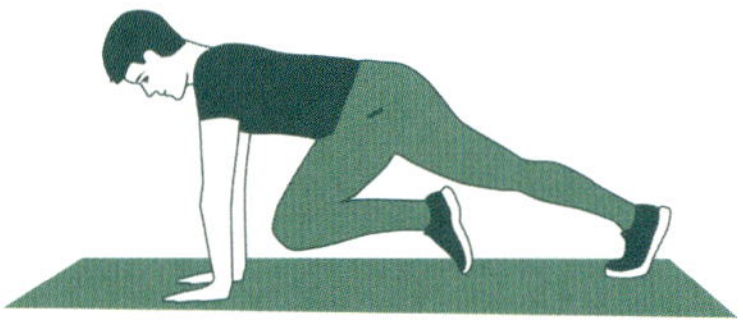

2. Heben Sie in der seitlichen Plank das obere Bein und den oberen Arm langsam auf und ab. So oft, wie Sie es schaffen – mit Seitenwechsel.

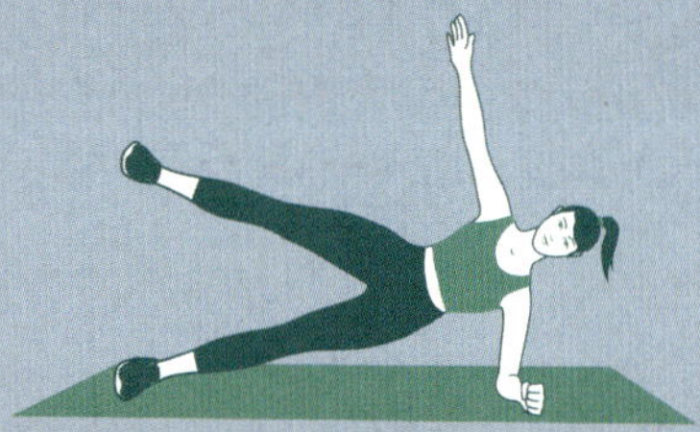

3. Stärken Sie den Trizeps mit 15 Dips am Stuhl.

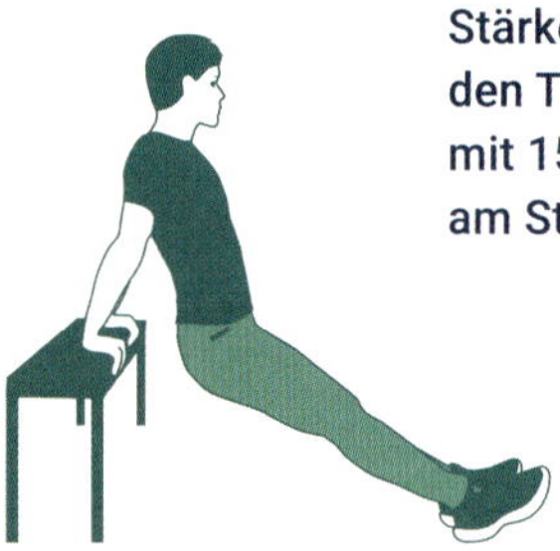

4. Ab in die Hocke: Halten Sie die Wandhocke 1 Minute lang.

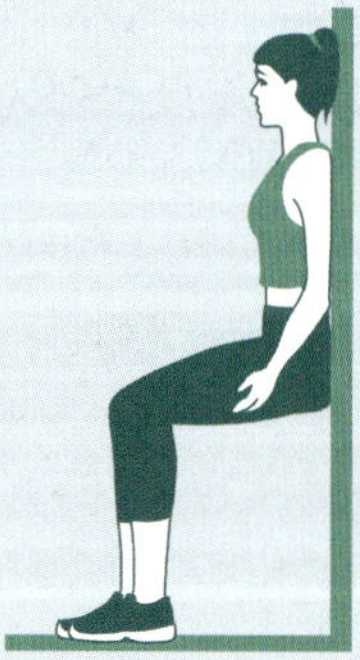

5.

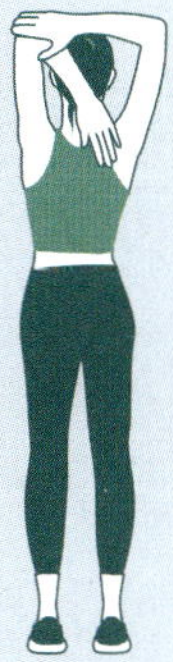

Dehnen Sie die Rückseite der Oberarme – jede Seite 4-mal 20 Sekunden halten.

6.

Heben Sie in der Rückenlage das gestreckte Bein und ziehen Sie es 2-mal 30 Sekunden zum Körper, dann Seitenwechsel.

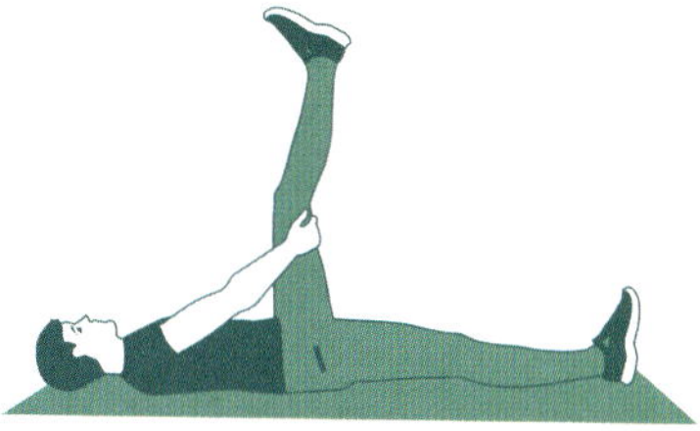

7.

Fassen Sie sich im Sitzen mit gestreckten Beinen an die Füße und halten Sie die Spannung 30 Sekunden.

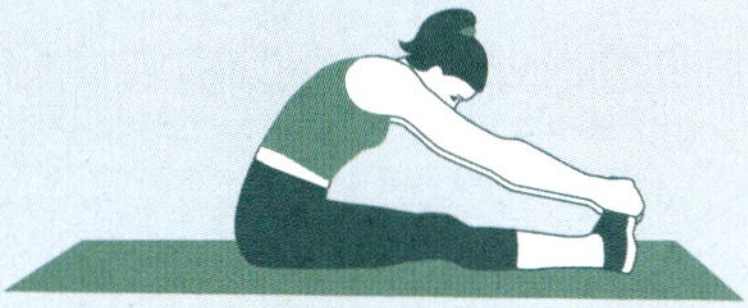

8.

Heben Sie die Beine im Schwebesitz 10-mal hoch, ohne umzukippen.

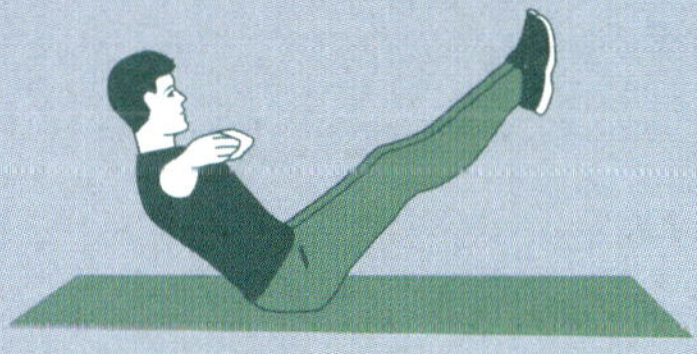

9.

Begeben Sie sich in die Standwaage und bewegen Sie die Arme dabei auf und ab. Jede Seite 3-mal 30 Sekunden.

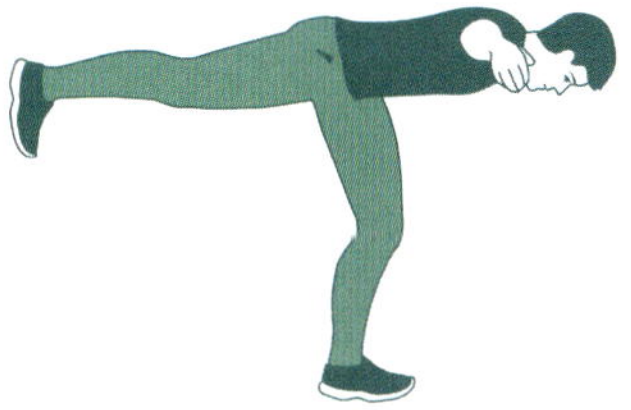

Mini-Programme für faule Tage

Es gibt immer mal Tage, an denen fast nichts geht. Werfen Sie dann nicht gleich das Handtuch, sondern machen Sie einfach ein Kurzprogramm. Das ist besser als gar nichts und verhindert ein schlechtes Gewissen.

KURZPROGRAMM FÜR ANFÄNGER

1.

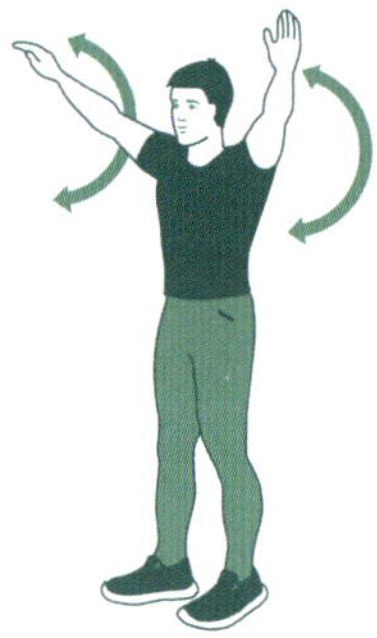

Wärmen Sie sich auf, indem Sie die Arme schwungvoll 10-mal vorwärts und 10-mal rückwärts kreisen.

2.

Stärken Sie Ihre Muskeln mit Ausfallschritten – 5-mal rechts, 5-mal links.

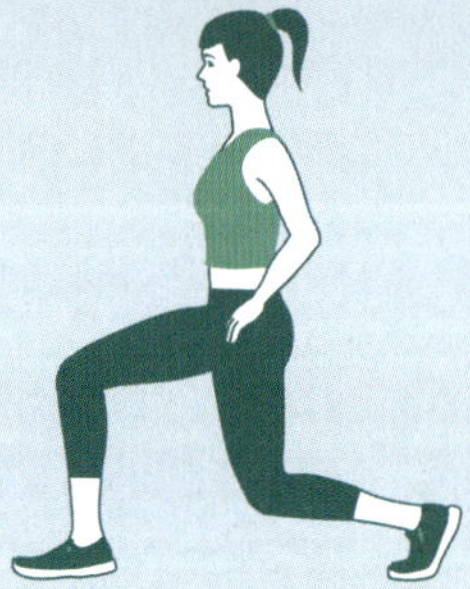

3.

Dehnen Sie sich in der Rücklage, indem Sie jedes Bein nacheinander angewinkelt zum Körper ziehen und jeweils 15 Sekunden lang halten.

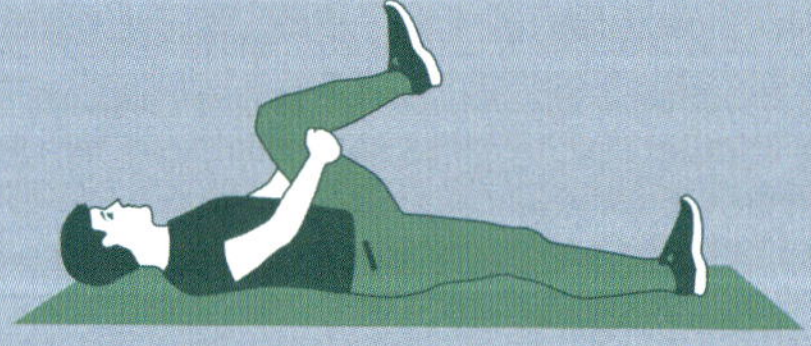

KURZPROGRAMM FÜR FORTGESCHRITTENE

1.

Mit Jumping Jacks kommen Sie schnell in Schwung: Machen Sie 10 Hampelmänner auf der Stelle.

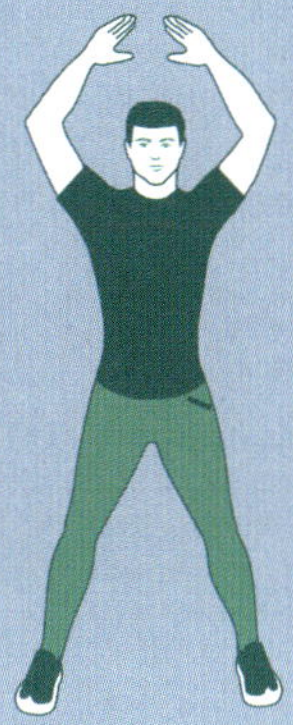

2.

Das spüren Sie im ganzen Körper: Frauen machen 5 Liegestütze, Männer 10.

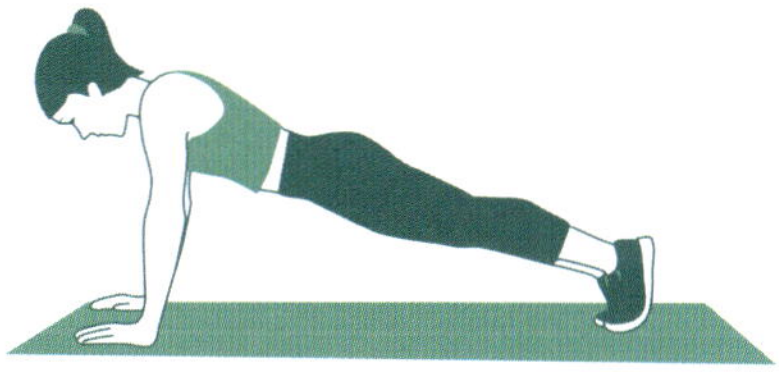

3.

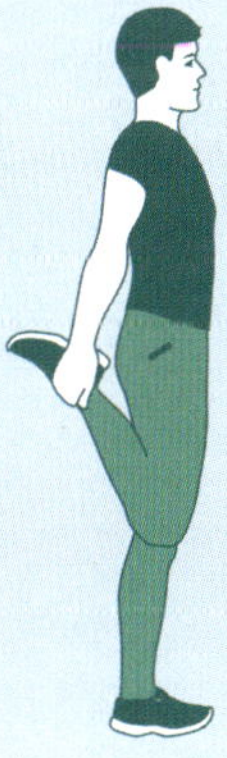

Achtung, Dehnung: Ziehen Sie abwechselnd beide Füße im Stand ans Gesäß – jeweils 20 Sekunden halten.

KURZPROGRAMM FÜR KÖNNER

1.

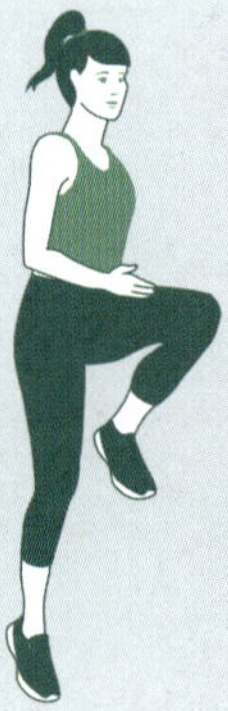

Das Aufwärmen ist kurz und heftig: Springen Sie und ziehen Sie die Knie dabei abwechselnd 30 Sekunden lang immer wieder mindestens hüfthoch.

2.

Der ganze Körper wird in einem Abwasch gestärkt: Halten Sie die Plank, solange Sie können (mehr als 1 Minute), und heben Sie dabei abwechselnd Arme und Beine.

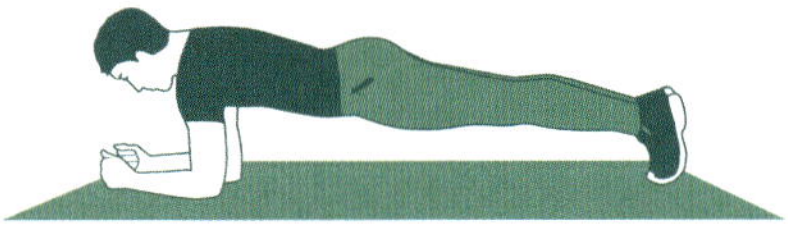

3.

Danach dürfen Sie sich hinsetzen und die Oberschenkel dehnen, indem Sie sich im gestreckten Sitz 30 Sekunden an die Füße fassen.

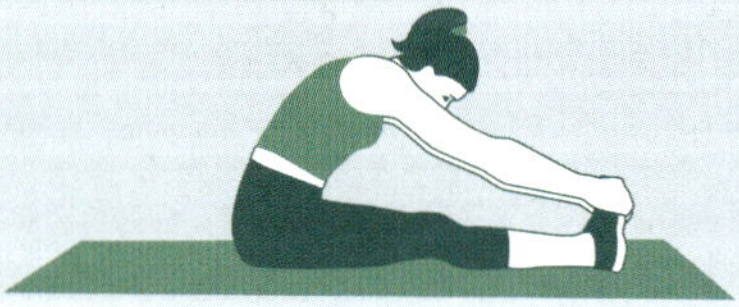

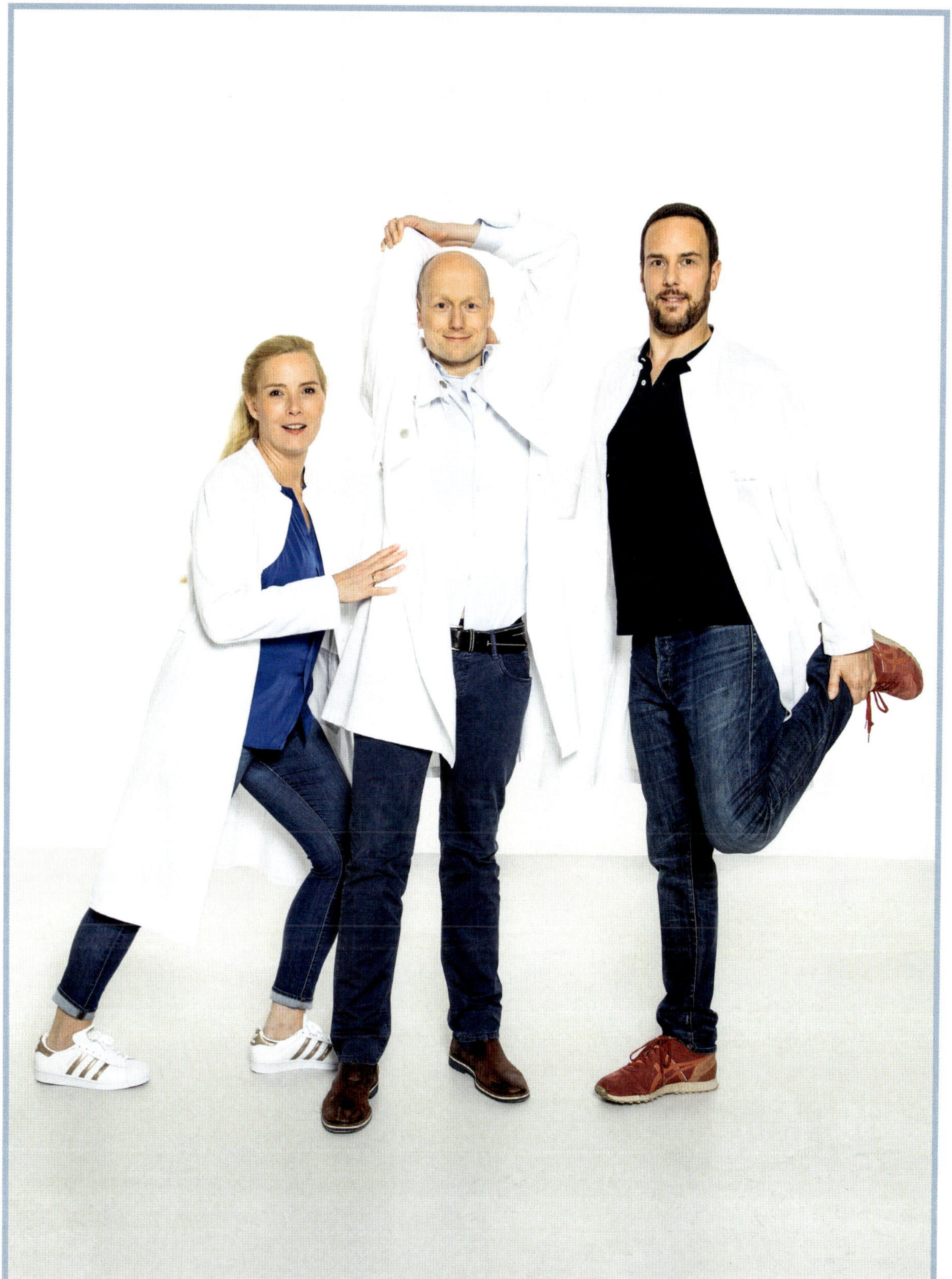

Stichwortregister

Bildnachweis

Moritz Schwarzes und Oliver Zydek: 67, 71, 81, 93, 99, 101, 107, 113
Claudia Timmann: 4, 6, 22, 28, 40, 62, 120, 161, 167
Illustrationen Übungen: Michaela Spatz
Alle weiteren Fotos und Illustrationen: Shutterstock

Die Bewegungs-Docs

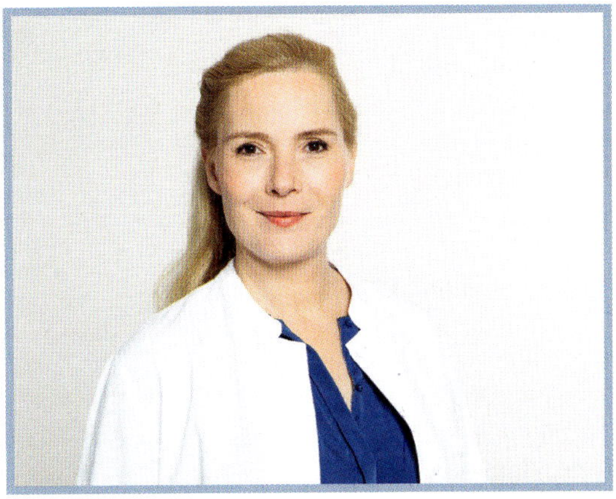

Dr. med. Melanie Hümmelgen ist stellvertretende Ärztliche Direktorin und Chefärztin am RehaCentrum Hamburg am UKE und hat viele Jahre in großen Unikliniken gearbeitet. Aus ihrer eigenen Praxis, etwa im Katheter-Labor, kennt die Internistin und Kardiologin die Möglichkeiten der modernen Hochleistungsmedizin – sie weiß aber auch, wie unzulänglich die Behandlung bleibt, wenn man Erkrankungen nur als technische Defekte des Körpers sieht. Denn sie haben immer mit dem ganzen Menschen zu tun.

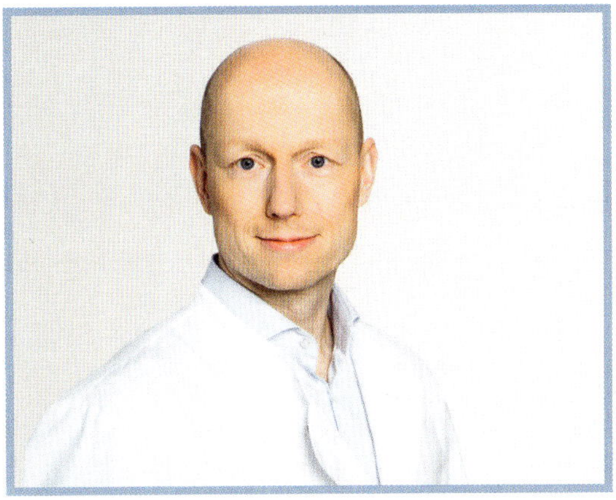

Dr. med. Helge Riepenhof gehört zur sportmedizinischen Elite Europas. Er ist Facharzt für Orthopädie und Unfallchirurgie und Physikalische und Rehamedizin sowie Sportmediziner und Chefarzt im BG Klinikum Hamburg. Er betreut als Arzt die deutsche Radsport Nationalmannschaft bei Weltmeisterschaften und Olympischen Spielen und arbeitete für den englischen Premier League Club Brighton & Hove Albion sowie den AS Rom in Italien. Auch unterstützt er die amerikanische Basketballliga NBA bei ihren europäischen Camps.

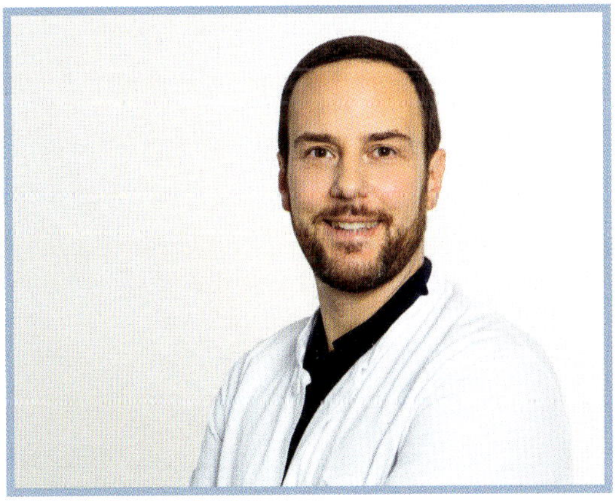

Dr. med. Christian Sturm ist Orthopäde und Unfallchirurg, zudem Facharzt für Physikalische und Rehabilitative Medizin. Er arbeitet als stellvertretender Leiter der Klinik für Rehabilitationsmedizin in der Medizinischen Hochschule Hannover. Seit Langem ist er Verfechter eines ganzheitlichen Ansatzes.

© 2020 Edel Verlagsgruppe GmbH
Kaiserstraße 14 b
D-80801 München

ISBN 978-3-96584-027-0
4. Auflage 2022

Projektleitung: Kathrin Mayr, Kathrin Ullerich
Texte: Franziska Pfeiffer
Redaktionelle Mitarbeit: Lukas Rieckmann
Covergestaltung: ZERO Werbeagentur, München
Grafische Gestaltung, Satz: ZERO Werbeagentur, Karin Miller
Peoplefotografie: Claudia Timmann
Illustrationen: Michaela Spatz
Herstellung: Frank Jansen
Producing: Jan Russok
Druck und Bindung: aprinta druck GmbH, Wemding

Kurze Wege schonen die Umwelt
Dieses Buch wurde in Deutschland gedruckt

In Zusammenarbeit mit und lizenziert durch nonfictionplanet GmbH, Hamburg

ZS - ein Verlag der Edel Verlagsgruppe
www.zsverlag.de | www.facebook.com/zsverlag

Hinweis

Die Ratschläge in diesem Buch wurden mit größter Sorgfalt von Autoren und Verlag erarbeitet und geprüft. Eine Garantie kann jedoch nicht übernommen werden. Ebenso ist eine Haftung der Autoren bzw. des Verlags und seiner Beauftragten für Personen-, Sach- oder Vermögensschäden ausgeschlossen. Erkrankungen mit ernstem Hintergrund gehören in ärztliche Behandlung! Bei bereits bestehenden Beschwerden kann das Buch daher keinen fachärztlichen Rat ersetzen.